Be Healthy Forever

健康是一身、心、靈都達到平衡的最佳狀態
呵護身體　善待自己　享受健康樂活的人生

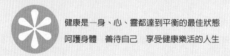

Be Healthy Forever

健康是一身、心、靈都達到平衡的最佳狀態
呵護身體　善待自己　享受健康樂活的人生

Be Healthy Forever

健康是一身、心、靈都達到平衡的最佳狀態

呵護身體　善待自己　享受健康樂活的人生

Be Healthy Forever

健康是一身、心、靈都達到平衡的最佳狀態

呵護身體　善待自己　享受健康樂活的人生

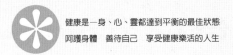

黃帝內經

養生智慧

增訂版

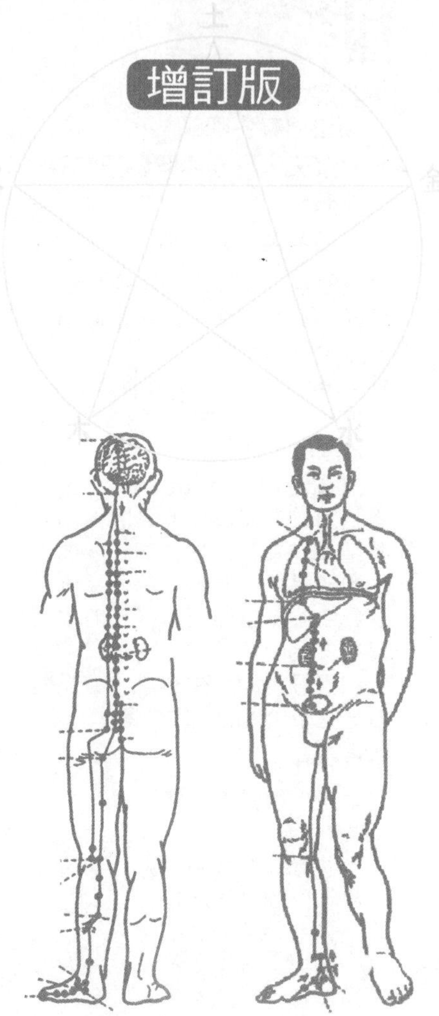

養生專家
北京中醫藥大學名教授　曲黎敏◎著

黃帝內經

大約成書於西漢中晚期（約二千多年前），是中國最著名、最古老的中醫典籍之一，全書包括「素問篇」和「靈樞篇」，共有十八卷，一百六十篇。在中國醫學史上是首部論述養生觀念和人體病理治療的經典。也是一本包羅萬象的奇異之書，綜合多學科的研究成果，並應用於疾病防治和健康養生。

其中「素問篇」，記錄古時黃帝和醫官岐伯等人研討醫術藥理的精髓，以當時的陰陽五行哲學理念闡明醫療問題，內容豐富並涉及天文、曆法、地理、音律等，是中國醫學理論體系的根源，包含人體生理、病理、治療、保健等專業理論及養生知識。

曲黎敏

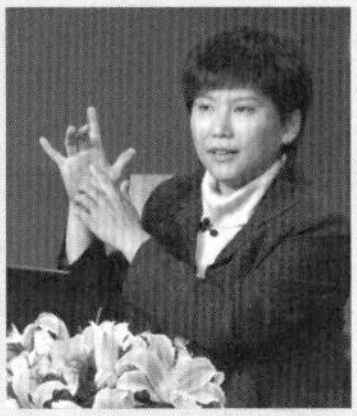

- **北京中醫藥大學副教授 碩士研究生導師**
- **北京天人醫易中醫藥研究院院長**
- **《名家論壇》專家**

曲黎敏老師有深厚的國學素養，精通中國文字學、傳統中醫學、西方人類學。

近年來，在大學主講課程：

「中醫文化」、「周易與中醫學」

「道家思想研究」

「中國文化經典導讀」

還致力於傳統醫道的公開推廣，經常受邀到各大機構演講。曲老師的演講舉重若輕、深入淺出、生動活潑，讓聽眾既能領略中華傳統文化的智慧與玄妙，又能學到切實好用的養生智慧，實現對自身生命切實的人文關懷。

主要著作：

《黃帝內經養生智慧》

《黃帝內經養生智慧2
　—從頭到腳說健康》

《黃帝內經養生智慧3
　—曲黎敏談養生》

《中醫與傳統文化》

《中華養生智慧》

《易學氣功養生》

- 《黃帝內經養生智慧》榮登誠品、金石堂、博客來、法雅客、Page One、三民書局 暢銷書排行榜
- 《黃帝內經養生智慧》入選誠品2008年好書 Top 100
- 《黃帝內經養生智慧》入選金石堂2008年好書 Top 300

出版序

名家開講人生智慧

《名家論壇》是山東教育電視臺自二〇〇二年推出，以經營管理為主要內容的大型教育培訓節目，開播五年來，先後有四十多位國內外的學界精英登台演講，他們淵博的學識、獨到的眼光、睿智的見解、敏銳的思維、深入淺出的表達形式、引人深思的深厚學理、催人奮進的人生智慧，使《名家論壇》成為思想者的殿堂、管理者的精神家園，贏得了廣大觀眾的歡迎和好評。

追求精品，打造品牌，一直是我們努力的目標。《名家論壇》能為廣大的觀眾，特別是企業家、管理工作者提供管理理論、業內實務經驗，這是我們媒體的責任，也是我們的榮幸。

回首《名家論壇》五年來的風雨歷程，期間的堅持與努力、執著與求索，是一件很不容易的事情，沒有相當的信心和定力，沒有各方面的支持，是斷難堅持下來的。而今天得到廣大觀眾的認可，而且青睞有加，要求將專家的講稿集結出版，是我們推出《名家論壇》系列叢書緣由所在，可以說這是意外的收穫，也是我們當初所不敢奢望的。

電視有媒體的魅力，出版有書籍的芬芳。滿足觀眾不同的需求，就是我們的動力和責任。也希望大家在觀看我們節目的同時，多讀書，讀好書。

最後，借此小序，請允許我代表山東教育電視臺的同仁，向一直以來關心和支援我們的電視觀眾、讀者朋友表示感謝，同時感謝我們《名家論壇》的各位專家學者，感謝我們的合作夥伴鷺江出版社、北京時代光華圖書有限公司。

山東教育電視台台長　劉錦瑜

自序

醫道，就是生活之道

《黃帝內經》是一本奇異的醫書，它不像西醫書籍那樣總是生理、病理及外行人根本看不懂的資料和指稱，**它恰好談的都是我們生活中耳熟能詳的事物，比如東西南北、春夏秋冬……**於是，我們學習它的過程，就成了一次捕捉天地自然光影流轉的美麗旅程。

在浩瀚的中華文化經典中，「醫道」始終獨立而鮮活地存在著：一方面，「道以醫顯」，醫道是中國文化最集中的體現，陰陽、五行、中庸等觀念，在醫道中無不盡其所能地鋪設張揚；另一方面，「從醫入道」又是掌握傳統文化精髓的捷徑，大到天地宇宙，小到個體生命，天與人盡在此中融和，象與數也不再虛無縹緲，而是如我們的每一次呼吸那樣真實而令人感動……學習它，玩味它，按照聖人的指點去挖掘探尋我們的身體及靈魂之祕，將是我們重整人生、完善人生的重要航程。

世界上最高的學問都是研究人

世界上最高的學問都是研究人的學問。思想、哲學上的差異，並無法阻隔對人類生命肉體認識的一致性和共通性，只要是人，就會有喜怒哀樂或悲傷恐懼，人類情感和肉身的共通性，最終也會導致人類關於醫學觀念的某些共識。因此，從某種意義上來說，醫學又是人類學中最高的學問。

而這門學問在中國又體現為生活之道，中國的聖人為了說清楚其中的道理，統統採取了打比方的方法，**他不去說這個概念「是」什麼，而是說它「像」什麼**，在《易經》裏他畫出卦來讓你看它「像」什麼，然後去感悟真理；在《詩經》裏他用「比、興」的方法來描述人心；在歷史書裏他講故事；在醫書裏他說春夏秋冬……他從來都不用大概念壓人，而是發掘生活的點滴來映照我們的心靈，**因此中國的經典都是智慧之書，而不是知識之書**，是可以讓一個民族懷著隱祕的熱情世世代代反反覆覆去閱讀的書。

為什麼說「買東西」而不說「買南北」？

一般人可能不大明白為什麼要「冬吃蘿蔔夏吃薑」，為什麼中國人說「買東西」而不說「買南北」，為什麼子為鼠、寅為虎、午為馬等原理，但千百年來中國的百姓因循著古訓，就那麼自自然然地生活著，被稱之為「中醫」的醫學護佑著。

當探究到它的深處我們才知道，原來很多真理都是從身體裏變現出來的，是自自然然的東西，

因此參悟這門學說可以讓我們瞭解到人體與自然的奇妙和諧，兩者的和諧程度越高，就越接近「至善」。而如何依照我們的生命本性去生活和做人，則是我們每個人所必須認知的事情，《黃帝內經》的**養生智慧，則可以幫助我們盡量地完成這場對自我生命本體的認知過程**。

這是一門仁術，它源於一種根本的、深沉的愛，源於一種沉靜的力量及心靈的閱讀。它熨貼著我們生命的根，**傳統醫學的真正作用，不是機械性地對疾病進行「治療」，而是像一位老師，告訴人們如何在日常生活中改掉導致我們身體衰弱的壞習慣**，如何建立起良好的、符合我們生命本性的生活習性，並引導我們順應自然的力量。

這是我們的一次關於身體的認領和解讀，它發生在五千年前，甚至更遠，在遠古的講堂上，一群聖人圍坐在一起……。在遙遠的今天，我們開始了自己閱讀的旅程，在模糊的字跡背後，我們找尋，關於宇宙、關於生命、關於靈魂的祕密……。

我們現在閱讀《黃帝內經》和《傷寒論》似乎有些難度，但這絕不是一次跨文化的對話與閱讀。在我們每一個中國人的血液當中，都流淌著美麗而空靈的漢字基因，只要我們能享受孤寂，我們便可以像閱讀李白和杜甫的詩那樣去閱讀《黃帝內經》，它一樣有著超凡的洞察力、博大的精神和動人的韻律，一樣有著中國文化所具有的所有美德，它確定權威與法則，講究和諧與穩定，注重教化與實證，它不僅引領我們游走於宇宙太空，感受曠古時空的荒謬與空寂，引領我們不斷地向內、向著那似乎不可知的黑暗，不斷地問難探索，直至找到我們生命真實的每一次悸動……。

目錄

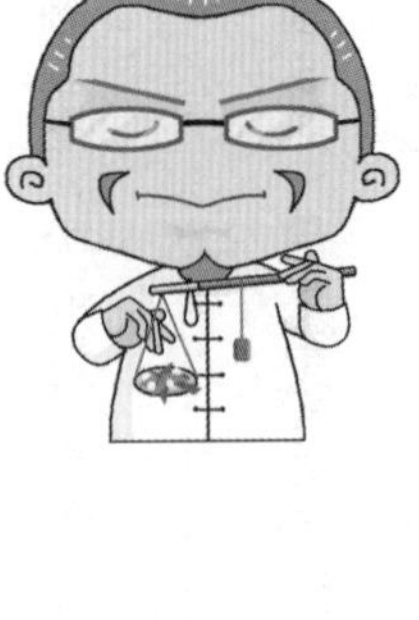

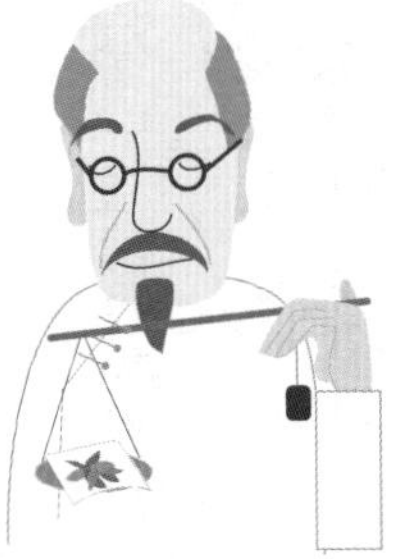

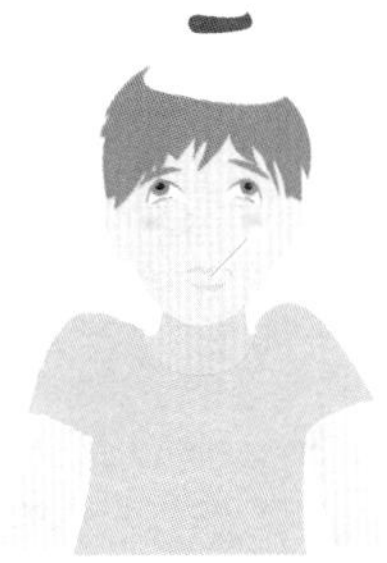

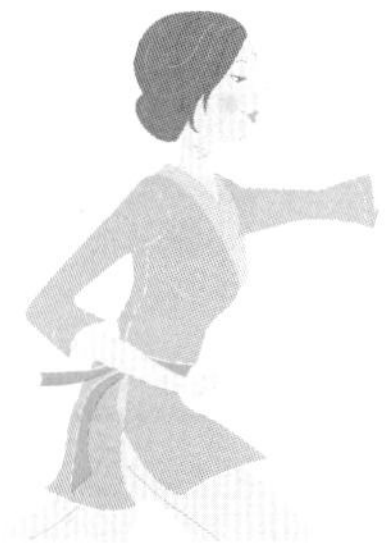

第一章

為什麼要學《黃帝內經》？

只有我們中國才有這麼多經典巨著，可以讓我們去讀，可以讓我們重新反省人生，甚至包括重新體悟我們身體的每一個細微的變化。這是「中國難生」的一個含義，因為只有中國才有《黃帝內經》。

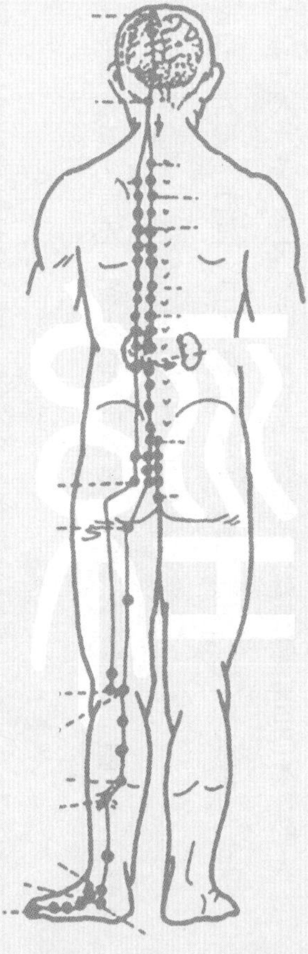

1

《黃帝內經》在國學經典中地位獨特

它是唯一一本以聖王命名的書，在中國流傳二千多年

《黃帝內經》在國學經典中的地位非常獨特，它是唯一一本以聖王命名的書。這就意味著生命之學在我國古代文化當中，被認為是帝王之業，是大功德和大慈悲。

聖人為什麼重醫藥？首先，聖人就是能掌控自己的人。這個「聖」字怎麼講呢？我們先來看看「聖」字的寫法（如上所示）。

左邊一個口，右邊一個耳，口耳放在一起就是繁體字「聽」的意思，底下在甲骨文是一個「人」字，後來寫做「王」。所謂聖人就是聽從自己本性的人，也就是能掌控自己身體和欲望的人。如果既能夠掌握自己的身體和欲望，又能夠使別人聽從自己，就可以由「人」而「王」。這是聖人重醫藥的第一個說法。

第二個說法是：古代文化認為，天下即人身。古代的「天」字是這樣寫的（如上所示）。

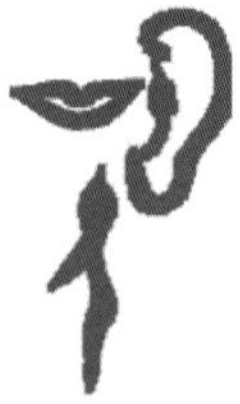

聖

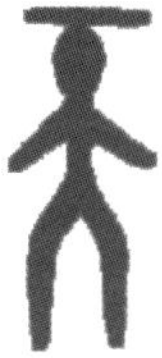

天

名詞小辭典

聖人

1. 有完美品德的人，如禹、湯、文、武、周公、孔子等。
2. 古時對天子的敬稱。

人的頭頂上面是天，在古文裏又叫做天、顛、頂。天下即人身，實際上是告訴我們：人體在所有的組織系統裏面是最為精密的自組織結構。自組織就是它依賴於本性而存在、而平衡、而和諧，不需要人為的強制和主觀意願，也不是你想把藥補到哪裡就可以補到哪裡的。

頭腦是有為，身體是無為

在古人眼裏，身體就是天下，就是國家。中國人講「修身、齊家、治國、平天下」，一切皆以修身為本。生命是自然的一種活潑的存在，是自足的，它自己本身就是一個和諧機制。也就是說，身體比頭腦更聰明，頭腦是有為，身體是無為。

中醫有一句話，叫做「上醫醫國，中醫醫人，下醫醫病」。上醫醫國的意思，就是「天下即人身」，就是掌控好了人身的人，就可以治理整個國家。

人的身體結構及功能即命運

千百年來，什麼都變了，但是人沒變，人的本性沒有變，而所有的思想都是從身體中發出來的。因此，無論世界如何風雲變幻，世界上最高的學問始

終是研究「人」的學問，而中國文化更是以人為本的文化。比如《大學》講至善，但最後要落實到人心的靜與定；《中庸》講太過與不及，實際上，太過與不及都源於臟腑功能的太過與不及。比如人的肝火太旺，人的心就不靜，做事就急躁；腎精不足，人就沒精神，思考問題就不周全，做事就會失敗。

拿破崙有句名言：「人的身體結構即命運」。而中醫理論認為，人的身體結構及功能即命運。從這個意義上講，生命醫學又是人類學中最高的學問。中國文化一向都強調「從醫入道」、「道以醫顯」，就是說，如果你能把人體領悟了，把醫道領悟了，你就有可能領悟天下之道。

為什麼要學《黃帝內經》？

理由1 《黃帝內經》在國學經典中地位獨特

理由2 學習《黃帝內經》可以讓我們認知自我

理由3 人身難得，真法難聞，中國難生

理由4 可以培養我們內在的洞察力

養生智慧精華

❶《黃帝內經》在國學經典中的地位非常獨特，它是唯一一本以聖王命名的書。

❷所謂「聖人」就是聽從自己本性的人，也就是能掌控自己身體和欲望的人。

❸中醫有一句話，叫做「上醫醫國，中醫醫人，下醫醫病」。上醫醫國的意思，就是「天下即人身」，就是掌控好了人身的人，就可以治理整個國家。

❹世界上最高的學問始終是研究「人」的學問，而中國文化更是「以人為本」的文化。

❺人的肝火太旺，心就不靜，做事就急躁；腎精不足，人就沒精神，思考問題就不周全，做事就會失敗。

2 學習《黃帝內經》認知自我

瞭解代表生命活力的名詞：魄力、精神、膽識、意志、聰明

有人會問：我們的生命活力是從哪裡來的呢？

說到生命活力，我們經常會用這樣一些辭彙：魄力、精神、膽識、意志、聰明等，這些詞都是代表我們生命活力的詞，代表我們領導力的詞。這些詞又都是從哪裡來的呢？這些問題值得我們去好好思考一番。

❖什麼叫做魄力？

什麼叫做魄力呢？在中醫裏，魄是肺的神、肺的神明。所謂「神」又是什麼意思呢？神是精足了以後的外現。我們在日常生活中所說的精氣神的「神」，實際上都是指你的精和氣足了以後的外在表現。就好比油多了光亮就大，火焰的光芒就是「神」，「魄」是肺經、肺氣足的體現。

而魄力的「力」就關係到我們的另一個臟器「腎」。在中醫看來，我們的

> **什麼是「魄力」？**
> 指的是肺和腎兩個臟器的精氣非常充足。

什麼是「精神」？

代表的是一種心腎相交的能力，這個能力的外現就是精神。

什麼是「膽識」？

膽是主決斷的。決斷力要看一個人膽氣、膽精足不足。

力量都來源於腰，都來源於腎。「有魄力」指的是肺和腎兩個臟器的精氣非常充足，做事才能夠氣壯山河，才能夠出大手筆。而肺和腎這兩個臟器在中醫裏又屬於先天的範疇，關係到我們的本能。我們說魄力是學不來的，它是我們身體當中本能的一種外現。如果你魄力不夠，只能說明你是先天肺氣不足、腎精不足。

什麼叫做精神？

有的人生命力很旺盛，看上去很有精神；反之，有的人看上去很委靡。「精神」到底是指什麼呢？我們首先來看看「精」，它來自腎。在中醫概念裏，腎主藏精；而「神」，在這裏專指「心的神明」，心之神為神。所謂「精神」，代表的是一種心腎相交的能力，這個能力的外現就是精神。如果心力不足、腎精不足的話，就會顯得特別沒有精神。「精神」同樣也是指我們身體層面上的東西。

什麼叫做膽識？

再看「膽識」。《黃帝內經》認為：膽是主決斷的。有沒有決斷力也是領

什麼是「意志」？
指人體運化能力和收藏能力的體現。

導力的一個體現，而決斷力在很大程度上要看一個人膽氣足不足。並不是說一個人把膽囊切了，他就沒有決斷力了，關鍵還是一個膽氣足不足、膽精足不足的問題。

什麼叫做意志？

一個人最終有無成就，要看他的意志力如何。意志的物質基礎又是什麼呢？在中國古代中醫理論裏，意是脾（精）的外現，脾的神為意，脾主運化。《黃帝內經》說「心之所存所謂意」，而一般人就把「意」理解為記憶力。實際上，有沒有意志和記憶力關係不大，關鍵是記憶能不能跟所看到的事物相關聯。如果能夠相關聯的話，思維就有一定的寬廣度，而這個思維寬廣度就是「意」。所謂關聯性就是運化，這就是脾的功能。聰明、反應非常快，這都是運化的作用，是脾的作用。

「志」指腎的「神」，中國人特別講究補腎。為什麼？因為我們生命本能的很多東西都跟腎密切相關，志是腎神的外現。「意志」這個詞中，「意」指的是運化能力，也就是思維的寬度；而「志」指的是收藏能力，也就是定力。

如果說精神是指心腎相交的能力，意志就是指人體運化能力和收藏能力的

什麼是「聰明」？
看一個人是否聰明，關鍵是看他的肝腎功能。

體現。你能夠運化多少，然後又能定得住多少，這就體現你的意志力了。如果一個人很聰明並具備思維寬廣度，卻唯獨定不下來，堅持不下去，那就是意志不堅定，做事照樣會失敗。

什麼叫做聰明？

「聰明」就很好解釋了。中醫認為「腎開竅於耳，肝開竅於目」，意思就是說，腎的精氣通於耳，肝的精氣通於目。看一個人是否聰明，關鍵是看他的肝腎功能。肝功能好，眼力就好；腎功能好，耳力就好，如果耳鳴眼花，就是肝腎出問題了。

我們的人體就如同一棵大樹般，在外的枝杈都是根部的反映。總而言之一句話：「我們的生命活力來源於身體本身」，從腎精來，從這些神明來，從生命的高度來。學習《黃帝內經》是在培固我們的智慧元氣，也是一種根本性的學習。

在西方醫學當中，不太講究神明這個概念。在西醫看來，心臟就是一個泵（幫浦）而已，與神明無關。在現在的器官移植當中，有些現象就令人費解。曾經有這麼個案例，有人移植了豬的心臟，剛開始的時候這個人沒有出現太大

名詞小辭典

開竅

人體的「七竅」為兩眼、兩耳、兩鼻孔及口等器官。「開竅」指人受到開導、啟發，有所領悟或變聰明。

的問題，但是慢慢地大家發現他有一個行為表現：他沒事就喜歡用嘴去拱牆。其實，這就是中醫裏講的「心之官為思」。意思就是，人如果心氣足的話，神明就會反映到大腦當中去，然後慢慢地就會改變人的行為，也就是說有了豬心就有了豬性。

內在地去觀察我們的人生

學習《黃帝內經》可以讓我們更多地向內看，內在地去觀察我們的人生，並且看到神明的那個層面。但向內看，實際上是很不容易的。人其實很不願意向內看，因為向內看很麻煩。每個人都有著順從天命、活一天是一天的惰性，而外面的世界那麼精彩，故不願意向內看。另外，向內看很痛苦，一旦真的看清楚生老病死，就像釋迦牟尼一樣，那就只剩出家了。先是不願意向內看，然後是不忍向內看，這都是人的惰性決定的。

《黃帝內經》是很高明的「向內看」，是不打開地「向內看」。而西醫大多採用的是解剖的方法。仔細一想，解剖沒有什麼了不起，不打開就能知道裏面是怎麼回事，這才是真了不起。中國傳統中醫非常了不起，它沒有打開身體，就知道人體裏面內在的氣血是怎麼回事。要憑藉著什麼「向內看」呢？是

憑藉著「道」去看，憑藉方法、規律去看，對人的要求很高。因為對人的要求高，《黃帝內經》這本書是「自古聖賢皆寂寞」，很少有人理解，這也是《黃帝內經》寂寞的一個根源。

❖你瞭解你自己嗎？

自古以來，人都存在的一個無知的盲點，就是對自我很不清楚。在西方，佛洛依德的學說影響整個二十世紀，佛洛依德曾經說過：「人類的自傲在歷史上曾遭受過三次打擊」。

第一次打擊是，原先人們認為地球是宇宙的中心，後來，哥白尼的學說告訴人們地球只是整個太陽系中的一份子。

第二次打擊是，人們普遍認為「人是萬物之靈」，可是達爾文的《進化論》告訴人們，人不是萬物之靈，人源於動物，人的進化並不能抹掉他在身體結構和精神氣質方面與動物同等的證據。

最後，人就只剩下一個自信，就是認為我瞭解我自己。可是，佛洛依德的學說告訴人們：你不瞭解你自己。你根本不知道：你的行為到底是由於你內心的什麼驅動在發生改變。

向內看的問題，對於西方哲學和中國哲學來說，都是一個終極問題。西方哲學追求的最終境界是「認識你自己」，而中國哲學的最高境界是「天人合一」，就是人跟自然的和諧程度越高，就越能達到至善。

名詞小辭典

進化論

由英國學者達爾文所創立的學說，以「物競天擇」的理論，說明萬物進化的途徑、原因。

養生智慧精華

1. 在中醫看來，我們的力量都來源於腰、腎，「有魄力」指的是肺和腎兩個臟器的精氣非常充足。
2. 所謂「精神」，代表的是一種心腎相交的能力，而這個能力的外現也就是精神。
3. 《黃帝內經》認為：膽是主決斷的，而決斷力要看一個人膽氣足不足。
4. 聰明、反應非常快，這都是運化的作用，是脾的作用。
5. 肝功能好，眼力就好；腎功能好，耳力就好，如果耳鳴眼花，就是肝腎出問題。
6. 西方哲學追求的最終境界是「認識你自己」，中國哲學的最高境界「天人合一」，就是人跟自然的和諧程度越高，就越能達到至善。

人類的自傲在歷史上曾遭受過三次打擊

項　　目	人類自以為是的信念	打破觀念的學說
第一次打擊	人們認為地球是宇宙的中心	**哥白尼的學說：** 告訴人們地球只是整個太陽系中的一份子
第二次打擊	人們普遍認為「人是萬物之靈」	**達爾文的《進化論》：** 告訴人們，人不是萬物之靈，人源於動物，人的進化並不能抹掉他在身體結構和精神氣質方面與動物同等的證據
第三次打擊	人認為我瞭解我自己	**佛洛依德的學說：** 告訴人們你不瞭解你自己。你根本不知道：你的行為到底是由於你內心的什麼驅動在發生改變

3 人身難得，真法難聞，中國難生

學《黃帝內經》是領悟人身、聽聞真法、感恩中國的必行之路

在學習醫道的過程中，我們應該反覆體驗這樣一句話：「人身難得，真法難聞，中國難生。」學習《黃帝內經》是我們領悟人身、聽聞真法、感恩中國的必行之路。

❖人身難得──佛家說肉身是我們修行多年後得到

先說「人身難得」。學習《黃帝內經》，我們就要關注自己的內心生活和我們內在臟腑的運轉。我們懂得了人體，實際上我們就懂得了人生的很多方面。從佛教的觀點來看，我們現在的肉身實際上是我們修行多年後得到的一個身體。用今天的話來說就是「身體是革命的本錢」，是借假修真的載體，是我們要蓄之、養之的精品。但看看我們現在的生活，許多人對自己的身體在很多時候反而是毀之、害之的。

名詞小辭典

齋戒

在祭祀或舉行重要典禮之前，要沐浴更衣、禁酒、吃素、夫妻不可同房，嚴守戒律，以表示態度虔誠莊敬。

❖真法難聞—有緣的人才能聽聞

再說「真法難聞」。大家都知道，只有有緣的人才能聽聞佛法。《黃帝內經》同樣也是如此，不是隨隨便便就可以聽到的，包括黃帝自己。《黃帝內經》本身就是黃帝和他老師的一些對話，當黃帝問到一些很核心、重要問題的時候，他的老師都會要求他先齋戒。

所謂「齋戒」，不是單純的洗洗澡、刷刷牙、餓幾天就可以的。「齋戒」它要求你在精神上不要被一些私念、雜念所控制，讓自己的精神處於一種無欲無求的狀態，在這種情況下，你才可能聽聞真法。即便是古代聖王學習《黃帝內經》，他也要抱著很認真的態度去學習，去修身修心，才能真正地看到裏面去，才能真正領悟「真法」。

❖中國難生—只有中國才有《黃帝內經》

第三句是「中國難生」。實際上，大家都應該有所感悟，生為中國人是一種難得的福分。我們每個人都應該有一種深厚的感恩心理和自豪感。為什麼這麼說呢?因為只有我們中國才有這麼多經典巨著，可以讓我們去讀，可以讓我

們重新反省人生，甚至重新體悟我們身體的每一個細微的變化。這是「中國難生」的一個含義，因為只有中國才有《黃帝內經》。

為什麼學習《黃帝內經》？

理由1 人身難得—佛家說肉身是我們修行多年後得到
理由2 真法難聞—有緣的人才能聽聞
理由3 中國難生—只有中國才有《黃帝內經》
理由4 可以培養我們內在的洞察力

養生智慧精華

1. 我們懂得了人體，實際上我們就懂得人生的很多方面。
2. 「齋戒」它要求你在精神上不要被一些私念、雜念所控制，讓自己的精神處於一種無欲無求的狀態，在這種情況下，你才可能聽聞真法。
3. 只有我們中國才有這麼多經典巨著，可以讓我們去讀，讓我們重新反省人生，甚至重新體悟我們身體的每一個細微變化。

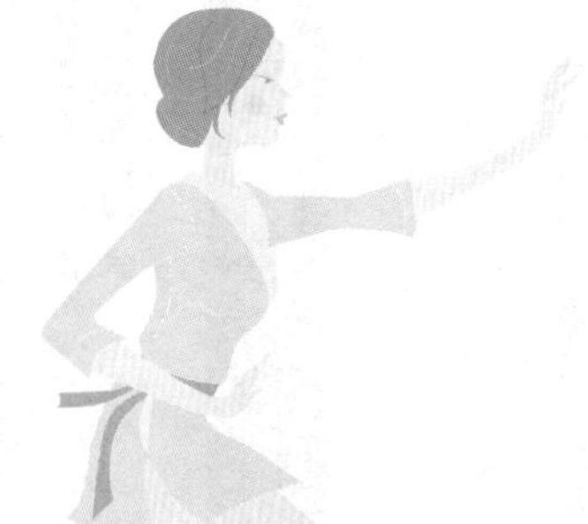

4 可以培養我們內在的洞察力

培養人的洞察力，首先就是對天地自然的感悟

《黃帝內經》所說的內容，大多源於對天地自然的感悟。它開篇全都在講東南西北和春夏秋冬。它是一本很獨特的醫書，在很大程度上它並不去講怎麼治療一種疾病，它更像一位老師，引導我們如何去順應自然的力量。所謂自然的力量，就是自然本身存在的順序，我們要順應這樣的順序和規律。

《黃帝內經》非常注重內在洞察能力。我們學習《黃帝內經》，就要有意識地去培養和增強我們的內在洞察力。這種洞察力，是一種很好的認知方法。西方人學醫，要花很多工夫去學一些基本的常識和理論。可是在中國，許多人對中醫常識都有一種耳熟能詳的感覺。比如說老百姓並不懂醫學，但是他們每天都在運用一些醫學方面的知識。用古話說，這叫做「日用而不知」，就是天天在用，卻不知道其中道理，這就要求大家有一種洞察生活的能力。

培養人的洞察力，首先就是對天地自然的感悟。大家可以去認真地想一

想，中國人為什麼説「買東西」，不説「買南北」。首先大家來看一下圖1，看了這幅圖，肯定會有人説這幅圖畫錯了。因為一般大家都認為是上北下南，而這幅方點陣圖的南卻是在上面，很多人會覺得難以理解。而這種方點陣圖在中國古代始終是南在上面，這就非常有意思了，而用中醫來解釋就很容易理解了。

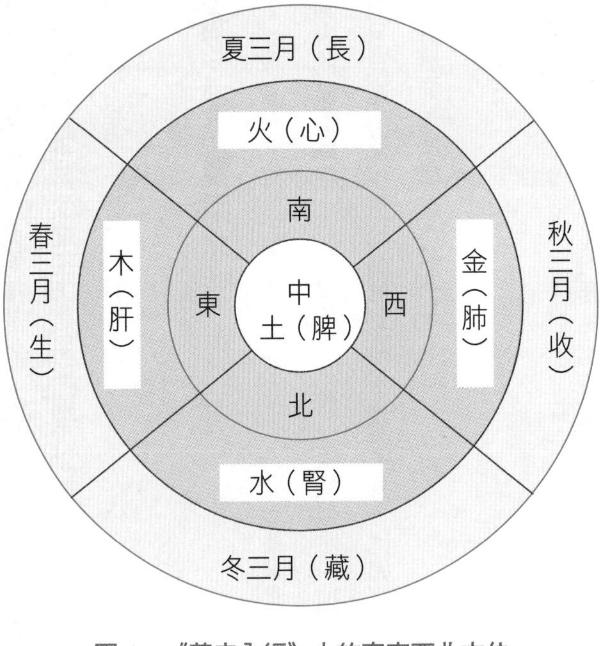

圖 1　《黃帝內經》中的東南西北方位

為什麼中國人只「買東西」不「買南北」？

我們中國人只「買東西（木金）」不「買南北（水火）」。在中國人的價值觀中，「熱情如火」或「柔情似水」這些情感是花錢也買不到的！而且買賣南北（水火）還要危及人類本身，比如軍火、石油和水，一旦進入到買賣層面就要危及人類本身。

為什麼南要放在上面呢？因為在我們人體中，心在最上，心就是人體的代表。如果俯臥大地的話，心在最上，上邊為南。按照中國文化中取象比類的方式，我們把東歸屬於木，西歸屬於金，南歸屬於火，北歸屬於水。在遠古時代，從某種意義上來講，木和金為可盛受之物，是用手就可以拎著去以物易物的。而火和水是不可盛受之物，是用手拿不走的。

❖中國人只「買東西」不「買南北」

從這個層面上來講，我們中國人只「買東西（木金）」不「買南北（水火）」。更何況，在中國人的價值觀中，「熱情如火」或「柔情似水」這些情感是花錢也買不到的！而且買賣南北（水火）還要危及人類本身，比如軍火、石油和水，一旦進入到買賣層面就要危及人類本身。

❖罵人不是個「東西」

其實，我們中國人連罵人都很有文化內涵。比如說「這個人不是個東西」，什麼意思呢？說這個人不是個東西，那不是東西（木金）就是南北（水火）！就是說這個人像水火一樣無情無義。

為什麼罵人不是個「東西」？

其實，我們中國人連罵人都很有文化內涵。比如說「這個人不是個東西」，什麼意思呢？說這個人不是個東西，那不是東西（木金）就是南北（水火）！就是說這個人像水火一樣無情無義。

從更深的層面來講，東方又意味著生發；東方為生發，南方為生長，西方為收斂，北方為收藏；中央為土，為「化」。那東方為什麼有生發之象呢？我們先來看這個「東」字（如左上所示）。

「東」就是一個木中間加一個日，意思是太陽從樹木中冉冉升起，這就是一種逐漸上升的狀態。

再看「西」字，在古文裏寫法是這樣的（如左下所示）。

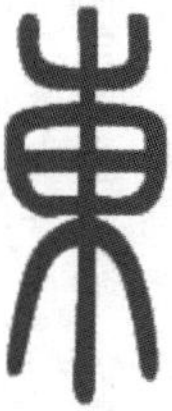

東

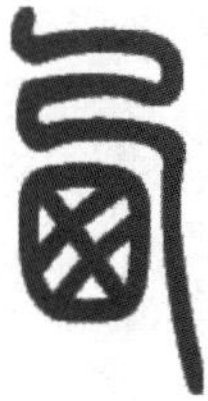

西

西是一個收斂之象

「西」字就像一隻大鳥立在自己的鳥窩上。人類最初觀察西邊的時候，首先要抓住一個象，這個象是什麼樣的呢？天黑了，鳥兒知道要歸巢了，天地萬物也知道要收斂了。這其實就是一個收斂之象。

實際上，在中國買賣東西（木金），是有它的文化內涵的。從更深的意義上來講，我們要買賣的東西，要是可以生發的，有著可持續發展的性質；或是可以收斂的，可以賺到錢的。（東方為生發，西方為收斂）。

❖南是一個疏布之象

而南方意味著什麼呢？因為南方為「火」，是疏布之象，南方實際上就意味著散。這就有點類似於現在的企業家做慈善佈施，該散出去的，該花出去的，都不應該求任何回報。北方主水為藏，而藏是什麼呢？藏是認為這個東西很好，才會把它收藏起來。比如說收藏品，這是不應該拿出去買賣的東西，是人喜歡的東西，特別是心愛的東西、要藏起來的東西。就像我們人體的腎精，藏得越多越好。

從中醫上講，南邊是心火，北邊是腎水，東邊是肝木，西邊是肺金，中央為脾土。從這個角度上來講，心就是疏布，就是散，心臟永遠在跳動，它是永遠在那兒散著的，這就是心的象。肝氣的生發決定著我們的精神狀態；而我們不能只耗散不吸收，肺氣主收斂、肅降；而腎水的收藏能力越強，我們心火的布散能力才越強，我們才更有精力去回饋社會。

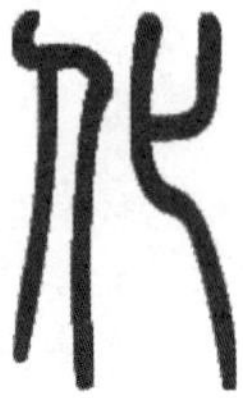

化

❖中央脾土是「化」

中央脾土是什麼呢？它就是「化」。那什麼又是「化」呢？所謂「化」就是從開花到結果的過程。「化」的真正內涵就是指從生發到收斂的過程，這個變化過程就是「化」。打個簡單的比方，如果說你這個人被漢化了，或者說你被什麼感化了，意思就是外界的人或物先是影響了你，然後是思維方式和生活狀態在你的身體裏紮下了根，結下了果，徹底地改變了你。在甲骨文中，「化」是兩個顛倒的「人」，指人徹頭徹尾的改變，而這個過程就是「化」（如上所示）。

中央脾胃對於人體的意義就在於它受盛五穀，生化為精血，一部分去長肌肉、長精神，多餘的精血為人體所吸納、收藏。中央脾胃包含在生髮、生長、收斂、收藏四象之中，這四象全都有，就是「化」。所以，中央脾土自身就是一個圓。

用《易經》中乾卦的「用九」來解釋就很容易理解，《易經・乾卦》中的「用九」說：「見群龍無首，吉。」譯成現代漢語就是：見群龍沒有首，是吉利的。群龍無首就是它自成一個圓，既有生發、生長，又有收斂、收藏，四條

龍首尾相連，美麗如環，而這個環就是生命運動方式的最圓滿狀態。而這個環就是天，「天」就是生髮、生長、收斂、收藏，就是永遠從春走到夏、從秋走到冬，這個次序是不會變的。人的生命也是有次序的，永遠是從出生到壯大，然後到衰老和死亡，人體也要因循這個次序去生存。

就「買東西」這一件事，實際上是在告訴大家，中國人買賣的是文化，這個「東西」有著從「生發」（春）到「收斂」（秋）的性質，而西方人呢？買賣的是物，是this和that。所以，中國人只可買賣東西，不可以買賣南北。

❖東方代表生發

「東方」這個概念在中國文化中有其獨特的地位。東方代表生發，我們中國作為世界的東方，也是重文化，也是講文化的。西方代表收斂，西方社會是重物質的。但隨著時代的發展，我們中國人的觀念也發生細微的變化。比如，中國古代說五行順序的時候是「木、火、土、金、水」，而現在說「金、木、水、火、土」，這就很明顯說明現代思維和古代思維出現很大的差異。

「木、火、土、金、水」，這是一個相生的順序：木生火，火生土，土生金，金生水，水生木。也就是說中國古代文化重的是文化，重的是生發，從

名詞小辭典

五行

❶ 木、火、土、金、水這五種物質，我國古代視為是構成萬物的基本元素。五者關係相生相剋，使宇宙萬物運行變化，因而形成各種現象。

❷ 指「五常」仁、義、禮、智、信。

木開始。而西方文明和我們現在的生活都是重物質的，我們現在說五行都從金開始，而這個順序是相剋的：金剋木，木剋土，土剋水，水剋火，火剋金。我們現在注重的是相剋、相侮、相矛盾的這麼一個概念。我們從現代生活的各方面都可以感受到，與古代文化相比較，現代文化已經發生很大的變化。而學習《黃帝內經》，可以說是對傳統文化的一次回歸。

我們人體的中心在哪裡？

領悟了天地自然，我們再從人身感悟一下《黃帝內經》的獨特魅力。大家再思索一個問題，我們人體的中心在哪裡？把這個問題想通了，也許能更好地理解中國式思維。按照人體的比例，很多人都會說人體的中心就在肚臍。肚臍也叫做神闕穴，它實際上連接著先天和後天，是一個很根本的地方。但是，它並不是人體的中心。因為當剪掉臍帶以後，先天的那個神明就已經缺失了，肚臍是神闕穴。肚臍這個穴位，是只可以用灸法不可以用針刺的。

大家都知道，人體中有一個很奇怪的穴位叫做「人中」，這才是人體的中心。在現實生活中，大家好像都懂點中醫常識。比如說有人昏倒了，大家第一反應就是去掐人中。可是為什麼要去掐人中呢？我問過很多人，他們都說掐人

中是強刺激。按照這樣的說法，我打你一棍子、搧你一巴掌也是強刺激。那為什麼非得掐人中這個地方呢？這個地方為什麼叫做「人中」呢？按照人體比例來看，這個地方太高了，怎麼能叫做人中呢？這就必須用中醫理論來解釋。

❖人中為什麼是人體的中心？

中醫認為，人中是我們人體裏最大的兩條經脈（任脈、督脈）的連接點。一條是督脈（如圖2所示）。

督脈起於會陰。會陰就在我們的前後陰正中間，但不是在那個點上，而是在那個點裏面，在我們身體的內部，可能是丹田。督脈起於會陰，然後分兩支，一支從少腹往上走，一支從長強穴往上走。長強穴就是我們背後尾椎骨的最後一個穴位，這樣一直走到頭部再到人中。督脈是人體的一條大陽經，它主氣，對男性來說，它在很大程度上決定男性的生殖能力。因為督脈決定人體的腦髓、腎、腰脊、脊柱、脊髓等。男性是否有生殖能力，就要看其督脈。

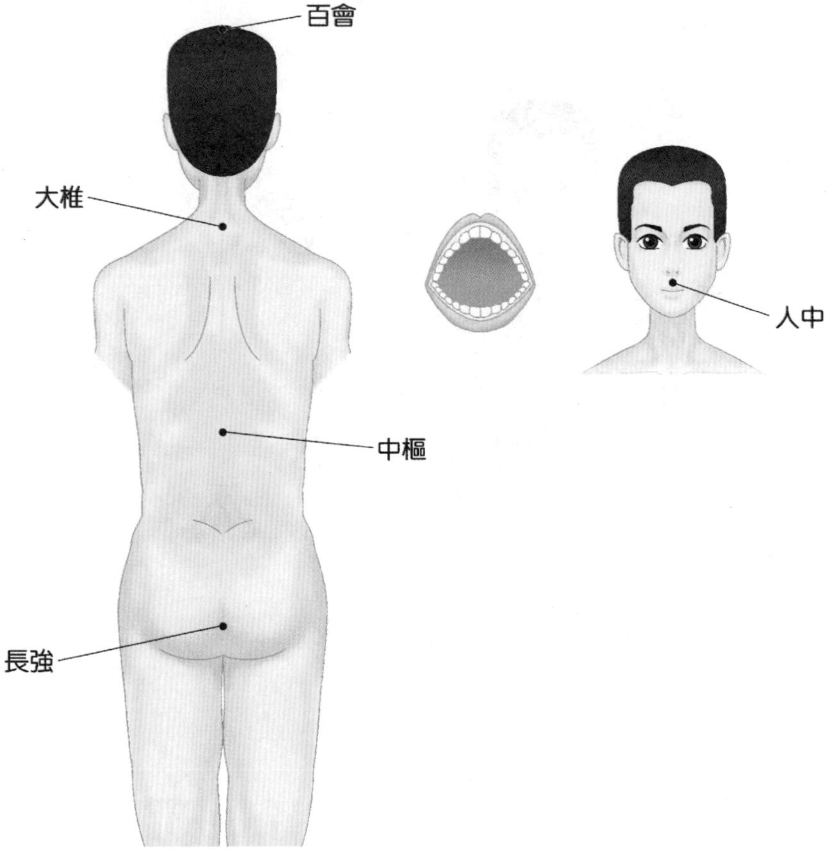

圖 2　人體中的督脈

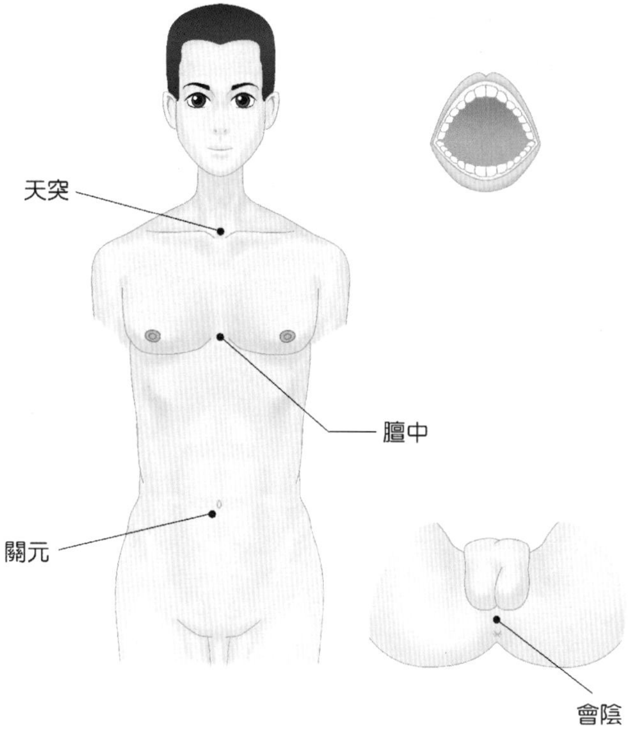

圖 3　人體中的任脈

另外一條經脈就是任脈（如圖3所示）。

任脈是在我們人體前部的一條正中線，它也起於會陰，然後沿恥骨一直到人中，與督脈在人中處交會。這是人體的一條大陰經。任脈這條大陰經是主血和管生育的，不能受傷。比如，西方人鼓勵女性剖腹產，認為橫著開刀肚子上的疤痕皺褶就看不見了。但中醫認為橫著剖腹是很不好的，因為橫著剖就等於把人體的好幾條經脈都切斷，橫剖人體癒合的能力特別差。而豎著剖呢？也挺可怕的，豎著剖正好傷著任脈，但是豎剖最起碼它沒有傷到那麼多條經脈，癒合比較快。

督脈和任脈都算是奇經，是屬於奇經八脈裏的東西。十二正經是人體正常的生理現象，而奇經八脈可以說是人體中一種很特異的存在，我們甚至可以說它是元氣的儲存地。它基本上可以決定一些很重大的事情，比如說生育胚胎。男人的生殖能力在很大程度上是由督脈決定的，女人的生育能力在很大程度上是由任脈決定的，而我們的人中恰好是任督二脈的交會處。

為什麼昏倒要掐人中？

人昏倒實際上很像《易經》卦象裏的一個卦䷋，也叫陰陽離絕卦。意思是陰氣下行在下面，陽氣上行在上面跑走了，這樣就屬於陰陽離絕。在這種情況下，就必須透過刺激人中這個穴位，將陰、陽重新和合，透過壓迫人中把氣血重新調上來，人體就能夠清醒。

❖為什麼昏倒要掐人中？

為什麼人昏倒要掐人中呢？人昏倒實際上很像《易經》卦象裏的一個卦䷋，也叫陰陽離絕卦。意思是陰氣下行在下面，陽氣上行在上面跑走了，這樣就屬於陰陽離絕。在這種情況下，就必須透過刺激人中這個穴位，將陰、陽重新和合，透過壓迫人中把氣血重新調上來。這個昏倒的卦象叫做否卦，透過掐人中以後，給調整過來的象就叫泰卦䷊，這就屬於陰陽和合卦，因為陰氣是下降的，陽氣是上升的，這樣陰陽和合的話，人體就能夠清醒。陰陽的交合就是人體兩大經脈的一種交合，人中這個穴位在人的身體當中就顯得至關重要。

❖人中之相應該深、長、寬

人中真正的相應是什麼樣的呢？人中之相應該深、長、寬。因為人中就是我們陰陽二脈交通的溝渠，如果陰脈和陽脈交通的溝渠又深、又長、又寬的話，說明這個人的氣血交通能力特別強。如果陰陽交合、氣血交合的能力強的話，氣血就旺盛，壽命就長，你的精就足，就可以生育後代。「人中」又有另外的兩個別名，一個叫「壽宮」，一個叫「子庭」。從人中這個相，可以看出人的壽命和後代。在古代相書裏，人中也是一個很重要的相。

中醫之道可以告訴我們，如何透過外部來看內部。中醫認為，人體內部的情況一定會在人的體表上有所表現，看了外部表現，就會知道內部是怎麼樣的了。透過人中的外部表現，可以看到我們內在的氣血表現。有人說自己人中太短，一定短命，其實大可不必有這種想法。

也許你的生命會很短，但是人中的長、寬、深和養生有很大的關係。如果你最近拼命地糟蹋自己的身體，你的人中自然會變得扁平；如果你知道如何去養生，很會保養自己的話，你的人中會慢慢變得深一些，因為你把自己的氣血養足了，這個管道自然就通暢。

這就告訴我們一個道理：透過天地之象，我們不僅可以觀察我們的人體和人體內部的一些變化，還可以解決我們日常生活中的問題。

為什麼要學《黃帝內經》？

- 理由❶《黃帝內經》在國學經典中地位獨特
- 理由❷學習《黃帝內經》可以讓我們認知自我
- 理由❸人身難得，真法難聞，中國難生
- 理由❹可以培養我們內在的洞察力

1. 《黃帝內經》引導我們如何去順應自然的力量。所謂自然的力量，就是自然本身存在的順序，我們要順應這樣的順序和規律。
2. 我們中國人罵人都很有文化內涵。比如說「這個人不是個東西」，什麼意思呢？說這個人不是個東西，那不是東西（木金）就是南北（水火），就是說這個人像水火一樣無情無義。
3. 從中醫上講，南邊是心火，北邊是腎水，東邊是肝木，西邊是肺金，中央為脾土。從這個角度上來講，心就是疏布，就是散，心臟永遠在跳動，它是永遠在那兒散著的，這就是心的象。
4. 中國古代說五行順序是「木、火、土、金、水」，而現在說「金、木、水、火、土」，現代思維和古代思維出現很大的差異。「木、火、土、金、水」是一個相生的順序：木生火，火生土，土生金，金生水，水生木。也就是說中國古代文化重的是文化，重的是生發，從木開始。而西方文明和現在的生活都是重物質的，我們現在說五行都從金開始，而這個順序是相剋的：金剋木，木剋土，土剋水，水剋火，火剋金。我們現在注重的是相剋、相侮、相矛盾的這麼一個概念。

❺ 督脈是人體的一條大陽經，它主氣，對男性來說，它在很大程度上決定男性的生殖能力。因為督脈決定人體的腦髓、腎、腰脊、脊柱、脊髓等。男性是否有生殖能力，就要看督脈。

❻ 男人的生殖能力在很大程度上是由督脈決定的，女人的生育能力在很大程度上是由任脈決定的，而我們的「人中」恰好是任督二脈的交會處。

❼ 人中又有另外的兩個名字，一個叫「壽宮」，一個叫「子庭」。從人中這個相，可以看出人的壽命和後代。在古代相書裏，人中也是一個很重要的相，人中之相應該深、長、寬。

❽ 人中的長、寬、深和養生有很大的關係。如果你最近拼命地糟蹋自己的身體，你的人中就自然會變得扁平；如果你知道如何去養生，很會保養自己的話，你的人中會慢慢變得深一些，因為你把自己的氣血養足了，這個管道自然就通暢。

名詞小辭典

人中

「人中」是在鼻子下方、嘴唇上方凹下的部位。中醫認為人中是我們人體裏最大的兩條經脈（任脈、督脈）的連接點，人中才是人體的中心。「人中」又有另外的兩個別名，一個叫「壽宮」，一個叫「子庭」。從人中這個相，可以看出人的壽命和後代。在古代相書裏，人中也是一個很重要的相，人中之相應該深、長、寬。

為什麼說買「東西」？

1. 我們中國人只「買東西（木金）」不「買南北（水火）」。按照中國文化中「取象比類」的方式，我們把東歸屬於木，西歸屬於金，南歸屬於火，北歸屬於水。在遠古時代，從某種意義上來講，木和金為可盛受之物，是用手就可以拎著去以物易物的。而火和水是不可盛受之物，是用手拿不走的。
2. 在中國買賣東西（木金），是有它的文化內涵的。從更深的意義上來講，我們要買賣的東西，要是可以生發的，有著可持續發展的性質；或是可以收斂的，可以賺到錢的。（東方為生發，西方為收斂）。
3. 就「買東西」這一件事，實際上是在告訴大家，中國人買賣的是文化，這個「東西」有著從「生發」（春）到「收斂」（秋）的性質，而西方人呢，買賣的是物，是this和that。所以，中國人只可買賣東西，不可以買賣南北。

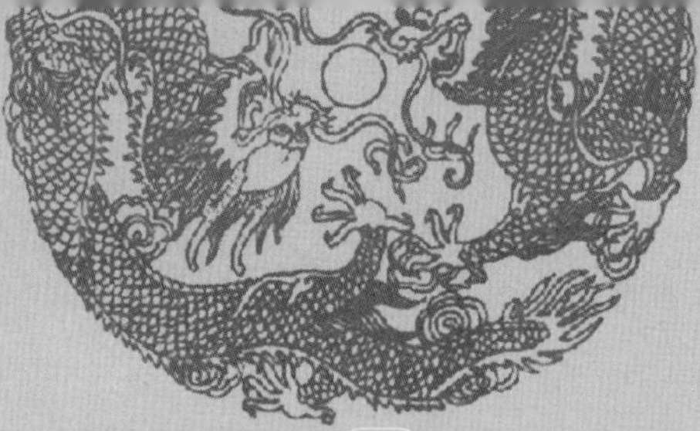

第二章

中醫和生活息息相關的8個問題

萬物的生發、生長、收斂、收藏，它們最基本的「終」是什麼？就是冬天，就是收藏。這個冬天的「冬」就是終了的意思。春天為什麼叫做春天？春就是「蠢」，萬物都在蠢蠢欲動，生發之機就都蠢蠢動起來。

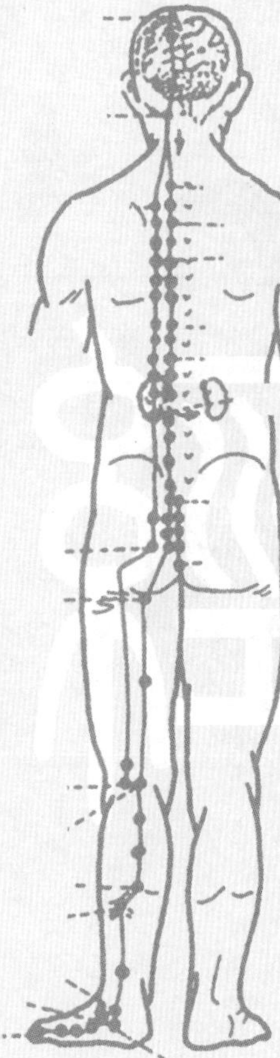

學習中國傳統文化有兩種方法：一種是從讀經典入手，還有一種就是從生活當中去認識。遵循「大道至簡」的原則，從最簡單的方面，甚至以一個小孩子的心態去看待萬事萬物。我們學中醫、學《黃帝內經》，好像看似很難，可是實際上並不難。只要懂生活，懂得春天你冒冒失失地摘了一朵花，秋天就會少結一個果的道理，很多的事情你就都會明白了。

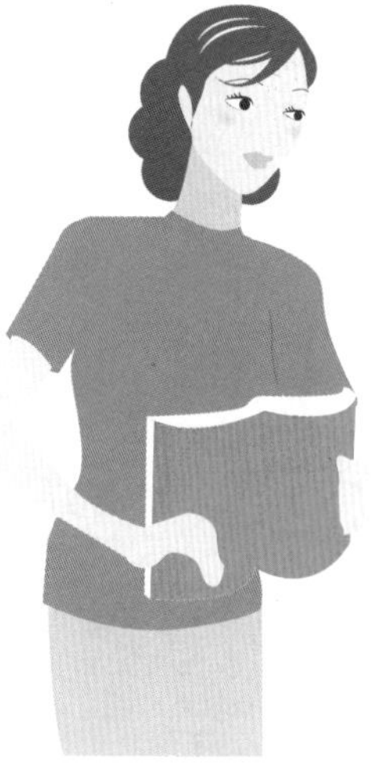

問題1 為什麼說「冬吃蘿蔔夏吃薑，不用醫生開藥方」？

夏天要吃一些薑類溫熱的、宣發的東西

民間有一句俗語叫「冬吃蘿蔔夏吃薑，不用醫生開藥方」。為什麼會這麼說呢？

夏天，我們的陽氣全部浮越在體外，身體內部形成了一個寒濕的格局，人體的脾胃是最虛的，消化能力也是最弱，我們在夏天要吃一些薑類溫熱的、宣發的東西，而不能吃滋補類的東西，人體內部沒有足夠的力量消化這些東西。

等到冬天的時候，我們的陽氣全部收斂，身體的內部就形成一個內熱的格局，反而可以吃一些滋補類的東西。而吃蘿蔔可以清涼順氣，使我們的身體保持一種清涼和通暢的狀態。

這些道理，我們是可以從日常生活中領悟到的。在日常生活中，只要把這些細節問題都掌握了，身體的很多問題都能解決。這也是《黃帝內經》中所宣導的一種養生之道。

養生智慧精華

夏天，人體的脾胃是最虛的，消化能力也是最弱的，要吃一些薑類溫熱的、宣發的東西，而不能吃滋補類的東西，人體內部沒有足夠的力量消化這些東西。冬天的時候，可以吃些滋補類的東西。而吃蘿蔔可清涼順氣，使身體保持清涼和通暢的狀態。

問題2

中國人為什麼說「左右」，不說「右左」？

中醫認為，左邊為肝，主血。所以一定是先伸左腳

中國人為什麼說「左右」，不說「右左」？我講這個就是提醒大家平常對日常生活要很關注，不要把它看成一種習慣就忽略過去。左邊是生發，生發了才能收。左右還有一點不同，左邊為肝，主血；右邊是肺，主氣。而氣比血走得快，先動左邊，這樣才能左右平衡。血是用來收斂肝氣的，肝氣不能一味地生發。

再者，中國人練功時的第一個動作通常是「兩腳分開，與肩同寬」。那先伸左腳和先伸右腳有沒有不同？中醫認為，左肝右肺，左邊為肝氣，右邊為肺氣。左邊為肝，主血。一定是先伸左腳，先開血脈。因為血的運行比氣的運行要慢，如果要先開右腳，右邊主氣，氣運行得比血快，血就很難跟上。

為什麼還要「兩腳與肩同寬」？「兩腳與肩同寬」是要打開大腿內側的三條陰經，然後腳尖再微微內扣，大腿外側的三條陽經也就隨之開啟。如果兩邊

陰陽經沒有感覺，這個站立姿勢對練功就沒有任何意義。走路時先邁哪隻腳、後邁哪隻腳，不都有生命的道理在裏面嗎？

養生智慧精華

走路時先伸哪隻腳、後邁哪隻腳，都有生命的道理在裏面。中醫認為，左肝右肺，左邊為肝氣，右邊為肺氣。左邊為肝，主血；右邊是肺，主氣。氣比血走得快，先動左邊，這樣才能左右平衡。一定是先伸左腳，先開血脈。

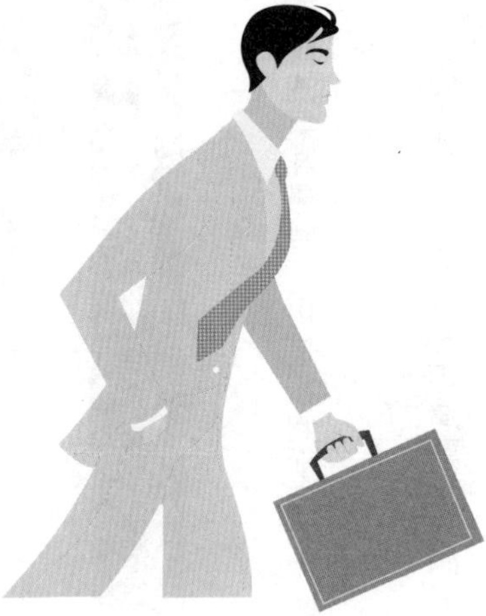

問題 3

為什麼大蒜、辣椒不入藥？

大蒜和辣椒都過於厚重，一般只把它們當做食物

在我們日常生活中，大蒜和辣椒的氣味最厚，可是它們從來不入藥，這是為什麼呢？

大蒜屬於氣的層面，入氣分。凡是入氣分的藥都走清竅，我們人體的小便、眼睛都是清竅。大蒜吃多了容易眼睛花，看不清楚東西。大蒜的味走前陰，走小便，吃多了小便也會渾濁。中藥雖然是取事物的偏性，但也不能用大蒜這種特別的東西。

辣椒是走味道的，凡是入味的都入血分。血屬於陰，味道也屬於陰。入血分的藥，走人的濁竅比如嘴巴、肛門等。如果辣椒吃得多了，人的嘴唇裏邊就會生瘡，也有可能會造成便血或肛門疼痛。

大蒜和辣椒這兩種東西都過於厚重，人們一般只把它們當做食物，並根據自己的日常生活習慣食用。

大蒜的飲食宜忌

YES 宜	○心血管疾病患者 ○預防感冒或已感冒的病患 ○胃酸缺少者（蒜素可刺激胃酸） ○常接觸鉛或中毒者
NO 忌	×眼疾患者 ×腸胃道或潰瘍性疾病者 ×有更年期障礙的婦女 ×身體燥熱者

辣椒的飲食宜忌

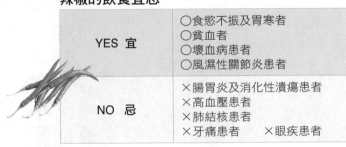

YES 宜	○食慾不振及胃寒者 ○貧血者 ○壞血病患者 ○風濕性關節炎患者
NO 忌	×腸胃炎及消化性潰瘍患者 ×高血壓患者 ×肺結核患者 ×牙痛患者　×眼疾患者

但是味道過厚好不好呢？現在社會上有越來越多的「吃辣一族」，很多人沒有辣椒就吃不下飯。這在中醫上怎麼解釋呢？一般有兩個原因：一是人的脾胃功能越來越弱，對味道的感覺也越來越弱，要用濃的東西來調自己的腎精出來，用味道厚重的東西幫助自己調元氣上來，來幫助運化。另外一個原因就是現代人壓力太大，心情太鬱悶了，因為味厚的東西有通竄力，而吃辣椒和大蒜能讓人心胸裏的淤滯散開一些。

總而言之，我們只要愛吃味道濃重的東西，就表示身體虛了。

養生智慧精華

現代人飲食口味過重，中醫上的解釋一般有兩個原因：

原因❶ 第一是人的脾胃功能越來越弱了，對味道的感覺也越來越弱，要用濃的東西來調自己的腎精出來，用味道厚重的東西幫助自己調元氣上來，來幫助運化。

原因❷ 現代人壓力太大，心情太鬱悶，因為味厚的東西有通竄力，吃辣椒和大蒜能讓人心胸裏的淤滯散開一些。總而言之，我們只要愛吃味道濃重的東西，就表示身體虛了。

問題4

何謂「仁、義、禮、智、信」？

「仁」是東方，「義」是南方，「禮」是西方，「智」是北方

中國人常說「仁、義、禮、智、信」，到底什麼是「仁、義、禮、智、信」呢？

「仁、義、禮、智、信」這些觀念實際上也是從我們身體當中來的。「仁」就是東方，東方為生發之機。「仁」就是生發出來的善念，這一點點善念將來可能影響人的很多東西。

「義」是什麼呢？所謂義氣，就是我不要的東西，我白送你的東西，我替你兩肋插刀卻不要求你回報。義主散，就是疏布出去的東西，這是南方。

「禮」是西方，西方是收斂之象，禮是約束、收斂。禮就是要教我們如何約束人性，收斂人性。

「智」又是從哪裡來的呢？智就是北方，北方是收藏之象，腎精足才能生出智慧。最後來看看「信」，「信」它就是中央脾土。從字形上來看，「人」

五常的意義

觀念意義	仁	義	禮	智	信
方位	東方	南方	西方	北方	中央
含義	東方為生發之機	義主散，就是疏布出去的東西	西方是收斂之象，禮是約束、收斂	北方是收藏之象	人說話要真實、要可靠，要像土地一樣真實可靠

加「言」為「信」。為什麼叫人言為「信」呢？就是人說話要真實、要可靠，要像土地一樣真實可靠。因為古人認為土地是從來不騙人的，只要撒下種子，它就可以發芽生長。

養生智慧精華

「仁、義、禮、智、信」這些觀念實際上也是從我們身體當中來的。「仁」就是東方，東方為生發之機。「義」主散，就是疏布出去的東西，這是南方。「禮」是西方，西方是收斂之象，「禮」是約束、收斂。「智」就是北方，北方是收藏之象，腎精足才能生出智慧。最後來看看「信」，「信」它就是中央脾土。

問題
5

為什麼秦皇、漢武要封禪泰山？

處於東方的泰山蘊涵生發之機，是帝王祭祀天地的地方

在五嶽中，泰山並不是最高的一座山，但是為什麼在秦皇漢武時期，帝王都要封禪泰山呢？為什麼不去西嶽或中嶽？

因為，作為一國之君，他要掌握國家最根本的問題，那就是國家生發之機的問題。而東方蘊涵著生發之機，處於東方的泰山，就成了帝王祭祀天地的好去處。一個國家有了生機，就有了一切。

古人是非常重視生發之機的，就連打仗也是這樣。因為鼓屬木，鼓聲是主生發的，戰鬥剛開始的時候一定是敲鼓，以此來振奮士氣。讓士兵的肝氣上來，他們才有足夠的勇氣和膽量往前衝。收兵的時候應該怎麼辦呢？我們大家都知道一個成語叫「鳴金收兵」。金屬於收斂之象，鳴金就是要收斂了，也就是收兵。

名詞小辭典

五嶽

中國的東嶽泰山、西嶽華山、南嶽衡山、北嶽恆山、中嶽嵩山，合稱為「五嶽」。

成語小辭典

鳴金收兵

以敲鑼為信號，指揮兵士速退。金屬於收斂之象，鳴金就是要收斂了，也就是收兵。

養生智慧精華

1. 泰山並不是五嶽中最高的一座山，而東方蘊涵著生發之機，處於東方的泰山，就成了帝王祭祀天地的好去處。
2. 古人是非常重視生發之機，就連打仗也是這樣。因為鼓屬木，鼓聲是主生發的，戰鬥剛開始的時候一定是敲鼓，以此來振奮士氣。收兵的時候應該怎麼辦呢？我們大家都聽過一個成語叫「鳴金收兵」。金屬於收斂之象，鳴金就是要收斂了，也就是收兵。

問題 6

「咽喉要道」的真正含義？

很多經脈都走咽喉，喉嚨兩邊叫咽，中間叫喉

人體中有幾大重要的部位，其中一個就是咽喉。因為所有的氣血都要經過咽喉上頭，一定要保護好這個部位。一個人腦子清楚不清楚，全在於咽喉是否清爽、通暢。如果咽喉老犯毛病的人，慢慢就會影響他的腦子。現在患咽喉病的人很多，而且久治難癒。古人把狹窄而重要的關隘稱之為「咽喉要道」，可見咽喉在人體中的重要意義。

很多經脈都走咽喉，喉嚨兩邊叫咽，中間叫喉。大腸經走喉嚨，如果喉嚨乾疼，是大腸「津」的功能過度了。像這種喉嚨乾疼的人，接下來就有可能會大便乾燥、頸腫喉閉。

喉嚨兩邊疼，即慢性咽炎，是脾病和心病，因為脾經和心經都沿著喉嚨兩邊走。喉結以上疼是屬於心經，喉結以下疼屬於肝經。如果喉嚨外邊兩邊腫，就是小腸的問題，是吸收出問題了。臉紅脖子粗那種症狀屬於小腸病。如果咽

喉老是腫脹的，這是腎經的病。還有三焦經也走咽喉。

八條經脈全都走咽喉，甚至還包括任督二脈也走咽喉，咽喉的病是大病，如果咽喉有毛病就要好好去治。

成語小辭典

咽喉要道

古人把狹窄而重要的關隘稱為「咽喉要道」，比喻地勢最險要的地方。喉嚨兩邊叫咽、中間叫喉，很多經脈都走咽喉，可見咽喉在人體中的重要意義。

養生智慧精華

古人把狹窄而重要的關隘稱之為「咽喉要道」，可見咽喉在人體中的重要意義。因為所有的氣血都要經過咽喉上頭，很多經脈都走咽喉，喉嚨兩邊叫「咽」、中間叫「喉」。一個人腦子清楚不清楚，全在於咽喉是否清爽、通暢。咽喉的病是大病，現在患咽喉病的人很多，而且久治難癒，如果咽喉有毛病就要好好去治。

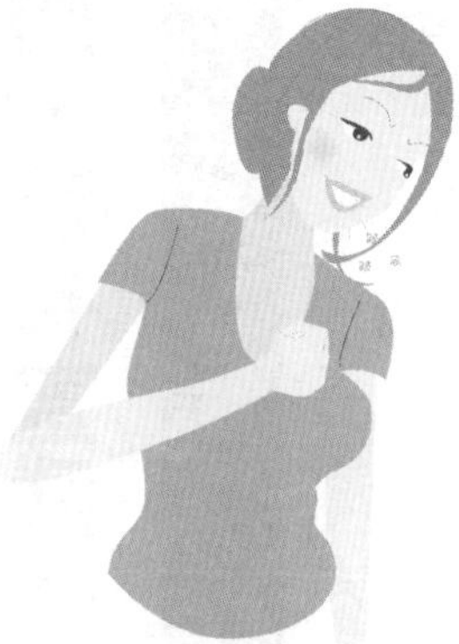

問題7

為什麼北京城東有崇文門、西有宣武門？

進出崇文門的車必須是酒車，宣武門只許走刑車

大家都知道，老北京城的城門有「內九外七」的說法。內九指的是內城的九道門，分別是前門、宣武門、阜成門、西直門、德勝門、安定門、東直門、朝陽門、崇文門。按照朝廷當時的規定，每個城門進出的車輛都根據傳統文化的概念而有嚴格規定。比如進出崇文門的車必須是酒車，酒在傳統文化裏意味著生發；而宣武門只許走刑車，這說明宣武門守著肅殺之氣。這都是按照氣機來運行。

從風水學上講，北門是不可以開的，因為北方主收藏，要藏得住，不能開門。收藏的東西當然都是心愛之物，是不能隨便給別人看的。這好比我們的腎精，藏得越足，我們的本錢就越足。然而，我們發現北京城的北面不但開了門，還開了兩個門：安定門、德勝門。

什麼時候可以開北門？

這北京城北面的安定門、德勝門兩個門，在古代平常是不允許開啟的，只有在兩種情況下才能開啟，還不能同時開啟。哪兩種情況下開啟呢？就是在軍隊出征打仗和得勝歸來的時候。

出兵打仗的時候開的是安定門。從安定門出去，意思是出去打仗首先要心神安定，要有定力，這樣才能保證勝利。當軍隊得勝歸來的時候走德勝門，要有出有進，這就要求軍隊要有去有回。該藏的東西一定要藏得住，萬不得已要用的時候，一定要有出有進。

養生智慧精華

老北京城內城的九道門，分別是前門、宣武門、阜成門、西直門、德勝門、安定門、東直門、朝陽門、崇文門。按照朝廷當時的規定，每個城門進出的車輛都根據傳統文化的概念而有嚴格規定。比如進出崇文門的車必須是酒車，酒在傳統文化裏意味著生發；而宣武門只許走刑車，這說明宣武門守著肅殺之氣。這都是按照氣機來運行。

問題 8

為什麼不說「始終」，而說「終始」？

所謂終始，就是看任何事物都要從它前面的那一項看起

養生智慧精華

我們中國文化非常強調用詞，每個詞都要用得非常恰當。所謂終始，就是看任何事物都要從它前面的那一項看起，有終才能有始，萬物的生發、生長、收斂、收藏，它們最根本的「終」就是冬天，就是收藏，有積精累氣的過程，才能有開始。因此，做任何一件事都必須要有終有始。

我們中國文化非常強調用詞，每個詞都要用得非常恰當。《黃帝內經》為什麼不說「始終」，而說「終始」呢？就像我們說「左右」，不說「右左」一樣。所謂終始，就是看任何事物都要從它前面的那一項看起。

萬物的生發、生長、收斂、收藏，它們最根本的「終」是什麼？就是冬天，就是收藏。這個冬天的「冬」就是終了的意思。春天為什麼叫春天？春就是「蠢」，萬物都在蠢蠢欲動，生發之機蠢蠢地就都動起來。夏是假借，有發散的意思。秋是收斂和成就萬物的意思。

有終才能有始，有積精累氣的過程，才能有開始。因此，做任何一件事都必須要有終有始。

第三章

飲食養生法

在《黃帝內經》裏，只有13個藥方，而且都是很簡單的方子。它真正的意圖，是讓我們更關注身心的修養，而不要太過分依賴藥物。健康是一個積精累氣的過程，要一點點攢起足夠的氣和精，才可以供養一生的補給。

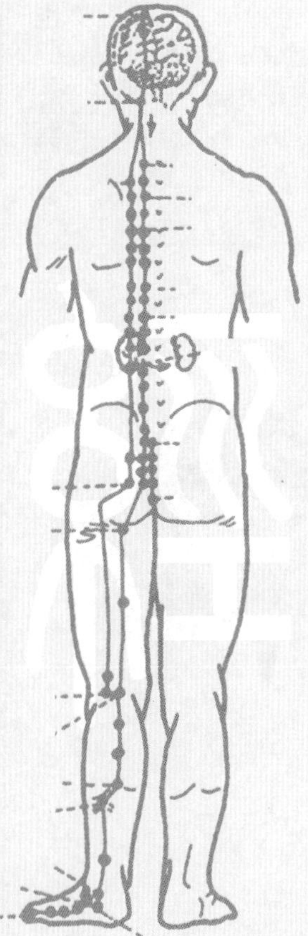

中醫小辭典

邪

即邪氣，和人體正氣相對而言，泛指各種致病因素，如風、寒、暑、濕、燥、火六淫和疫癘之氣（又稱外邪）。或特指「風邪」。

中國古代最有名的醫生扁鵲說：「安身之本必資於食，救疾之速必憑於藥。」天下之大，只有食物是我們每天必需的，食物就是百姓的天。《黃帝內經．素問．藏氣法時論》中說：「毒藥攻邪，五穀為養，五果為助，五畜為益，五菜為充，氣味和而服之，以補益精氣。」這表明，古人對草藥和食物的區分是很嚴格的。

草藥是借助於其偏性以攻邪，而食物則注重其氣與味的平和來補益精氣。如果能夠正確地調配食物，不僅可以補益精氣，也能祛病，這在古代就是醫的極高境界，也叫「食醫」。

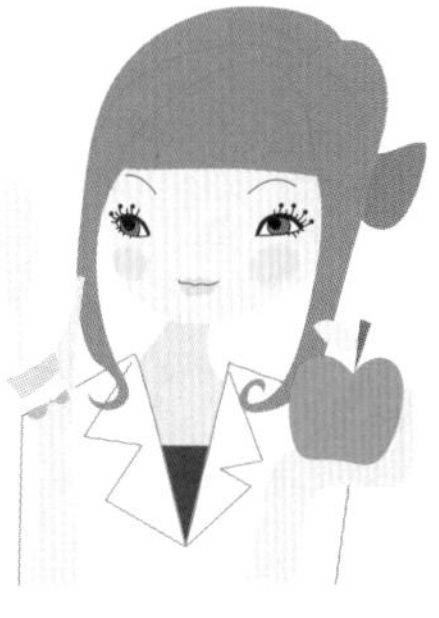

1 食物和藥的分別

藥補不如食補

中國有句古話說「藥補不如食補」。藥和食物的區別是什麼？古代的藥都叫做毒，毒本身就是草。《說文解字》裏寫道：「毒，草往往而生。」就是草生得很濃密。民間有一句話叫做「是藥三分毒」，大家一定要清楚這個毒指的是什麼？在這裏，「毒」指的是藥的偏性。食物跟藥相比，對於食物我們用的是它的平和之氣，而對於藥我們用的是它的偏性。

中藥的偏性是什麼？就是它獨特的氣、味、歸經，中藥非常注重採摘時間。如菊花茶，菊花生長在秋冬季節，它的氣也就是秋天和冬天的氣，它補的是腎和肺。許多人認為，喝菊花茶敗火。敗的是哪裡的火呢？是肺火？還是腎水的火？還是引起你下巴上長青春痘的那個火？採摘的時間就特別重要。在中醫裏，什麼藥在什麼季節採摘都非常講究。如果不按照節氣去採摘，藥效就會受到影響。

藥是用來做什麼的呢？請大家記住這樣的原則：藥補不如食補。藥是用來「賑災」的。當人體得了疾病以後，人體的氣血供應不足，這時候藥就被用來賑災。但藥不可以天天吃，它只是臨時賑災。俗話說救急不救貧，如果生病了，藥可以臨時地幫助你一把，解決陰陽偏盛或偏虛偏盛的問題。當身體出現問題的時候，可以用藥臨時來賑災；但如果元氣傷了、沒了，那就是拿人參堆著也沒用了。

❖人為什麼會生病？

《黃帝內經》是本奇特的書。它講得最多的是人為什麼得病，而沒有多講藥物，並且告訴大家：得病的根本原因是沒有「法於陰陽，和於術數」。在《黃帝內經》裏，只有十三個藥方，而且都是很簡單的方子。它真正的意圖，是讓我們更多地關注身心的修養，而不要太過分地依賴藥物。健康是一個積精累氣的過程，要一點點攢起足夠的氣和精，才可以供養一生的補給。

《黃帝內經》更重視經脈，它講十二正經和奇經八脈。奇經八脈，就是儲存多餘經氣的地方，也就是藏元氣的地方。在所有的中藥書裏，沒有一味藥入奇經八脈。也就是說，沒有一味藥可以補元氣。也就是說，只有食物可以補益

元氣，天天能吃的東西才可以補益我們的身體。身體是健康的基礎，需要依靠每天的科學進餐。

菊花茶的保健養生功效

黃菊花生長在秋冬季節，它的氣也就是秋天和冬天的氣，它補的是腎和肺。菊花能疏風清熱解毒、平肝明目，常被用來改善肝火所導致的疾病。亦可促進血液循環及新陳代謝，並有助於降低高血壓。

養生智慧精華

1. 草藥是借助於其偏性以攻邪，而食物則注重其氣與味的平和來補益精氣。
2. 如果能夠正確地調配食物，不僅可以補益精氣，也能祛病，這在古代就是醫的極高境界，也叫「食醫」。
3. 中國有句古話說「藥補不如食補」。藥和食物的區別是什麼？古代的藥都叫做毒，毒本身就是草。
4. 民間有一句話叫做「是藥三分毒」，在這裏，「毒」指的是藥的偏性。食物跟藥相比，對於食物我們用的是它的平和之氣，對於藥我們用的是它的偏性，就是它獨特的氣、味、歸經。
5. 在中醫裏，什麼藥在什麼季節採摘都非常講究。如果不按照節氣去採摘，藥效就會受到影響。
6. 《黃帝內經》是本奇特的書。它講得最多的是人為什麼得病，而沒有多講藥物。它真正的意圖，是讓我們更多地關注身心的修養，而不要太過分地依賴藥物。
7. 沒有一味藥可以補元氣。也就是說，只有食物可以補益元氣，天天能吃的東西才可以補益我們的身體。

2 吃對食物不生病

在中醫看來，最高明的醫生應該是食醫

中國是一個非常重視飲食文化的國家。在中醫看來，最高明的醫生應該是食醫。中醫裏認為：五穀為養，五果為助，五畜為益，五菜為充。這些概念是什麼意思呢？五穀，就是指糧食，指大豆、小豆、小米、米和麵這五種東西，它們都是養生最重要的食物。

❖春天養生吃五穀雜糧

春天應該吃什麼呢？在中國古代，人們認為春天最好注重糧食。為什麼注重糧食呢？因為春天並不產生新的糧食。這時的糧食是前一年的種子，而種子都是具有生發之機的。種子都可以發芽，春天的養生特別注重吃糧食。

吃對食物不生病
春天：養生吃五穀雜糧
夏天：養生吃羹劑
秋天：養生吃醬劑
冬天：養生喝飲劑

夏天養生吃羹劑

在《周禮．天官．醫師章》裏面提到夏天我們應該吃的是羹劑。為什麼要吃羹劑呢？因為夏天我們的陽氣全都浮越在外，五臟裏最為空虛，這個時候任何滋膩的、味道重的東西，對於我們的脾胃來說都是難以消化的。哪怕吃肉都要切成很碎的末，或煮成羹來吃，這樣對身體才有好處。

秋天養生吃醬劑

到了秋天呢？在《周禮》中記載，中國古人在秋天是比較注重食用醬劑的。因為秋天正好是萬物生長和成熟的季節，醬劑也就是大醬、辣醬之類的東西，都是發酵的東西，是有利於消化的。秋天的食物比較豐盛，自然要進食一些味道厚重的東西。在這樣的季節吃醬劑，可以有利於發酵和吸收。

冬天養生喝飲劑

而到了冬天，古代人是比較注重飲劑的。因為冬天人的陽氣全都內收，再加上吃得多、吃得好，又活動比較少，這時可以飲一些淡酒，可以達到通經脈、化濕滯的作用。同時，由於冬天我們的陽氣全都內收，皮毛、體表就容易受涼，比較容易感冒，飲一些淡酒還可以取暖驅寒。

四季食療養生法

季　節	氣候特色	宜食的食物	代表食物
春　天	具有生發之機	糧食	五穀雜糧
夏　天	夏天我們的陽氣全都浮越在外	羹劑	吃肉最好都要切成很碎的末，或煮成羹湯來吃
秋　天	萬物生長和成熟的季節	醬劑	大醬、辣醬之類都是發酵的東西
冬　天	冬天我們的陽氣全部都內收，皮毛、體表就容易受涼	飲劑	淡酒

四季食療養生

春天	夏天
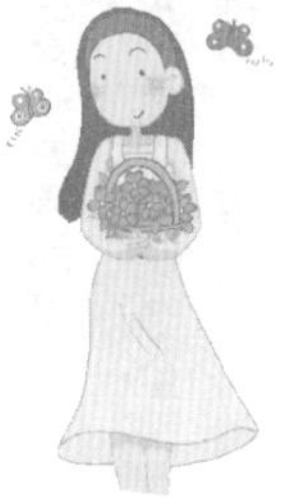	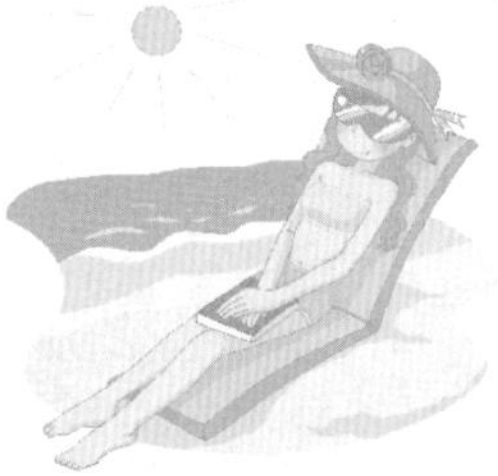
宜吃的食物：糧食（五穀雜糧）	**宜吃的食物**：羹劑（吃肉最好都要切成很碎的末，或煮成羹湯來吃）
秋天	冬天
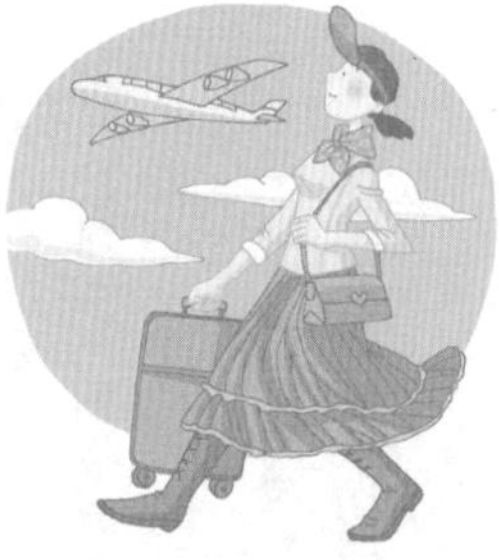	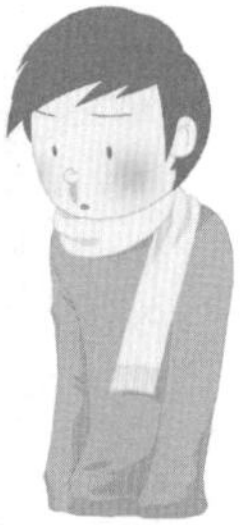
宜吃的食物：醬劑（大醬、辣醬之類的東西，都是發酵的東西）	**宜吃的食物**：飲劑（如淡酒）

養生智慧精華

❶**春天食療養生：**特別注重吃五穀雜糧，春天並不產生新的糧食，這時的糧食是前一年的種子，而種子都是具有生發之機，都可以發芽，所以春天的養生特別注重吃五穀雜糧。

❷**夏天食療養生：**陽氣全都浮越在外，五臟裏最為空虛，這個時候任何滋膩的、味道重的東西，對於脾胃來說都難以消化。吃肉最好都要切成很碎的末，或煮成羹湯來吃，這樣對身體才有好處。

❸**秋天食療養生：**正好是萬物生長和成熟的季節，醬劑也就是大醬、辣醬之類的東西，都是發酵的東西，有利於消化。秋天的食物比較豐盛，自然要進食一些味道厚重的東西。在這樣的季節吃醬劑，可以有利發酵和吸收。

❹**冬天食療養生：**人的陽氣全都內收，再加上吃得多、吃得好，又活動比較少，這時可以飲一些淡酒，可以達到通經脈、化濕滯的作用。由於冬天我們的陽氣全都內收，皮毛、體表就容易受涼，比較容易感冒，飲一些淡酒還可以取暖驅寒。

3 中國人的飲食習慣

筷子體現中華文化的陰陽之道，兩根筷子就是一陰一陽

首先，中國人是以纖維性食物為主的，用筷子來吃飯。而西方人起於游牧民族，以肉食為主，他們使用刀叉。中醫裏講：「魚生火，肉生痰。」由於肉食的原因，西方人喜歡喝大量的冷水用來化胃中的燥火，久而久之，在他們的體內就慢慢形成濕氣，身體容易變得壯大和肥胖，這都是跟飲食習慣相關聯。中國人並不鼓勵年輕人多吃肉，肉雖然可以長精氣，但容易讓人早熟，並引發性慾。

❖使用筷子、走路都有陰陽之道

筷子也體現中華傳統文化的陰陽之道。兩根筷子，就是一陰一陽。在你用筷子的時候，動的那根筷子就為陽，不動的那根就為陰。這就叫做「道，百姓日用而不知」。如果刻意地去講陰陽，別人不見得能懂。可是每天使用筷子，

名詞小辭典

社稷

「社」指土神，「稷」指穀神。因社稷是帝王所祭拜，後用來泛指「國家」之意。

甚至包括走路，都是包含有陰陽之道的。

走路的時候，我們抬起的那隻腳就為陽，落下的那隻腳就為陰。在你往前走的時候，陽最終要轉化成陰，陰最終要轉化成陽。這些「道」，我們每天都在用，但是我們可能並不懂得其中的道理。總之，有一點是非常關鍵的，那就是我們不可以背道而行，不可以違背道的法則去做事。

為什麼中國人吃飯用圓桌？

其次，中國的飲食文化是比較講究和諧圓融。中國人吃飯一定要用圓桌，因為圓桌意味著吃飯的時候不分貴賤尊卑。古人認為，進食是人類最放鬆的時刻，我們在吃飯的時候，應該保持放鬆和愉快的心情。這是我們中國飲食文化的一個特點。大家在吃飯的時候不要老去催促孩子「你快吃！快吃！快吃」，這樣對他將來的生活習慣和脾胃都會有很壞的影響。

再次，中國的飲食文化偏喜社稷。什麼叫「社稷」呢？「社」是古代的土神，「稷」是古代的穀神。這是什麼意思呢？傳統的飲食文化鼓勵大家去喝小米粥，而不是去喝牛奶。對於剛剛生完孩子的母親，最佳的哺育食品一定是小米粥。為什麼呢？牛奶潑在地上可是什麼都長不出來啊！而小米雖然粒很小，但是它是種子，是可以發芽的。中國人非常注重食物的這種生發性。

為什麼中國人吃飯用圓桌？

中國的飲食文化是比較講究和諧圓融。中國人吃飯一定要用圓桌，因為圓桌意味著吃飯的時候不分貴賤尊卑。古人認為，進食是人類最放鬆的時刻，我們在吃飯的時候，應該保持放鬆和愉快的心情。這是我們中國飲食文化的一個特點。

養生智慧精華

1. 筷子體現中華傳統文化的陰陽之道。兩根筷子，就是一陰一陽。在你用筷子的時候，動的那根筷子就為陽，不動的那根就為陰。
2. 走路的時候，我們抬起的那隻腳就為陽，落下的那隻腳就為陰。在你往前走的時候，陽最終要轉化成陰，陰最終要轉化成陽。
3. 這些「道」，我們每天都在用，但是我們可能並不懂得其中道理。有一點是非常關鍵，那就是不可以背道而行，不要違背道的法則去做事。
4. 中國的飲食文化是比較講究和諧圓融。中國人吃飯一定要用圓桌，因為圓桌意味著吃飯的時候不分貴賤尊卑。
5. 古人認為，進食是人類最放鬆的時刻，我們在吃飯的時候，應該保持放鬆和愉快的心情。

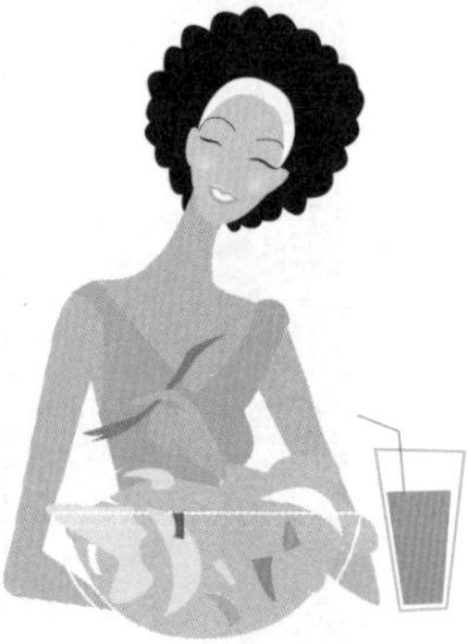

4 孔子的12個飲食觀念

古人強調一定要吃當季的食物，就是食物得節氣之氣

食不厭精，膾不厭細，食饐而餲、魚餒而肉敗，不食；色惡不食；臭惡不食；失飪不食；不時不食；割不正不食；不得其醬不食。肉雖多，不使勝食氣。唯酒無量，不及亂。沽酒市脯不食。不撤薑食，不多食。……食不語。

❖孔子的飲食觀念❶：食不厭精，膾不厭細

孔子曾經說：「食不厭精」，這是什麼意思呢?就是說，吃東西一定要吃精緻、美味、可口的食物。所謂「膾不厭細」，就是要把肉切成很細的絲，這樣才有助於消化。古人認為，肉食類的東西營養價值很高，對人體有一種補益和補精血的作用。人到老年以後，精血不足，就可以多食用一些肉類的東西來補益身體。

成語小辭典

食不厭精，膾不厭細

米麥等糧食碾舂得越精白愈好，魚肉切得越細越好。比喻講究飲食、食物很精緻。

❖孔子的飲食觀念②：食殪而餲、魚餒而肉敗，不食；色惡不食；臭惡不食

「食殪而餲、魚餒而肉敗，不食」，這就是說腐爛、變質的食物是不允許吃的。「色惡不食」，食物的顏色不對的也不要吃；「臭惡不食」，味道不好的也不能吃。

❖孔子的飲食觀念③：失飪不食

「失飪不食」，烹調方式不對的也不能吃。比如說「可以吃烤鴨，不宜吃烤雞」。為什麼這樣講呢？因雞是屬於火性的，如果烤著吃的話，就屬於「失飪」。你沒有因循這個食材的本性去烹調它，烤它就會增加它發散的力量，這就叫「失飪」，這對人體會造成一定的損害。而烹飪鴨子，就一定要去烤它，因為它本身屬於寒性。烤寒性的東西，等於把它寒涼的性質去掉一些，然後取其平補之性。

名詞小辭典

當令

1 當道、當時

2 適合的時令季節

孔子的飲食觀念4：不時不食

還有一條是「不時不食」。這是什麼意思呢？就是不按季節、不按節氣上市銷售的東西不要吃。比如冬天吃西瓜，在古代人看來就是不守時令。古人強調一定要吃當季的食品。所謂當季、當令的食品，就是食物得節氣之氣。「不時不食」就是一定要按照時節去吃，這樣才能得其氣。

孔子的飲食觀念5：割不正不食

孔子還說「割不正不食」，意思是在烹飪的過程當中，如果食物的切割方法不對，也不要吃。表面看來，好像是孔子對廚師的要求太高了，太挑剔了，實際上這正是聖人看問題的獨到之處。孔子認為，如果一位廚師在烹飪的過程當中，連正確的切割方法都做不到的話，他做別的事情一定很不保險，很可能會出錯。比如說食物應該切成方塊，如果廚師切得亂七八糟，他做別的事也不會讓人信任，也許他會把鹽放多，或者會放錯。

孔子是非常注重當下的，一切行為都要看現在是怎麼做的。怎樣做的，就代表你思想上是怎麼想的。按照聖人的說法：做人一定要精粹，這都是對人性、人格和人生態度的一種要求。

名詞小辭典

配伍

將各種不同的中藥材，相互搭配調配成方劑，一起使用以增加療效、降低毒性副作用。

孔子的飲食觀念6：不得其醬不食

什麼是「不得其醬不食」，古人吃飯講究不同的季節要配不同的醬，如果配伍不當的話，也不可以食用。這就涉及一個配伍的問題。其實，中藥的配伍在很大程度上源於食物的配伍。在中國，最早撰寫有關醫藥方面書的人是伊尹，他就是殷王商湯的廚師。這是中國第一本關於中藥配伍的書，不僅僅是一本關於中藥的書，也是一本關於飲食的書。因為中藥和飲食都是講究配伍的。「不得其醬不食」，指的就是配伍要恰當。

孔子的飲食觀念7：肉雖多，不使勝食氣

「肉雖多，不使勝食氣」，這句話的意思是，即便吃很多肉，肉的量不可以代替和超過主食。中國古代人把饅頭、米飯一類的食物叫主食，他們認為主食才是養生的一個很重要的東西。因為主食是穀物類的，它叫做「五穀為養」，這是養生的要點。現在很多想減肥的人就把菜當做主食來吃，這是完全不對的。古人認為菜只是一種補益，「五菜為充」，就是說菜只不過是作為主食的一種補充而存在的，不能把菜當主食來吃。

薑的飲食宜忌

YES 宜	○感冒、胃部受寒疼痛者 ○暈車、暈船者 ○女性寒性痛經及婦女產後 ○食物中毒者（吃魚、蟹、菇菌等中毒）
NO 忌	×肝炎患者 ×眼疾患者 ×痔瘡患者

孔子的飲食觀念⑧：唯酒無量，不及亂

「唯酒無量，不及亂」，這個酒就是現在的酒釀（醪糟，未濾去渣滓的酒）。酒釀可以多吃，但有一個原則，就是「不及亂」，不要讓自己喝醉了而做出一些非理性的事情。像酒釀這類東西，婦女可以多吃。為什麼呢？因為酒釀是大補氣血的。

孔子的飲食觀念⑨：沽酒市脯不食

「沽酒市脯不食」，買的酒不要喝，從市場上買回來的肉脯也不要吃。聖人有先見之明，說市場上買的酒和肉脯就不要吃了。因為商人都是求利的，求利的思想會影響他對食物的製作要求。

孔子的飲食觀念⑩：不撤薑食

「不撤薑食」，古人是非常鼓勵吃薑的。「冬吃蘿蔔夏吃薑，不用醫生開藥方」，就是說冬天一定要吃蘿蔔，夏天一定要吃薑。

古代人還有一句話是「上床蘿蔔，下床薑」。這是什麼意思呢？「上床蘿

白蘿蔔的飲食宜忌

YES 宜	○心血管疾病及癌症患者 ○消化不良、食慾不振者 ○生活緊張、疲勞、易感冒者 ○過胖、免疫力差的人
NO 忌	×氣血、脾胃虛弱的人少吃蘿蔔 ×易腹瀉或大便稀軟的人不宜生吃蘿蔔 ×孕婦有流產先兆時不宜食用

蔔」就是指在晚飯時應該多吃蘿蔔，因為蘿蔔是順氣的，它能夠增強人的消化吸收能力，讓人夜裏能有一個很好的睡眠。

「下床薑」，就是當人起床以後，可以吃一些薑類的東西。在中醫裏，生薑經常是用來入藥的，它是助陽的，助生發的。你起床之後是要做事，要工作的，可以吃一些薑來使你的陽氣更加振奮。

❖孔子的飲食觀念⑪：不多食

孔子還有一句叫做「不多食」，這是對我們飲食的一個要求。一般而言，我們吃飯只要七、八分飽就可以了，如果你吃得太多，就會加重脾胃的負擔。當胃的負擔加重的時候，就會奪心的氣。火生土，心為火，為母；脾胃為土，為子。如果胃的負擔特別重，氣不足，消化它的力量不夠，「兒子」就到「媽媽」那兒去要氣，脾胃就向心要氣，這就叫「子盜母氣」。我們吃得太多的時候，往往會導致心臟不舒服。

特別在過節的時候，很多人會暴飲暴食。過節時，兒女都回來了，老人家本來就很高興，心過喜則心氣渙散，一高興就耗了心氣，氣就有點外散，如果這個時候再暴飲暴食，就會一下子「子盜母氣」，對心臟的損害很大，老人就

容易得心臟病。暴飲暴食表面上損傷的是脾胃，實際上損的是心肺，所以聖人要求「不多食」。

❖孔子的飲食觀念⑫：食不語

最後一點就是「食不語」，吃飯的時候，不要多說話。如果吃飯的時候多語、談笑的話，就會造成很多危險的狀況。比如小孩子就有可能會噎住，這是不安全的。

孔子認為：透過飲食能看出一個人對人生的態度，還能看出各方面的問題。孔子對「齋」是很慎重的，「齋」有齋戒的意思，同時也有吃飯的意思。在齋戒和祭祀的時候要懂禮，寧可不說話，也不要亂說話。

可是我們現在去拜廟，進了廟以後對哪個佛都說「保佑我，保佑我發財」。其實，即便是佛，也是有各自不同的職能。對不同的佛，你應該說不同的話。比如說在佛學裏面，有一個佛是藥師佛，你對藥師佛的祈求企盼，就應該是和身體、健康方面相關的。

孔子對疾病也非常慎重，從不亂服藥，他認為藥不是治百病的。現在很多人認為，花錢可以買健康。這種想法是完全錯誤的。花錢是買不到健康的。

中醫的一個原則就是自己的健康自己來做主，任何疾病都跟自己的身心密切相關。你不好好吃飯，會造成疾病；你不好好睡覺，也會造成疾病；你亂發脾氣，那就更糟了。

為什麼說疾病跟心有關呢？在臨床上有過一個這樣的病人：她癱瘓了，不管怎麼治療就是治不好。什麼原因呢？原來，她覺得丈夫一輩子都沒有關心過自己，但她癱瘓後，丈夫天天伺候著她，她一生沒有體會到的溫暖在生病時體會到了，她很想貪婪地享受這種照顧帶來的穩定感和幸福感，她的內心深處是根本不想把病治好。從某種程度上來說，她的病實際上是心理癱瘓症。

還有，現在小孩子也是這樣，有了病反而不想好。小孩子覺得父母平時不關心自己，突然他發了一次燒，父母就全圍在他身邊噓寒問暖。他不想讓自己的病趕快好，這樣的話，父母就會長期待在自己身邊。生病不僅是我們生理上的一種反應，還可能是我們心理上的一種反應。

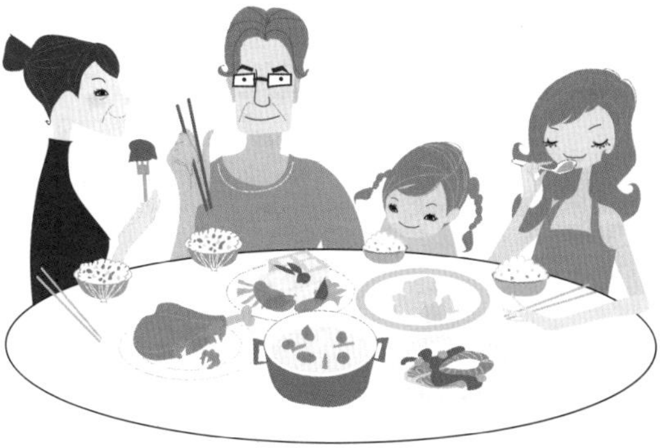

孔子的12個飲食觀念

1. 食不厭精，膾不厭細
2. 食饐而餲、魚餒而肉敗，不食；色惡不食；臭惡不食
3. 失飪不食
4. 不時不食
5. 割不正不食
6. 不得其醬不食
7. 肉雖多，不使勝食氣
8. 唯酒無量，不及亂
9. 沽酒市脯不食
10. 不撤薑食
11. 不多食
12. 食不語

諺語小辭典

上床蘿蔔下床薑

1. 古人是非常鼓勵吃蘿蔔、薑。「冬吃蘿蔔夏吃薑，不用醫生開藥方」，就是說冬天一定要吃蘿蔔，夏天一定要吃薑。
2. 古代人還有一句話是「上床蘿蔔，下床薑」。這是什麼意思呢？「上床蘿蔔」就是指在晚飯時應該多吃蘿蔔，因為蘿蔔是順氣的，它能夠增強人的消化吸收能力，讓人夜裏能有一個很好的睡眠。「下床薑」，就是當人起床以後，可以吃一些薑類的東西。在中醫裏，生薑經常是用來入藥的，它是助陽的，助生發的。你起床之後是要做事，要工作的，可以吃一些薑來使你的陽氣更加振奮。

養生智慧精華

❶ 吃東西一定要吃精緻、美味、可口的食物。所謂「膾不厭細」，就是要把肉切成很細的絲，這樣才有助於消化。

❷ 腐爛、變質的、食物的顏色不對、味道不好的食物都不能吃。

❸ 烹調手法不對的也不能吃。比如說雞是屬於火性的，如果烤著吃的話，就屬於「失飪」。你沒有因循這個東西的本性去烹調它，烤它就會增加它發散的力量，這就叫「失飪」，這對人體會造成損害。

❹ 不按季節、不按節氣上市銷售的東西不要吃。比如冬天吃西瓜，在古代人看來就是不守時令。古人強調一定要吃當季的食品。所謂當季的食品，就是食物得節氣之氣。

❺ 在烹飪的過程當中，如果食物的切割方法不對，也不要吃。孔子認為，如果一位廚師在烹飪的過程當中，連正確的切割方法都做不到，他做別的事情也很可能會出錯。

❻ 古人吃飯講究不同的季節要配不同的醬，如果配伍不當的話，也不可以食用。這就涉及一個配伍的問題。其實，中藥的配伍在很大程度上源於食物的配伍。

❼ 中國古代人把饅頭、米飯一類的食物叫主食，他們認為主食才是養生的一個很重要的東西。因為主食是穀物類的，它叫做「五穀為養」，這是養生的要點。

❽ 酒釀（醪糟，未濾去渣滓的酒）可以多吃，但有一個原則，就是「不及亂」，不要讓自己喝醉了而做出一些非理性的事情。像酒釀這類東西，婦女可以多吃，因為酒釀是大補氣血的。

❾ 買的酒不要喝，從市場上買回來的肉脯也不要吃。聖人有先見之明，說市場上買的酒和肉脯就不要吃了。因為商人都是求利的，求利的思想會影響他對食物的製作要求。

❿ 我們吃飯只要七、八分飽就可以了，如果你吃得太多，就會加重脾胃的負擔。暴飲暴食表面上損傷的是脾胃，實際上損的是心肺，聖人要求「不多食」。

⓫ 吃飯的時候，不要多說話。如果吃飯的時候多語、談笑的話，就會造成很多危險的狀況。比如小孩子就有可能會噎住，這是不安全的。

⓬ 生病不僅是我們生理上的一種反應，還可能是我們心理上的一種反應。

5 不同節氣的進補

冬至應該吃當歸、生薑、羊肉湯或鴨子

前面已經提到了「不時不食」，在日常生活當中，到底有幾個重要的節氣是講究進補的呢？

❖冬至應該吃什麼？

第一個重要的節氣是「冬至」。冬至就類似於一天當中的子時，在這個時候是一陽生，即陽氣開始生發起來了。我們該吃什麼呢？關於這個問題眾說紛紜。一種觀點認為，冬至應該吃當歸、生薑、羊肉湯。因為冬至意味著最寒冷的時節到了，天地一派陰霾之氣，鼓勵吃當歸、生薑、羊肉湯。另外一種觀點認為，冬至應該吃鴨子。因為這個時候陽氣已經開始生發了，而鴨子的氣是平和的，要想平抑陽氣的話就應該吃鴨子。

不過，這兩種方法完全可以根據具體時間進行變通。中國的節氣非常準

名詞小辭典

冬至

「冬至」為二十四節氣之一，也稱為「冬節」、「南至」，大約在陽曆十二月二十一、二十二或二十三日，這天北半球的夜最長、晝最短，南半球則相反，夜最短、晝最長。也是中國傳統節慶之一，在冬至這天，民間有祭祀祖先、神明的風俗，南方的應節食物是湯圓、北方是餛飩。

確，時間可以精確到幾點幾分。在冬至前要補陽的話，就可以吃當歸、生薑、羊肉湯。假如冬至是下午4點鐘的話，午飯就可以吃當歸、生薑、羊肉湯。如果是下午4點鐘以後冬至到來，一陽已經升起了，這個時候可以吃鴨子，最好是蟲草鴨架湯。

冬天是可以進補的，因為冬天的熱全在體內。可以把一些很不容易消化的東西都消化掉，這時候就可以喝鴨湯，但鴨湯一定要清淡。同時，還可以做一些身體方面的輔助措施。比如，可以買艾條來燻神闕穴（肚臍）的四周。神闕穴是連接我們先天後天的一個很根本性的穴位。在冬至的前後四天和冬至那天燻神闕穴，對身體是很有好處的。

為什麼要喝臘八粥？

過了冬至以後，有一個節氣叫「臘八」，中國古人非常強調喝臘八粥。為什麼要喝臘八粥呢？臘八粥裏幾乎包含所有的穀類，包括大豆、小豆、大米、小米，還有紅棗、桂圓之類的東西。冬天的時令是與我們人體的腎臟相對應的，而豆類的東西從外形看很像腎，中醫認為豆類是入腎的。「豆令人重」，豆類實際上是補精髓的，精髓多了人體就重，一定要喝臘八粥。

名詞小辭典

立春

立春是二十四節氣之一，通常在陽曆的二月四日或五日，我國以立春這日為一年春季的開始。

另外，臘八這個時候還是深冬，沒有新的糧食產生，這個時候我們吃的幾乎全是種子的精華。還有一種現象：過去有錢人家會在臘八的時候施粥。這意味著不僅要強壯自己的身體，也要讓勞動者強壯起來，好在來年開春時有力量去勞動。

名詞小辭典

臘八

古時在臘月（農曆十二月）祭祀祖先、神明，起初沒有固定的日期，直到南北朝佛教盛行之後，因十二月八日是釋迦牟尼佛的成道日，寺廟皆舉行浴佛會，於是將臘月祭日和佛教儀式合為一，定初八為祭祀日，後來才有「臘八」這個名稱，也稱為「臘日」、「佛成道日」。

臘八粥

臘八（農曆十二月八日）時，用雜米豆果所煮成的稀飯，材料包含白米、小米、栗子、紅豆、大豆、紅棗、桂圓、桃仁、杏仁、瓜子、花生、榛果、松子、葡萄乾及白糖、紅糖等。起源於佛教，傳說釋迦牟尼佛在這一天成道，因此佛教寺院在臘八煮粥供佛，後通行於民間，也稱為「佛粥」、「福壽粥」、「福德粥」。

名詞小辭典

春餅

春餅也稱為「潤餅」，是臘月十六及立春日的應節食品，在立春的時節，我們吃春餅（潤餅），也叫「咬春」。潤餅是用麵糰擀薄烙熟的麵皮，包捲豆芽、高麗菜、韭菜、香菜、紅蘿蔔絲、豆乾、肉絲、蛋絲等材料而製成的餅。

❖立春要吃春餅（潤餅）

在立春的時節，我們要吃春餅（潤餅），也叫「咬春」。春餅裏都是哪些東西呢？基本上就是韭菜、豆芽、蛋絲等。為何要吃這些東西呢？因為它們有助於春天的生發之機。

我們瞭解這些知識以後，吃也就吃得明白了，活也就活得明白了，生了病也明白是怎麼回事了。

養生智慧精華

1. 冬至意味著最寒冷的時節到了，天地一派陰霾之氣，這時鼓勵吃當歸、生薑、羊肉湯或鴨子。
2. 臘八為什麼要喝臘八粥呢？臘八粥裏邊幾乎包含所有的穀類，包括大豆、小豆、大米、小米，還有紅棗、桂圓等。冬天的時令是與我們人體的腎臟相對應的，而豆類的東西從外形看很像腎，中醫認為豆類是入腎的。
3. 在立春的時節，我們要吃春餅（潤餅），也叫「咬春」。春餅裏基本上就是韭菜、豆芽、蛋絲等。為何要吃這些呢？因為它們有助於春天的生發之機。

6 人參為什麼補氣？

人參是至陰之地的至陽之物，屬陰中之陽，這就是它珍貴的地方

中國古語說「一方水土養一方人」。動植物都是依據其所在的水土而成就其性味的。其中，稟受陽氣多的呈性陽，稟受陰氣多的呈性陰，但真正要分辨它們的形色氣味，卻要下一番苦工夫。

我們來分析一下人參的形色氣味。有人說它補氣屬陽，有人說它生津屬陰。到底它屬陽，還是屬陰呢？

大家都知道，人參一般產於東北和朝鮮半島的樹林陰濕之地，它首先稟受的是水陰潤澤之氣，在味上偏苦甘而有汁液；可它偏偏又長出三個枝杈和五片葉子，因而古人認為「三」、「五」是陽數，人參又是至陰之地的至陽之物，當屬陰中之陽，這就是它珍貴的地方。北方屬水，人參正像那水中的一點真陽。中醫認為腎和膀胱屬水，也正是因這一點真陽而有氣化之理，人參因稟水中陽氣而與人體氣化之性相合，故而能補氣。

人參小檔案

Ginseng

別名：神草、土精、地精、人銜、百補之王

什麼人適合吃

★壓力大、緊張的人

★免疫力弱、經常疲勞的人

★心血管功能不佳的人

★體質虛寒、貧血的人

★氣管過敏的人

★腸胃不順的人

★健忘的人

★陽痿患者

珍貴補氣養生良藥

★人參為五加科植物，至少有四千餘年的中醫藥用歷史，自漢朝後人參即列為珍貴藥材，廣泛用以防治各種疾病；中國首部藥方巨著《神農本草經》（約成書於西漢），記述人參具備「補五臟、安精神、安魂魄、止驚悸、除邪氣、明目開心，久服輕身延年」的功效，而東漢張仲景所著的《傷寒論》全書一百一十三個方劑中，有人參配方的即達二十一方。

★人參往往被認為只是一種高貴的補氣藥材，但集中國藥物之大成的《本草綱目》即闡明人參不僅可補虛扶正，亦是良好的治療藥物，端賴配合得宜；日本專家研究證實，人參對於高血壓、糖尿病的患者，確有良好減輕症狀的效果，患者可依醫師指示服用。

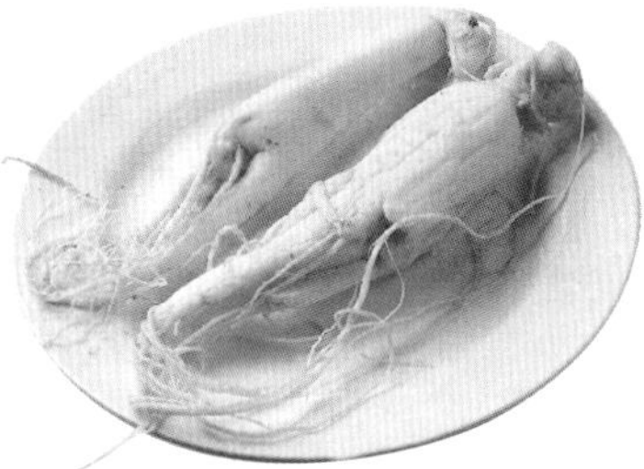

人參的保健功效

- 防癌、抗氧化
- 強化心臟功能
- 改善貧血、促進血液循環
- 改善鼻子過敏
- 改善氣管不適
- 整腸健胃、改善虛寒體質
- 預防糖尿病、降低高血壓
- 消除疲勞、提升免疫力
- 美化肌膚、增強肌肉持續力
- 活化腦部功能
- 增進記憶力

養生智慧精華

1. 動植物都是依據其所在的水土而成就其性味。其中，稟受陽氣多的呈性陽，稟受陰氣多的呈性陰。
2. 人參產於東北和朝鮮半島的樹林陰濕之地，它首先稟受的是水陰潤澤之氣，在味上偏苦甘而有汁液。
3. 人參是至陰之地的至陽之物，屬陰中之陽，這就是它珍貴的地方。
4. 人參因稟水中陽氣而與人體氣化之性相合，故而能補氣。

7 食物的偏性

食物基本上由四類組成，即穀、果、畜、菜

酸走筋，辛走氣，苦走血，鹹走骨，甘走肉。

病在筋，無食酸；病在氣，無食辛；病在骨，無食鹹；病在血，無食苦；病在肉，無食甘。

食物基本上由四類組成，即穀、果、畜、菜。中醫認為，真正的食物是這四者的匹配，其中每一類又都暗含有五方和五時，這樣就大大擴展食物的性味，凸顯食物和而不偏的性質。

比如魚蝦出於東海之濱，生發之氣偏盛，對患有疥瘡的人來說就是「發物」。牛羊多產於西北，有收斂收藏的氣性，故而營養豐富，但年輕人不可多食，多食則不易代謝，易性情粗暴、性慾旺盛；老年人多食血肉之品，則可以補益精血。

五臟各有所喜

肝宜甘：因為甘味可以緩釋肝氣的勁急
心宜酸：因為酸味可以收斂心火
肺宜苦：因為苦味可以助肺氣肅降
脾宜鹹：因為鹹味可以使脾不會運化過度
腎宜辛：因為辛味可以宣散和提升腎水之陽氣

在穀物方面，中國北方人多食麵，南方人多食米。麵甘溫入脾，可以潤肌膚，厚腸胃，但也易於壅氣，助濕；米甘鹹微涼，可以除煩渴，固胃開胃。

❖五臟各有所喜

中醫認為：五臟各有所喜。比如：肝宜甘，因為甘味可以緩釋肝氣的勁急；心宜酸，因為酸味可以收斂心火；肺宜苦，因為苦味可以助肺氣肅降；脾宜鹹，因為鹹味可以使脾不會運化過度；腎宜辛，因為辛味可以宣散和提升腎水之陽氣。

上面說五臟各有所喜，而食物也是有偏性的。食物的偏性講的是什麼呢？

「酸走筋」，酸類的東西是走筋的、走肝的。如果你病在筋或得了肝病以後，則「無食酸」。因為酸是主收斂的，太收斂則肝氣不能生發，得了肝病以後就要少吃一些酸類的東西。

「辛走氣」，辛類的東西是走氣的。肺主氣，我們一吃辣的東西，就會打噴嚏，流鼻涕，流眼淚，如果病在氣，就「無食辛」，意思是說如果你的肺得病了，就不要太吃辛辣的東西，以防過度耗散。

「苦走血」，苦味的東西是走血的，即走心。到夏天的時候，我們都強

名詞小辭典

元氣

1. 指人的精氣。
2. 指大化之氣，是天地未分之前的混沌之氣。

調要多吃一些苦瓜，目的就是讓心火不要太外散。這是從食補的角度去講的。「病在血，無食苦」，如果病在心的上面，就少吃一些苦的東西，讓心可以生發一下，心血可以散一下。

「鹹走骨」，鹹類的東西是走骨的，走骨就是走腎。元氣，就好比是五臟的父母，它居住在老大家裏，也就是藏在腎裏邊。吃鹽最容易調我們的元氣。現在大家都喜歡吃味道濃的、辣的東西，這都是脾胃虛弱的表現，實際上都是在調元氣。吃麻、辣、燙的東西，就可以把元氣調上來，讓人顯得很有精神。「病在骨，無食鹹」，如果病在骨頭上，就不要吃太鹹的東西，不要過分地調元氣，這樣才能把骨養住，把腎給養住。

「甘走肉」，甜味的東西走肉，走脾胃。像小孩子愛吃糖，就是因為他脾虛。「病在脾，無食肉」，如果病在脾胃，就不要吃很多甘類的東西，不要吃滋膩的東西，因為滋膩的東西會讓脾增加代謝負擔，使脾更加疲勞。

養生智慧精華

1. 中醫認為：五臟各有所喜，肝宜甘，心宜酸，肺宜苦，脾宜鹹，腎宜辛。
2. 酸走筋：酸類的東西是走筋的、走肝的。如果你病在筋或得了肝病以後，則「無食酸」。
3. 辛走氣：辛類的東西是走氣的。如果你肺得病了，就不要太吃辛辣的東西，以防過度耗散。
4. 苦走血：苦味的東西是走血的，即走心。到夏天的時候，強調要多吃一些苦瓜，目的就是讓心火不要太外散。
5. 鹹走骨：鹹類的東西是走骨的，走骨就是走腎。「病在骨，無食鹹」，如果病在骨頭上，就不要吃太鹹的東西。
6. 甘走肉：甜味的東西走肉，走脾胃。「病在脾，無食肉」，如果病在脾胃，就不要吃很多甘類的東西，也不要吃滋膩的東西。

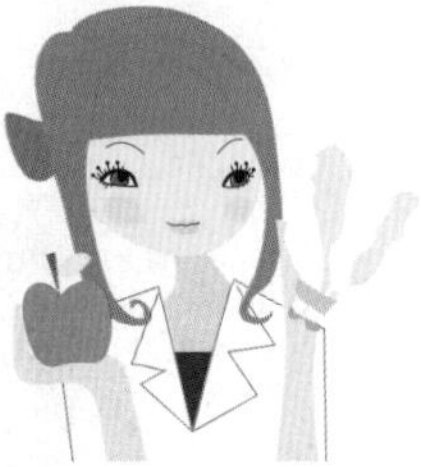

五味飲食宜忌

五　味	走　向	注意事項
酸　味	走筋、走肝	如果你病在筋或得了肝病以後，則「無食酸」
辛　味	走氣、走肺	如果你肺得病了，就不要太吃辛辣的東西，以防過度耗散
苦　味	走血、走心	到了夏天的時候，強調要多吃一些苦瓜，目的就是讓心火不要太外散
鹹　味	走骨、走腎	如果病在骨頭上，就不要吃太鹹的東西
甘　味	走肉、走脾胃	如果病在脾胃，就不要吃很多甘類的東西，也不要吃滋膩的東西

8 五味過度會對人體造成傷害

酸甜苦辣鹹五味不可偏嗜，也不可過度食用

多食鹹，則脈凝泣而變色；多食苦，則皮槁而毛拔；多食辛，則筋急而爪枯；多食酸，則肉胝皺而唇揭；多食甘，則骨痛而發落，此五味之所傷也。

「多食鹹，則脈凝泣而變色」，所謂脈，就是指血。這句話的意思是：如果吃太多鹹味的東西，就會抑制血的生發。如果抑制血的生發，就會使血脈逐漸凝聚，臉就會變黑。

「多食苦，則皮槁而毛拔」，多吃苦的東西，我們的皮膚就會枯槁，毛髮就會脫落。因為肺主皮毛，苦主降。如果多吃苦味的東西，肺氣就不容易宣發。肺氣調不上來，就滋潤不到我們的皮毛，我們的皮毛就會出現乾枯萎縮的現象。

「多食辛，則筋急而爪枯」，多吃辛辣的東西，筋的彈性就會燥乾，手

爪會乾枯。《黃帝內經》裏説得很清楚，肝在變動為握。意思是説肝病是否嚴重，就看身體的彈性如何。如果經脈沒有彈性的話，那就説明肝有嚴重的問題，要少吃辛類的東西。

「多食酸，則肉胝皺而唇揭」，酸主收斂，大量食用酸味的東西，會使肝氣生發太過而抑制脾土，使肌肉角質變厚而嘴唇外翻。

「多食甘，則骨痛而發落」，甘為中土之味，土剋水。由於甘類的東西是渙散的，多吃甘會影響腎的收斂功能。頭髮是否滋潤、烏黑和濃密，這些都和腎的收斂氣機有關。因此，多吃甜食會造成頭髮脫落，因為它的收斂氣機減弱。

以上情況都屬於五味過度對我們身體的傷害。

養生智慧精華

1. 吃太鹹：會抑制血的生發，使血脈逐漸凝聚，臉就會變黑。
2. 吃太苦：皮膚就會枯槁，毛髮就會脫落。
3. 吃太辣：多吃辛辣的東西，筋的彈性就會燥乾，手爪會乾枯。
4. 吃太酸：酸主收斂，大量食用酸味的東西，會使肝氣生發太過而抑制脾土，使肌肉角質變厚而嘴唇外翻。
5. 吃太甜：多吃甘會影響腎的收斂功能。頭髮是否滋潤、烏黑和濃密，這些都和腎的收氣機有關。因此，多吃甜食也會造成頭髮脫落，因為它的收斂氣機減弱。

五禁——五味的禁忌

五味	對應五臟	不宜多食者	禁忌的原因
辛味	肺金	氣病	辛走氣，其性發散，容易耗氣
苦味	心火	血病	苦走血，其性凝重，易使血凝滯
鹹味	腎水	骨病	鹹走骨，其性降瀉、乾燥，易使骨壞損
甘味	脾土	肉病	甘走肉，其性補益滯滿，易使肌肉腫滿
酸味	肝木	筋病	酸走筋，其性收斂，易使筋脈拘急

食物五味

五味	功效作用	代表食物
辛味	散寒、行氣、活血 促進血液循環和新陳代謝	辣椒、生薑、蔥白、紫蘇、茴香、桂皮、砂仁、白酒、藥酒
鹹味	化痰、補腎、消腫、消積 潤腸 瀉下通便、軟堅散結	海帶、紫菜、海參、海蜇皮、蟹肉、蛤蜊、螺、鹽、醬油、鴨肉、豬肉、大麥、小米、莧菜
苦味	清熱降火、除煩止渴、解毒消炎、健胃開脾、降瀉、乾燥	苦瓜、苦菜、百合、大頭菜、香椿、白果、茶葉、淡豆豉
甘味	補益強壯、補充氣血、開胃生津、消除緊張、緩和情緒	糖、蘋果、甘蔗、西瓜、薏仁、木耳、絲瓜、黃瓜、南瓜、白菜、芹菜、菠菜、茄子、魚肉、肉類
酸味	健脾開胃、促進食慾、收斂止汗、幫助消化	檸檬、梅子、山楂、柳橙、橘子、柚子、桃子、李子、橄欖、荔枝、芒果、葡萄

9 《傷寒論》第一方—桂枝湯

桂枝湯是由桂枝、白芍、甘草、生薑、大棗組成

中藥非常講究「君臣佐使」。所謂君臣佐使，有點類似於「五穀為養」的說法，它是有主次的。五穀在食物裏肯定排在第一位，但在所有的藥裏，「君藥」是最關鍵的一味藥，而臣是輔佐和幫助君王的。

❖群方之首—桂枝湯

在《傷寒論》裏，有一個藥方叫「桂枝湯」。這個藥方是《傷寒論》裏的第一方，也叫做群方之首。當我們身患感冒，出現發燒、頭痛、脖子僵硬、怕冷、身上微汗等這些症狀時，我們就要喝這副湯藥。桂枝湯這副湯藥是由五味藥組成的：桂枝、白芍、甘草、生薑、大棗。這實際上就是伊尹的《湯液》裏的小陽旦湯，它是用於感冒發燒剛剛開始時的一個藥方。這個方子非常有效，桂枝湯若用對了，感冒可一劑而癒。

中醫小辭典

解表法

又名「疏表法」，是透過發汗以解除肌表之邪（邪，泛指各種致病因素）的方法。臨床上針對病證的寒熱和體質強弱的不同，可分辛溫解表、辛涼解表和扶正解表等。

在這個藥方裏，桂枝就是君藥。桂枝一般取桂樹枝的梢頭。中藥的藥性是非常有意思的，它也因循著「取類比象」的原則。當你太陽病初起時，就是剛剛發燒的時候，你的病都在表層。樹梢是陽氣生發最旺的地方，我們用桂枝做君藥就是取它生發的功效。

再者，很多人都喜歡食用鹿茸來進補，這也是相同的道理。因為鹿只在春天的時候才長角，它的角是生發之機最為旺盛的地方。感冒初起，病在表，用桂枝做君藥，就是取它生發的功效去驅散你身體受到的寒，這是解表的藥。

❖為什麼桂枝要去皮？

在《傷寒論》裏，張仲景還特意在「桂枝」旁邊注了兩個小字「去皮」。為什麼桂枝要去皮呢？大家知道中藥裏的皮都有一個特性，主收斂。皮都是主包裹、主收斂的。我們既然是要取桂枝的生發之效，就要把它收斂的特性去掉，讓它全方位的生發。現在我們去買桂枝，很少有人給你去皮，要想藥效更好的話，就可以用小刀把桂枝的皮去掉。

在這個藥方裏，白芍、甘草、生薑、大棗都是佐使。白芍是根莖，中藥裏凡是根莖類的東西都主裏、主根本。雖然感冒發燒病在表，但我們也一定要固

中醫小辭典

君臣佐使

方劑的組成原則，根據臨床實踐經驗分為主藥（君）、輔藥（臣）、佐藥（佐）及使藥（使）四個部分。君為方劑之主藥；臣為輔助藥，幫助主藥，增加或促進主藥的效果；佐藥用以協助主藥作用或減除主藥之副作用。

住自己的根本，別讓裏面受過多的傷害，裏面充足了才可以把邪氣往外趕。中醫認為得病不是因為別的，就是邪氣把自身的氣機改變了。要想讓病趕快好，就得把邪氣趕出去。

甘草是主中焦的，入脾，是補脾胃的。中醫裏說脾胃是後天之本，桂枝散了表，白芍固了裏，同時還需要甘草來固住脾胃。如果沒有固住脾胃，表寒也容易入裏。

生薑是主散的，也助陽。生薑在這裏也是叫佐使，之所以用生薑，主要怕桂枝的生發之機不夠，不足以把體內的寒拱出去，用生薑來輔助桂枝，一起把寒氣往外拱。

❖囫圇吞棗

大棗入脾胃，是幫助甘草來固脾胃的，也是佐使。我們中國有個成語叫「囫圇吞棗」。為什麼要囫圇吞棗呢？

中醫認為土剋水，土為脾，水為腎。棗是甘類的東西，它入脾胃。牙是腎的外現，如果棗吃多了的話，就等於「土」侵蝕牙齒，牙齒就會壞。別看牙齒是非常密固的，但它很怕甘類的東西。因為甘類的東西主散，而最密固、最具

收斂氣機的東西就怕散。吃棗時要囫圇吞棗，不要經過牙齒，這是吃棗子的一個要訣。

張仲景在「大棗」旁邊也注了一個字「擗」，也就是剝開、切開，把大棗的皮給剝開掰裂的意思。這是為什麼呢？因為皮是主包裹、主收斂的，而在這個方子裏我們取的是棗中土之性，即取它入脾胃的部分。因為大棗的肉是黃色的，而中醫裏講，凡是黃色的東西都入脾，得把大棗剝開。實際上，用的是棗肉的濡潤之性。而當有大夫給你開這個藥方的時候，一定要記得把大棗剝開或切開。

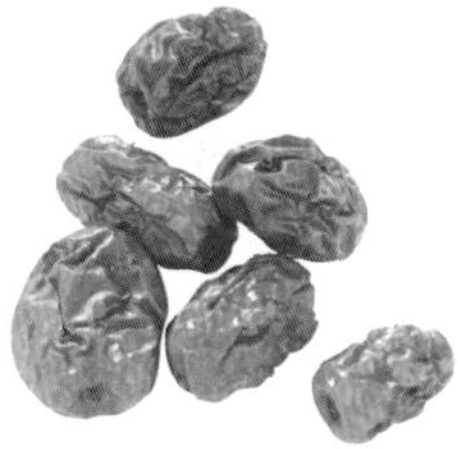

▲大棗

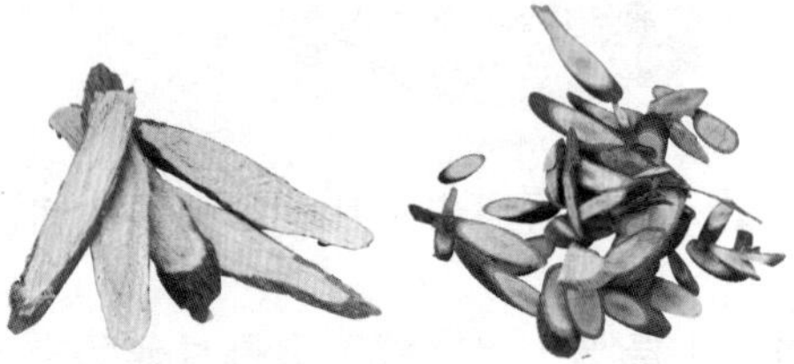

《傷寒論》第一方——桂枝湯的材料

項目 藥材	性　味	效　用
桂枝	味甘，性溫	發汗解肌，溫經通絡，用於感冒解熱退燒、子宮虛寒經痛、上肢關節疼痛、神經痛、虛寒咳嗽等症
白芍	味苦酸， 性微寒	養血柔肝，緩急止痛，用於血虛頭痛、頭暈、調經止痛、筋骨拘緊、自汗盜汗等症
甘草	味甘，性平	益氣緩解，止痛解毒，調和藥性，用於排毒調氣、緩急止痛、臣佐角色、緩咳調和等
生薑	味辛，性熱	活血暖身，刺激血液循環，消氣脹及消化不良，止噁，溫胃止痛，改善氣管炎、風濕性關節炎、生理痛等症
大棗 （紅、黑棗）	味甘，性溫	健脾胃，活血，調和諸藥，用於脾胃症、氣血津液等方面；紅棗偏重補血，黑棗偏重養腎

成語小辭典

囫圇吞棗

❶ 整個棗子不加咀嚼，直接吞下去。比喻理解事物含糊籠統，或做學問不求甚解。

❷ 中醫認為土剋水，土為脾，水為腎。棗是甘類的東西，它入脾胃。牙是腎的外現，如果棗吃多了的話，就等於「土」侵蝕牙齒，牙齒就會壞。別看牙齒是非常密固的，但它很怕甘類的東西。因為甘類的東西主散，而最密固、最具收斂氣機的東西就怕散。吃棗時要囫圇吞棗，不要經過牙齒，這是吃棗子的一個要訣。

養生智慧精華

❶ 中藥非常講究「君臣佐使」。所謂君臣佐使，有點類似於「五穀為養」的說法，它是有主次的。

❷「桂枝湯」這副湯藥是由五味藥組成：桂枝、白芍、甘草、生薑、大棗。實際上就是伊尹的《湯液》裏的小陽旦湯，它是用於感冒發燒剛剛開始時的一個藥方。這個方子非常有效，桂枝湯若用對了，感冒可一劑而癒。

❸ 很多人都喜歡食用鹿茸來進補，因為鹿只在春天的時候才會長角，它的角是生發之機最為旺盛的地方。

❹ 桂枝湯是《傷寒論》裏的第一方，也叫做群方之首。當我們身患感冒，出現發燒、頭痛、脖子僵硬、怕冷、身上微汗等症狀時，你就可以喝這副湯藥。

❺ 春和夏都要夜臥早起，到了秋天就要「早臥早起」。因為天地之氣開始收斂，人也要收斂，不可以再外散。

第四章

四季養生法

《黃帝內經》中講的春天，不是單純的春天的概念。春天只是一個比喻，比喻人生命的初始，比喻萬事萬物的開端，比喻人的青春。所有事物的開端都可以從陽春三月開始。把這段話弄明白了，生活也就弄明白了。

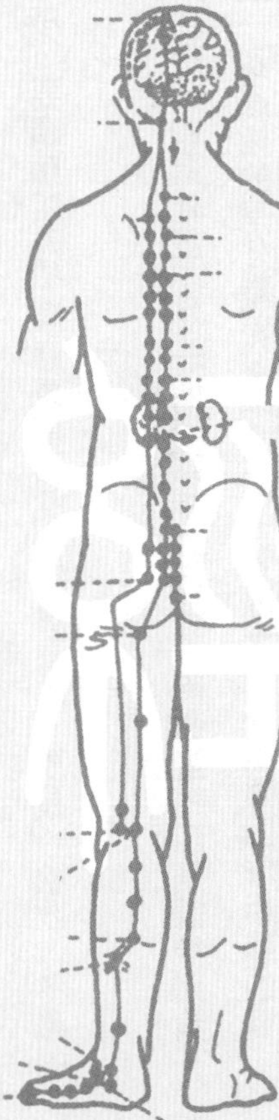

1 四氣調神大論

順應春生、夏長、秋收、冬藏的要則

《四氣調神大論》是《黃帝內經》的第二篇文章。文章注重的一個是氣的問題，一個是調神的問題。而這兩者依循的仍然是《黃帝內經》的養生原則，就是因天之序，要順應四時，順應東南西北，順應春生、夏長、秋收、冬藏的要則。

《黃帝內經》中為什麼不說「四季調神大論」，而是說「四氣調神大論」呢？「四氣」到底指的是什麼呢？「四氣」實際上就是指跟四季相關的氣。在《黃帝內經》裏，黃帝曾經問過他的老師岐伯，到底什麼是「氣」？岐伯在回答的時候非常為難，他告訴黃帝「此先帝秘之」，意思是，這是不外傳的東西，岐伯要求黃帝齋戒幾日後才告訴他。黃帝齋戒幾日後，岐伯告訴黃帝：「氣」是「五日謂之候，三候謂之氣，六氣謂之時，四時謂之歲」。

什麼叫「候」呢？
實際上「候」就是物候的一個表現。「五日謂之候」，意思是事物一般五天會出現一個變化，到了三五一十五天的時候，天地自然之氣就會出現一次轉換。

❖什麼叫「候」呢？

什麼叫「候」呢？實際上「候」就是物候的一個表現。「五日謂之候」，意思是事物一般五天會出現一個變化，到了三五一十五天的時候，天地自然之氣就會出現一次轉換。春天是生發之機，秋天是收斂之機，人要想養生的話，就必須跟上它們的節奏。如果春天的氣全都生發起來了，身體還沒有生發起來，人就會得病。如果到秋天，氣都開始收斂了，而這時候人沒開始收斂，跟不上秋天的氣，也會得病。實際上，這就是中醫裏所謂的天人合一。

大家不要將「氣」理解為呼吸之氣。古人所說的「氣」是在講節氣，也就是二十四節氣。一年分二十四個節氣，一季占六個節氣。在《四氣調神大論》裏，不是單純地說一個春夏秋冬的概念，而是告訴你在四季裏氣是不斷在發生變化的。當這種變化發生的時候，人的情志就要跟上這個變化，這樣才可以正確養生。

什麼叫「化」呢？
生發、生長、收斂、收藏都是「氣」的表現。所謂「化」就是這四氣全有，也就是《易經·乾卦》裏的「用九」：「見群龍無首，吉」。化就是把生發、生長、收斂、收藏全都包括在內。

四季養生祕法

季節	守則	違逆的現象	影響後果
春季	春生（春季為陽主生）	逆春氣則少陽不生	肝氣內變
夏季	夏長（夏季為陽主長）	逆夏氣則太陽不長	心氣內洞
秋季	秋收（秋季為陰主收）	逆秋氣則太陰不收	肺氣焦滿
冬季	冬藏（冬季為陰主藏）	逆冬氣則少陰不藏	腎氣獨沉

❖什麼叫「化」呢？

生發、生長、收斂、收藏都是氣的表現，下面我們來講講「化」。所謂「化」就是這四氣全有，也就是《易經·乾卦》裏的「用九」：「見群龍無首，吉」。化就是把生發、生長、收斂、收藏全都包括在內，這和我們講過的東西南北、春夏秋冬是一樣的。我們都是按照這個順序去生存和生活的。

比如，我們最喜歡的一種居住方式是什麼？雖然現在絕大多數人都住樓房了，但拿過去老祖宗的話說，都接不著地氣。過去人們認為風水是很重要的，最佳的生活環境就是四合院。因為四合院裏包含生發、生長、收斂和收藏。

四合院的院子的門一定朝南開，門是主散的，是出入之所。東邊是主生發的，孩子們一般住東邊。西邊是主收斂的，老人一般住西邊。壯年的人住正房，坐北朝南，北方腎精足了，才可以照顧家裏的老小。這就是我們所說的「見群龍無首，吉」，這樣才吉祥。做一個企業也一樣，企業中生發、生長、收斂、收藏全有了，發展就沒問題，作為管理者的你就達到無為的境界。

養生智慧精華

1. 《黃帝內經》的養生原則，就是因天之序，順應四時，順應東南西北，順應春生、夏長、秋收、冬藏的要則。
2. 「四氣」實際上就是指跟四季相關的氣。岐伯告訴黃帝：氣是「五日謂之候，三候謂之氣，六氣謂之時，四時謂之歲」。
3. 實際上「候」就是物候的一個表現。「五日謂之候」，意思是事物一般五天會出現一個變化，到了三五一十五天的時候，天地自然之氣就會出現一次轉換。春天是生發之機，秋天是收斂之機。
4. 古人所說的氣是在講節氣，也就是二十四節氣。一年分二十四個節氣，一季占六個節氣。
5. 生發、生長、收斂、收藏都是氣的表現。所謂「化」就是這四氣全有，化就是把生發、生長、收斂、收藏全都包括在內。
6. 傳統的四合院裏包含生發、生長、收斂和收藏。院子的門一定朝南開，門是主散的，是出入之所。東邊是主生發的，孩子們一般住東邊。西邊是主收斂的，老人一般住西邊。壯年的人住正房，坐北朝南，北方腎精足了，才可以照顧家裏的老小。

名詞小辭典

節氣

代表地球在公轉軌道上所運行的位置，每十五度設一個，一年共有二十四個節氣，一季占六個節氣，兩個節氣平均差約十五天，因地球繞日速度隨距日遠近而有變化，節氣間距會略有不同。古代天文學家以二十四氣分配十二月，在月首的稱為「節氣」，如立春、清明，在月中的稱為「中氣」，二者又通稱為「節氣」。

二十四節氣

也稱為「二十四節」、「二十四氣」。是古代曆法根據太陽在黃道上的位置所劃分，對農耕步驟有重要的提示作用。二十四節氣指一年中立春、雨水、驚蟄、春分、清明、穀雨、立夏、小滿、芒種、夏至、小暑、大暑、立秋、處暑、白露、秋分、寒露、霜降、立冬、小雪、大雪、冬至、小寒、大寒。

四季及二十四節氣對應表

季節／節氣	春天			夏天			秋天			冬天		
節	立春	驚蟄	清明	立夏	芒種	小暑	立秋	白露	寒露	立冬	大雪	小寒
氣	雨水	春分	穀雨	小滿	夏至	大暑	處暑	秋分	霜降	小雪	冬至	大寒

2 春生 春天如何養生？

春三月是指立春、雨水、驚蟄、春分、清明、穀雨六個節氣

春三月，此謂發陳，天地俱生，萬物以榮，夜臥早起，廣步於庭，被髮緩形，以使志生，生而勿殺，予而勿奪，賞而勿罰，此春氣之應，養生之道也。逆之則傷肝，夏為寒變，奉長者少。

春三月是指立春、雨水、驚蟄、春分、清明、穀雨六個節氣。古人很有意思，不像現代人簡單地說個「春天」就完了，他們心目中的春天是個過程，有春一月、春二月、春三月，表示「陽」的生發積累過程，而這個生發能力又是由上一個冬天對「精」的聚積而來的。「此謂發陳」，「陳」就是陳舊，就是說春天的生發之機是把積聚在冬天的東西發出來。如果在春天裏得病，疾病是什麼時候埋下隱患的呢？答案是冬天。

「天地俱生，萬物以榮」是什麼意思呢？天為陽，地為陰。陰陽氣全生發起來了，萬物都開始發育生長。這個時候，我們該怎麼養生呢？

怎麼生活不生病？

第一，「夜臥早起」。《黃帝內經》並不是告訴你怎麼治病，而是告訴你怎麼生活。好好地吃飯，好好地睡覺，這樣才不會得病。其實，醫道的原理就在這裏。夜臥，就是晚點睡。春天到了，生發之氣起來了，就不要睡得太早了，但是也不要超過子時（晚上11點到次日凌晨1點）。在太陽升起的時候，你要起來，因為萬物都在生發。「廣步於庭」的「步」，在古代就是慢慢地走，在大庭院裏慢慢地走，讓氣慢慢地生發。

第二，「披髮緩形」。大家想一想，人在什麼情況下會把頭髮披下來？一般我們在家裏感到很隨意、很舒適的時候，才會把頭髮披散開來。古人告訴我們，在春天裏別約束生機，春天是生發的季節，在春天梳個馬尾就把生發之氣都給約束起來了。在春天的時候要把頭髮披散下來。這是表相，更核心的問題是告訴我們應該放鬆心情。

緩形是什麼意思呢？舉例而言，緩形就是要放鬆腰帶，穿寬鬆的衣服，別穿緊身衣，別約束生發之機，這也意味著放鬆心情。這叫四氣調神，神才是最重要的，一定要放鬆心情。「披髮緩形，以使志生」，我們原先說過志是腎的

春天養生重點

1. 夜臥早起
2. 披髮緩形
3. 生而勿殺，予而勿奪
4. 賞而勿罰

神，是腎精足的外現，「以使志生」就是使得腎的精氣一點點地生發起來。

第三，「生而勿殺，予而勿奪」。中國古代強調春天是不可以起任何殺心的，你只要在春天攀折了一枝花，秋天就少收一顆果，春天就不可以有一點殺心。萬物都在春天生長，你就讓它去生長。在春天，人體內的氣機也在生長，你不要壓抑它。如果你壓抑它就會得病，這就叫生而勿殺。

「予而勿奪」，就是給予。就比如花要開了，人們就給它澆水，培育它。人的少年時期就好比春天，對小孩子你不要太壓抑他，不能把知識強行地灌輸給他。如果你老是壓抑他，到秋天（青年時期）後果就會顯現出來。以二〇〇七年四月份在美國發生的校園槍擊案為例，這件事發生後，大家都去找原因，可是大家都忽略了從這個兇手原先的成長環境中找原因。這個韓國大學生之所以會動殺心，都是他過去的問題積累而成的，是教育的失敗。這種失敗所造成的後果是非常嚴重的。

第四，「賞而勿罰」，就是獎賞他，不要懲罰他。不懲罰，就是不抑制他的生發，讓他好好地生發。「此春氣之應」，意思是這就是對於春氣的反應。天地的春天是這樣的，人的春天也是這樣的。

四季養不同的氣

1. 春天養生
2. 夏天養長
3. 秋天養收
4. 冬天養藏

四季養不同的氣

春天養生，夏天養長，秋天養收，冬天養藏，一年四季養的可是不同的氣。春天是生機起來的那個氣，春天才叫養生。《黃帝內經》講養生都是在養東方，是慢慢生發起來的一個象，「此春氣之應，養生之道也」。「逆之則傷肝」，如果不這樣去養生，就會損害五臟中肝氣的生發之機。也許現在看不出傷了它以後的結果會怎麼樣，但如果傷了春天的生發之機，「則夏為寒變」，到夏天就能看出結果。比如在夏天就會腹瀉，甚至是心臟都會出現問題。為什麼呢？因為東方為木，木生火，木如果沒有生發好，夏天這個火就不是旺火，火又對應人的心，人的心氣也是不旺的。

「奉長者少」是什麼意思？「奉」就是兩個手捧著東西給對方。如果你春天沒有養好，可供生長的東西就太少。這就是中國文化的精妙，做任何事，都要做這一步時想著下一步，同時要想著前一步。冬天養不起來，春天就無法生發；春天養不好，夏天就會出問題。不要認為今天腹瀉了就是昨天的事。實際上，秋天患腹瀉，有可能就是你夏天的問題，甚至更遠是春天的問題。

《黃帝內經》中講的春天，不是單純的春天的概念。春天只是一個比喻，比喻人生命的初始，比喻萬事萬物的開端，比喻人的青春等，所有事物的開端

都可以從陽春三月開始。把這段話弄明白了，關於企業的經營也就弄明白了，生活也就弄明白了。

春天養生

開始	期間：（陽曆）2/4或2/5～5/4或5/5					結束
立春	雨水	驚蟄	春分	清明	穀雨	立夏前一日
2/4或 2/5	2/19或 2/20	3/5或 3/6	3/20或 3/21	4/4或 4/5	4/20或 4/21	5/4或5/5

生活作息	日常活動	個人情志	禁忌事項
晚睡早起	輕鬆舒緩	樂觀奮發	殺生、爭奪

養生智慧精華

1. 春三月是指立春、雨水、驚蟄、春分、清明、穀雨六個節氣。
2. 《黃帝內經》並不是告訴你怎麼治病，而是告訴你怎麼生活。好好地吃飯，好好地睡覺，這樣才不會得病。其實，醫道的原理就在這裏。
3. 春天到了，生發之氣起來了，就不要睡得太早了，但是也不要超過子時（晚上11點到次日凌晨1點）。在太陽升起的時候，你就要起來，因為萬物都在生發。
4. 中國古代強調春天是不可以起任何殺心的，你只要在春天攀折了一枝花，秋天就少收一顆果，春天就不可以有一點殺心。萬物都在春天生長，你就讓它去生長。
5. 人的少年時期就好比春天，對小孩子你不要太壓抑他，不能把知識強行地灌輸給他。如果你老是壓抑他，到秋天（青年時期）後果就會顯現出來。

3 夏長 夏天如何養長？

青壯年時期沒補養好身體，會老得特別快

夏三月，此謂蕃秀，天地氣交，萬物華實，夜臥早起，無厭於日，使志無怒，使華英成秀，使氣得泄，若所愛在外，此夏氣之應，養長之道也。逆之則傷心，秋為痎瘧，奉收者少，冬至重病。

「夏三月，此謂蕃秀」是什麼意思呢？「蕃」是萬物茂盛的樣子。「秀」是指穀物抽穗。「蕃秀」就是茂盛的意思。這個時候「天地氣交」，天地在這兒代表陰陽，天為陽，地為陰。「天地氣交」指的是夏至一陰初生，陰陽之氣開始交會。「萬物華實」的「華」，就是花的意思，有陽氣，萬物才可以開花。「實」為結果，有陰氣，萬物才可以結果。開花是一個散的象，像陽一樣；結果是一個凝練的過程，像陰一樣。陰就是凝聚的功能，陽就是開散的功能，天地氣交，才可以既開花又結果。

再用人來打個比方，男人和女人生育孩子的過程，就屬於陰陽氣交。男人只是「能有子」，就是有了陽，這是他能生子的一個前提條件。但這個胎兒要想養大，在很大程度上要靠陰血的滋養。女子的任脈是主胞胎的，孩子要養大就要靠女子充足的血液供給。而我們現在看到一些女孩子，她的臉動不動就紅，眼睛也總是水汪汪的，看上去很迷人，而實際上這種女孩子腎精不斂不固，她收斂的氣機不足，比較容易流產。

❖夏天晚睡早起

天地氣交後，「萬物華實」，開花結果。這個時候我們人應該怎麼做呢？那就要「夜臥早起」，晚上晚點睡，早晨早點起。「無厭於日」的「厭」是什麼意思呢？厭字在古代是這樣寫的（如上所示）。

厭是滿足之意。不要滿足於日是什麼意思呢？就是說你到夏天的時候不要怕熱，不要怕陽光，因為夏天就應該外散，你就應該充分地接受陽氣，就應該出汗。

現在夏天大家都在用冷氣，室內溫度比室外低。由於我們人體的毛孔有自保功能，一進冷氣房，毛孔就會閉合，不讓寒氣過多地來侵襲身體。當我們

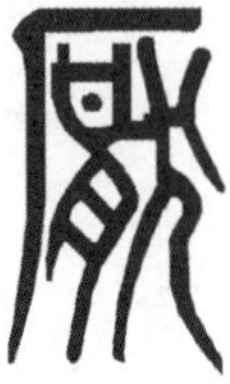

厭

從冷氣房走到室外，外面又很熱，我們的毛孔一下子又張開。這樣進進出出，我們的毛孔老處在一會兒張開、一會兒閉合的狀態，就打亂我們體內陰陽的氣機。四季不同的氣候，對人體肌膚實際是很好的鍛鍊，但吹冷氣會讓很多人生病。夏天該出汗的時候就得出汗，一年四季就指望著夏天疏泄，而人體的那些垃圾全要在夏天排出去。如果不出汗，你就會逐漸憋出毛病來，因此會造成很重的病。

「使志無怒」，一個人在情志上不要壓抑自己，就像在夏天該出汗一樣。只有「不厭於日」、「使志無怒」，才能夠讓美麗的花朵抽穗、結果。「使氣得泄」，就是讓自己的氣得以宣洩。「若所愛在外」，就好像外面有一個你特別喜歡的東西，你不得不往外跑一樣。打個比方說，夏天就像是花錢，該花的錢你就得花，該出的汗你就得出。如果氣瘀滯到身體裏不出去的話，想補什麼都補不進來。

「使氣得泄」就是說，在夏天的時候你一定要把自己的淤滯散出去，這樣到秋天收斂的時候才能收進東西。如果在夏天宣洩得不夠，到了秋冬季節想進補的話，根本就補不進來。如果你經脈不通暢，你的攝入全都浮越在外，什麼東西都補不進來，你所吃的東西都會在你身體裏形成垃圾，吃再好的東西都沒

有用；如果你經脈通暢的話，天天吃饅頭，照樣長力氣。這就是關於進補的一個道理。

「逆之則傷心」，逆就是違背。如果你違背夏天的自然之道，就會傷「心」。心主火，就像夏天一樣。大家都知道火為散，如果不讓自己夏天宣洩，實際上就是傷了人體的心性，就是火外散的那個性，到了秋天就會出現咳嗽、感冒和痢疾等疾病。因為沒有使你的心火變得很足，沒有讓它充分地發揮火的功能，到了秋天就會得病，這就叫「奉收者少」。

如果在夏天你沒有補養好自己的身體，奉送給下一輪養收季節秋天的東西就很少；到了秋天，就像收麥子一樣，你就收到癟殼；到了冬天，你該收藏了，可是你收的是癟殼，就沒什麼好藏的了。沒什麼可藏的時候，就意味著要生重病了。

「冬」也指老年人。如果你在青壯年時期沒補養好身體，到老年時就會無物可收，衰老得特別快。青年和壯年就相當於夏天，夏天該散的就散，我們在這一階段也在耗散體內的能量，但是不能散得過度。如果在青壯年時期保養好了，到秋冬，也就是暮年時，你的身體就會很好。

夏天養長

開始	期間：（陽曆）5/5或5/6～8/6或8/7					結束
立夏	小滿	芒種	夏至	小暑	大暑	立秋前一日
5/5或 5/6	5/21或 5/22	6/6或 6/7	6/21或 6/22	7/7或 7/8	7/23或 7/24	8/6或8/7

生活作息	日常活動	個人情志	禁忌事項
晚睡早起	適度運動	紓解宣洩	壓抑、生氣

養生智慧精華

1. 開花是一個散的象，像陽一樣；結果是一個凝練的過程，像陰一樣。陰就是凝聚的功能，陽就是開散的功能，天地氣交，才可以既開花又結果。
2. 夏天要「夜臥早起」，晚上晚點睡，早晨早點起。
3. 夏天的時候一定要把自己的淤滯散出去，這樣到秋天收斂的時候才能收進東西。如果在夏天宣洩得不夠，到了秋冬季節想進補的話，根本就補不進來。這就是關於進補的一個道理。
4. 如果你在青壯年時期沒補養好身體，到老年時就會衰老得特別快。如果在青壯年時期保養好了，到秋冬，也就是暮年時，你的身體就會很好。

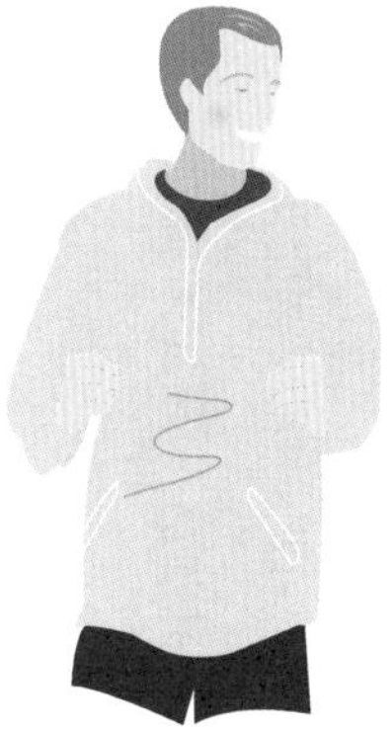

4 秋收

秋天如何養收？

中醫的理和生活的理是貫通在一起

秋三月，此謂容平，天氣以急，地氣以明，早臥早起，與雞俱興，使志安寧，以緩秋刑，收斂神氣，使秋氣平，無外其志，使肺氣清，此秋氣之應，養收之道也。逆之則傷肺，冬為飧泄，奉藏者少。

「秋三月，此謂容平」，秋天是收斂的季節，在秋天一定要養收斂之機。「容平」就是容納、盛平的意思。「天氣以急」，這時天上的氣為燥氣，我們到秋天的時候會覺得秋高氣爽。

夏天我們的衣服會很潮濕，可一到秋天，衣服一下子就變得特別乾燥。這是什麼原因呢？這是燥氣的收斂功能在發生作用。

為什麼說「男抖窮」？
煩躁在生活中還有個表現，就是坐著的時候不自覺地抖腿，這就說明腎精不足。中國古代相書上說「男抖窮」，意思是男人如果坐在那兒沒事就抖腿，這說明他腎精不足。腎精不足就會影響他的思維；思維有問題，做事肯定就有問題；做事有問題，就不會成功；做事總不成功，就會導致他的窮困。中國文化強調：考查一個人不僅要聽其言，還要觀其行。

煩是心病，屬於心臟、心經、心血的問題

秋天這個燥氣是正氣，是從「火」字邊的。煩躁的「躁」和這個「燥」是不同的。如果你生病，出現煩躁的症狀，這就是很嚴重的病。「煩」是指什麼呢？「煩」從頁部，凡是從頁部的字都和頭有關，比如頸、項、領。煩字左邊是火，也就是虛火上頭。煩是心病，屬於心臟、心經、心血的問題。躁字，從足字邊，意思是亂動、煩躁不安。這在中醫裏屬於腎方面的病，就是精不足的病。有一種人，在臨死之前會出現煩躁的情況，就是循衣摸縫，即天天在那兒搓衣服鈕扣，不知道手該放哪兒合適，實際上這就是腎精大虧的象。

為什麼「男抖窮」？

煩躁在生活中還有個表現，就是坐著的時候不自覺地抖腿，這就說明腎精不足。中國古代相書上說「男抖窮」，意思是男人如果坐在那兒沒事就抖腿，這說明他腎精不足。腎精不足就會影響他的思維；思維有問題，做事肯定就有問題；做事有問題，就不會成功；做事總不成功，就會導致他的窮困。中國文化強調考查一個人不僅要聽其言，還要觀其行。

望聞問切
望聞問切是中醫看病的四種方法。
望：觀察氣色
聞：診聽聲息
問：詢問症狀
切：摸脈象

孔子有個判斷標準，他一看到哪個學生大白天還在那兒睡覺，就會感慨「朽木不可雕」。他會說你一點陽氣都不足，白天也在那兒呼呼大睡，這就是糞土之牆，再怎麼培養他都沒有用。這就是中醫的理和生活的理貫通在一起的表現。現在我們挑選員工也和古人看相一樣，如果一個老闆招聘到愛抖腿的員工，最好先讓他回去把身體養好再說。否則，你就是把他錄取進來，他也不會幫你賺錢。

用中醫理論來說，這就叫「望」（診）和「聞」（診），我一看你，就應該知道你的病。一聽你說話，我就知道你的氣在哪兒。你的氣如果是從丹田處上來的，你這個人氣肯定很足，做事就沒問題。總之，我們的身體狀況直接影響到我們將來的事業可以做多大，身體好才是事業成功的保障，身體不好，考慮問題就會出錯，做事也會出差錯。

「天氣以急」，這個時候天氣就是一片燥氣。「地氣以明」，天一燥，地也就跟著變得明亮透徹，就像金屬一樣。有人認為，中醫的五行是封建迷信。實際上，迷信是指你在不懂的時候瞎信，你懂了而相信就不是迷信。中國為什麼用五行來解釋春夏秋冬呢？它實際上只是個取類比象的說法，秋天的氣就像金屬一樣特別明澈、收斂，凡是走這個氣的都屬於金氣，都屬於秋天的氣。

春夏要夜臥早起

在四季中，春和夏都要夜臥早起，而到了秋天就要「早臥早起」。因為天地之氣開始收斂了，人也要收斂，不可以再外散了。「與雞俱興」的意思是聽到雞叫就起來了。雞是叫得比較早的，一般也就是天剛剛亮的時候。我們大家都知道，在早晨5點到7點的時候天門開，人的氣也應該開了，在這個時候人也應該起來了。

「使志安寧」，在這個時段，情志上要安寧了，要收斂了，不可以再外散了。我們原先說過，志是腎神的表現。還有一點大家要特別注意，就是性生活也要收斂了。為什麼這麼講？我們現在都認為動物的交配是有節律的，電視節目《動物世界》裏常講「交配的季節又來了」，動物就是按照節律走的。相比較而言，我們人好像隨時隨地都可以開始性生活，好像沒有什麼季節性。

按中醫的養生原則來講，秋天的時候也應該在性生活方面有所收斂了。動物到冬天的時候就要冬眠，因為這是它養精的時候。人到了這個時候，也應該收斂養精。中醫追求天人合一，希望人按照天的發展和秩序去行動。因天之序就不會有錯，如果違背天的順序就會生病。人雖然擺脫動物的這種季節性的生活習性，但是也要按照天地自然的順序去做。否則，也會生大病和重病。

名詞小辭典

天人合一

這是中國哲學中對於天人關係的一種觀念。宋代理學家認為「仁」是所有德行的總名，仁者以天地萬物為一體。人應積極求仁、修養心性，存天理、去人慾，由格致、誠正、修齊、治平，與天地合德，就可以達到所謂「天人合一」的境界。

「以緩秋刑」的「緩」是舒緩，「刑」是刑罰，「秋刑」是秋天的肅殺之氣。秋天是有殺氣的，古代判官老說「秋後問斬」。到秋天的時候，人自然地會出現肅殺之氣。古時候，男人一到秋天就會出現「悲秋」的情緒，也就是一到秋天就慷慨激昂，特別悲憤。「以緩秋刑」，就是要舒緩肅殺之氣，收斂神氣，「使秋氣平」，讓秋氣能夠平和，不那麼肅降、肅殺。

「無外其志」的意思是不要再往外散了。夏天是外散的，到了秋天就不能散了。「無外其志，使肺氣清」，一般得肺病的人性格都比較孤高、傲慢，情緒安寧才能夠使肺氣比較清肅。「此秋氣之應」，這是秋天一個正常的人和自然的對應之道，即「養收之道」。「養收」就是養收斂，養收斂就是養收斂之氣機。天地收斂了就是豐收，人懂得收斂了才可以補進精。到了秋天，我們就要取其「味」，味是入血分的。秋天萬物都收穫了，我們要吃的就是它入血分的層面，就是補「精」。所以這是「養收之道」。

「逆之則傷肺，冬為飧泄」，如果忤逆收斂之道，就會傷了肺氣。「飧」就是夕食，即晚飯。「飧泄」就是食穀不化，就是吃的東西沒有經消化就排出了。由於肺與大腸相表裏，如果肺氣出現問題，大便成形能力就會差，最後的結果就是食穀不化。而這個問題為什麼到冬天的時候才顯現出來呢？藏不住是因氣沒收住，到了冬天奉獻給可供收藏的東西就很少，這就是「奉藏者少」。

秋天養收

開始	期間：（陽曆）8/7或8/8～11/6或11/7					結束
立秋	處暑	白露	秋分	寒露	霜降	立冬前一日
8/7或 8/8	8/23或 8/24	9/8或 9/9	9/23或 9/24	10/8或 10/9	10/23或 10/24	11/6或11/7

生活作息	日常活動	個人情志	禁忌事項
早睡早起	溫和悠閒	安寧保守	激動、暴燥

養生智慧精華

1. 「煩」從頁部，凡是從頁部的字都和頭有關，比如頸、項、領。煩字左邊是火，也就是虛火上頭。煩是心病，屬於心臟、心經、心血的問題。躁字，從足字邊，意思是亂動、煩躁不安。這在中醫裏屬於腎方面的病，就是精不足的病。
2. 煩躁在生活中還有個表現，就是坐著的時候不自覺地抖腿，這就說明腎精不足。
3. 中國古代相書上說「男抖窮」，意思是男人如果坐在那兒沒事就抖腿，這說明他腎精不足。腎精不足就會影響他的思維；思維有問題，做事肯定就有問題；做事有問題，就不會成功；做事總不成功，就會導致他的窮困。中國文化強調考查一個人不僅要聽其言，還要觀其行。
4. 用中醫理論來說，這就叫「望」（診）和「聞」（診），我一看你，就應該知道你的病。一聽你說話，我就知道你的氣在哪兒。你的氣如果是從丹田處上來的，你這個人氣肯定很足，做事就沒問題。
5. 我們的身體狀況直接影響到我們將來的事業可以做多大，身體好才是事業成功的保障，身體不好，考慮問題就會出錯，做事也會出差錯。
6. 中醫追求天人合一，希望人按照天的發展和秩序去行動。因天之序就不會有錯，如果違背天的順序就會生病。人雖然擺脫動物的這種季節性的生活習性，但是也要按照天地自然的順序去做。否則，也會生大病和重病。

5

冬藏 冬天如何養藏？

《黃帝內經》裏的養生之道，就是牧養我們的醫道和準則

冬三月，此謂閉藏，水冰地坼，無擾乎陽。早臥晚起，必待日光，使志若伏若匿，若有私意，若已有得。去寒就溫，無泄皮膚，使氣亟奪，此冬氣之應，養藏之道也。逆之則傷腎，春為痿厥，奉生者少。

在《黃帝內經．四氣調神大論》中，非常詳細地講解在每一個階段要養什麼。春天就是養生，就是養生發。但是生發之機從哪兒來呢？是從冬天藏的精而來。

「冬三月，此謂閉藏」，就是說冬天要關閉所有開泄的氣機，要收藏。此時天地之象是什麼樣的呢？其中之一是「水冰地坼」，水都結冰了，水是主散的，像水這麼散的東西都結冰，都要發揮它的收藏之性；地坼，地都開裂了，蘊藏在地下的好東西全都藏在裏面，這是藏的功能發展到了極致。「無擾乎陽」，就是說這個時候不要打攪陽，天地陽氣動了，人就會遭殃。

諺語小辭典

冬日打雷，十欄九空

因為冬天打雷，陽氣就不藏了，動物肯定要遭殃。為什麼得禽流感的一般都是雞，而不是鴨子呢？那是因為雞為火性，鴨為寒性。天地的火性不藏了，雞的火性也不藏了。再者，如果我們硬生生地喚醒冬眠的動物，這時大地一片蒼茫，沒有食物它們還是活不成，這也叫擾乎陽。

為什麼大多是雞得禽流感？

比如冬天如果打雷，就叫做擾乎陽。冬天天地的陽氣都是要閉藏的。從天象的角度講，冬天就不應該有雷。如果冬天打雷，就意味著天地藏不住陽氣了，就會造成一定的瘟疫。比如前幾年的禽流感，在禽流感肆行之前就有一次冬日打雷的現象，這就是天地動陽的徵兆。

民間俗話有一句話叫「冬日打雷，十欄九空」，因為冬天打雷，陽氣就不藏了，動物肯定要遭殃。為什麼得禽流感的一般都是雞，而不是鴨子呢？那是因為雞為火性，鴨為寒性。天地的火性不藏了，雞的火性也不藏了。再者，如果我們硬生生地喚醒冬眠的動物，這時大地一片蒼茫，沒有食物它們還是活不成，這也叫擾乎陽。

冬天早臥晚起

從養生的角度說，這個時候要少洗澡。因為洗澡會讓你的皮膚開泄，不符合閉藏之性。這個時候應該怎麼睡眠呢？前三個季節都是早起，但只有冬天是「早臥晚起」。早臥就是盡量收藏，晚起是避免無謂的耗散。「必待日光」，

意思是說一定要等到太陽升起了，天地之陽氣升起來之後才起來。如果你在天地之陽氣升起之前起來了，就叫擾乎陽。

「使志若伏若匿」，這裏的志就是情志，就是腎精，這句話的意思是讓腎精好像起來了，又好像藏進去了。要讓腎精停留在起與不起之間，藏的時候也不要突然一下把整個都閉住了，要有一個過程。

為了解釋「若伏若匿」，古人還打了個比方：「若已有得，若有私意」。「若已有得」，有點像女人懷孕，好像自己已經有了很大的收穫，肚子裏藏了一個寶寶，心裏特別的高興和舒暢，可是又不能跑到街上去宣揚。「若有私意」，就好像談戀愛或者是春情剛發時一瞬間的感受，有一種美滋滋地在那兒獨自享受的喜悅之情，可是又不能過度表現出來，就是這個意思。不可以把它發洩出來，這就叫「若伏若匿」式的妙藏。

冬天宜進補

「去寒就溫」，就是說要躲避寒冷，保持身體的溫暖。人到了冬天，陽氣全部都內斂了，陽氣全都藏在我們的丹田處。冬天我們要穿厚一點的衣服，

這就叫做去寒就溫。人到冬天，體表的氣血全都回來了，我們就可以吃一些味道厚的或者有滋補功效的食品，因為身體裏的熱氣可以化掉滋膩。在孔子的著作和《周禮・天官・醫師章》裏都提到要化滋膩，最好喝一點飲劑，就是類似於醪糟酒（未濾去渣滓的酒）之類的東西。大家在吃日本的生魚片時，會發現有兩個配料是非常關鍵的，一個是清酒，還有一個是芥末。酒是可以化掉滋膩的，芥末屬於辛散的東西，二者可以把滋膩厚重的東西宣開。

「無泄皮膚」，就是不要過分開泄自己的皮膚。中醫講的皮膚包括兩個層面：皮和毛。中醫把人叫做夥蟲。人體是有皮、有毛的。我們是皮多還是毛多？皮主什麼？毛主什麼？皮是主收斂的，毛是主宣散的。而夥蟲的皮肯定是大於毛的，就人體而言，應該是收斂大於開泄。

❖紅光滿面好不好？

我們常說有的人紅光滿面，這到底是個好的現象還是不好的現象呢？中醫對紅光滿面這個概念，一直有不同的說法。

我們仔細觀察就會發現，小孩子通常不會紅光滿面，這是為什麼呢？因為小孩臉上有一層細細的絨毛，這層絨毛就能把這種光很潤澤地含在裏邊。而老

中國人為什麼愛泡腳？

因為腳上有60多個穴位，三陰經和三陽經都走腳。比如說小腳趾的外側就是膀胱經，腳面就是胃經。如果你腳面疼痛的話，屬於胃經的問題。足大趾的外側屬於脾經，要是足大趾外側痛或者是你大腿的裏側痛的話，則屬於脾的問題。二趾和三趾都是跟肝經有關的。足底走腎經，足底有一個穴位叫湧泉穴，那是腎經的穴位。

人如果紅光滿面，特別是出現那種桃花似的粉臉的時候，就是一個危險的象，這就叫虛陽外越，陽氣全飄上來了。人老了以後，臉上一層毛全沒了，主要是發散的東西已經很弱。肺氣是主皮毛的。皮主收斂，毛主宣發，因而肺氣就有兩個特性：一個是主肅降，一個是主宣發。肺氣往外宣發是它次要的功能，往裏收斂、肅降才是它主要的功能。

中國人為什麼愛泡腳？

中國人和西方人有一個生活習性不一樣，那就是我們中國人非常重視泡腳，而西方人特別喜歡洗澡。西方人的這個習慣主要和他們的飲食有關，因為他們天天吃大魚大肉和高脂肪的東西。而這些東西被人體消化後，體味比較重，就需要天天洗澡。而我們中國人是以纖維類食物為主的，體味是比較清淡、清香的，因而不需要天天洗澡。尤其是冬天，一個禮拜洗一到兩次就可以。冬天整個氣機都是收藏的，人也應該收藏。

可是中國人為什麼偏偏喜歡泡腳呢？古代人非常重視泡腳，因為腳上有60多個穴位，三陰經和三陽經都走腳。比如說小腳趾的外側就是膀胱經，腳面就是胃經。如果你腳面疼痛的話，屬於胃經的問題。足大趾的外側屬於脾經，要

是足大趾外側痛或者是你大腿的裏側痛的話，則屬於脾的問題。二趾和三趾都是跟肝經有關的。足底走腎經，足底有一個穴位叫湧泉穴，那是腎經的穴位。

❖四季足浴自療法

如果你一年四季天天泡腳，對身體很有益處。比如春天你泡腳，可以增加生機。夏天泡腳，就可以去掉你的溽熱。如果夏天用溫水泡腳，皮膚的開泄能力會更好。秋天的時候泡腳，可以潤燥。冬天泡腳，可以溫熏丹田，使小腹特別溫暖。

該怎麼泡腳呢？首先，應該泡大約二十分鐘。其次，水應該沒過腳腕以上的部位。因為腳底的穴位很多，腳關節也非常重要。當人實現了直立行走之後，要用細細的腳腕來支撐人體的重量，而腳腕又是所有的經脈走向腳的一個很關鍵的樞紐，泡腳的時候一定要把腳腕也要泡進去，這是很重要的。

如果你過分開泄皮膚的話，裏邊的氣就會快速地跑掉，這才是「冬氣之應，養藏之道」。

「逆之則傷腎」，如果違反養藏之道就會傷腎，而最終傷害的是腎經和收藏功能。腎經走的線路是很長的。違反養藏之道，春天的時候人就會痿厥，痿

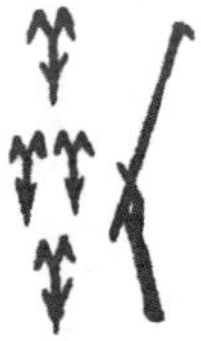

養

厥是兩種病。「痿」就是痿症，凡是我們腿沒有勁或者是抽筋之類的病症，這其實全屬於木，全屬於肝。冬天你的腎水沒藏住的話，到春天的時候就沒有精可以生發，就會出現痿症。

「厥」是另外一種病。如果腎精藏得不夠，供給生發的力量就少，就會四肢冰冷。厥冷就是到了春天你的手指和腳趾還是冰涼的，現在臨床上見到的這種病人特別多。春天萬物都生發了，連樹枝都長出來了，樹枝上的那個小葉片說明它已經都通到最外層了。人體的四肢，就像植物的末梢一樣。人體在冬天精氣養得不足的話，春天就生發不到末梢，就會厥冷。

四季都是相互關聯的，春天的病全是從冬天來的。一年四季都要養好了，才會不得病。不能只生發、生長而沒有收斂、收藏，也不能只收藏而不生發、生長。你的生發、生長、收斂、收藏全養好了，身體就健康了。古代的「養」字在甲骨文裏是這樣寫的（如上所示）。

在四隻羊旁邊，有一個人手裏拿著個鞭子，就是放牧。意思是一定要出去，去接觸陽光、水和草，這樣才能讓羊成長起來。我們的身體也像那羊群，而《黃帝內經》裏的養生之道，就是牧養我們的醫道和準則。

冬天養藏

開始	期間：（陽曆）11/7或11/8～2/3或2/4					結束
立冬	小雪	大雪	冬至	小寒	大寒	立春前一日
11/7或11/8	11/22或11/23	12/7或12/8	12/22或12/23	1/5或1/6	1/20或1/21	2/3或2/4

生活作息	日常活動	個人情志	禁忌事項
早睡晚起	溫和悠閒	安寧保守	激動、暴燥

四季泡腳保健

季節	泡腳保健功效	注意事項
春天	提升陽氣，增強免疫力	要注意保暖，適時添加衣物
夏天	排毒去溼熱，保持機體平衡	避免冷水泡腳，夏天用溫水泡腳，皮膚的開泄能力會更好
秋天	消除疲勞，加強血液循環	多吃一些潤肺生津、養陰潤燥的食物
冬天	溫暖身體，儲備補充能量	泡腳水溫不要過高，時間不可過長

養生智慧精華

❶大家在吃日本的生魚片時，會發現有兩個配料是非常關鍵的，一個是清酒，還有一個是芥末。酒是可以化掉滋膩的，芥末屬於辛散的東西，二者可以把滋膩厚重的東西宣開。

❷中國人非常重視泡腳，而西方人特別喜歡洗澡。西方人的這個習慣主要和他們的飲食有關，因為他們天天吃大魚大肉高和脂肪的東西。而這些東西被人體消化後體味比較重，就需要天天洗澡。

❸中國人是以纖維類食物為主的，體味是比較清淡、清香的，因而不需要天天洗澡。尤其是冬天，一個禮拜洗一到兩次就可以了。

❹人體的四肢，就像植物的末梢一樣。人體在冬天精氣養得不足的話，春天就生發不到末梢，就會厥冷。

❺中國人為什麼偏偏喜歡泡腳呢？古代人非常重視泡腳，因為腳上有60多個穴位，三陰經和三陽經都走腳。

❻一年四季天天泡腳，對身體很有益處。比如春天你泡腳，可以增加生機。夏天泡腳，就可以去掉你的溽熱。如果夏天用溫水泡腳，皮膚的開泄能力會更好。秋天的時候泡腳，可以潤燥。冬天泡腳，可以溫熏丹田，使小腹特別溫暖。

❼四季都是相互關聯的，春天的病全是從冬天來的。一年四季身體都要養好了才不會病。

四季泡腳樂無窮

春天

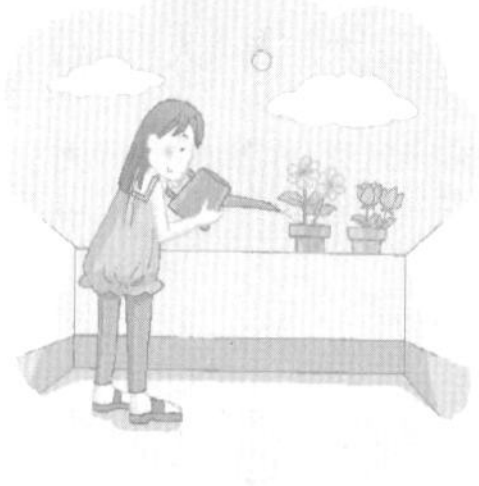

提高抵抗力

夏天

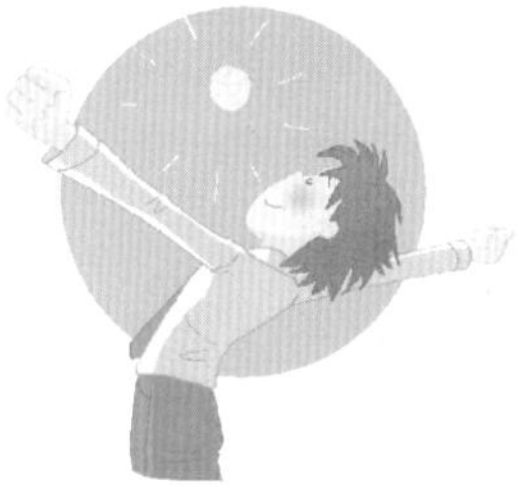

排毒去濕熱

秋天

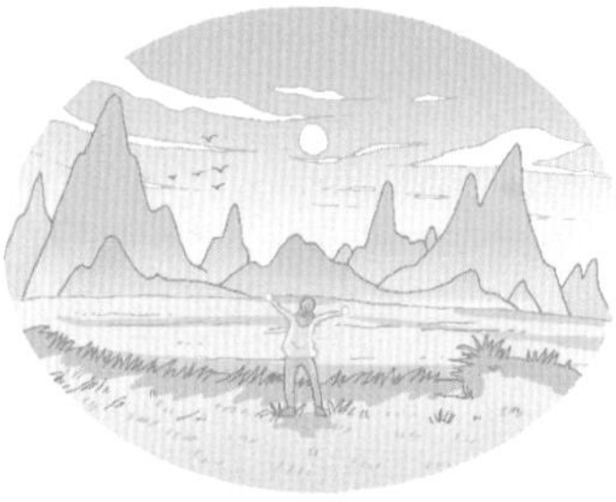

潤肺濡腸

冬天

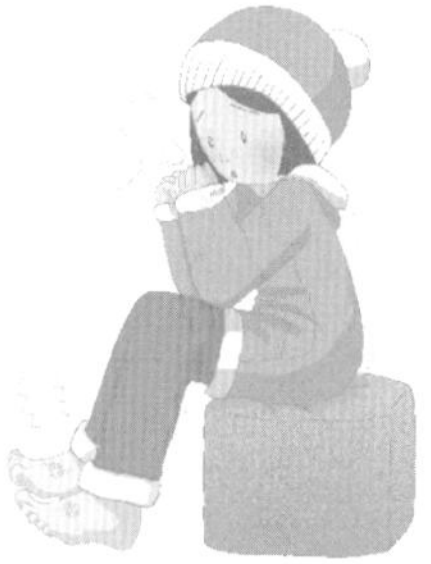

養生保健

季節	泡腳功效	注意事項
春天	提升陽氣，增強免疫力	仍要注意保暖，適時添加衣物
夏天	去除溼熱，保持機體平衡	避免冷水泡腳，以溫水為佳
秋天	消除疲勞，加強血液循環	多吃潤肺生津、養陰清燥的食物
冬天	溫補人體，儲備補充能量	泡腳水溫不要過高，時間不能過長

6 春夏養陽，秋冬養陰

春夏養生發、生長，秋冬養收斂、收藏

夫四時陰陽者，萬物之根本也，所以聖人春夏養陽，秋冬養陰。以從其根，故與萬物沉浮於生長之門。逆其根，則伐其本，壞其真矣。

在《黃帝內經．四氣調神大論》的最後結語裏，聖人告訴我們：「夫四時陰陽者，萬物之根本也。」四季陰陽是萬物的根本。「春夏養陽，秋冬養陰」，春夏養陽，就是在春夏養生發、生長，到春天你就不要去想別的了，只調養你的生發、生長就可以了，因為這就是生發、生長的時節。秋冬養陰，就是秋冬養收斂、收藏。用《易經》的觀點來說，春夏養陽就相當於乾卦的「自強不息」，就是越奮進越好；秋冬養陰就相當於坤卦的「厚德載物」，越厚越好，收斂得越多越好。

「以從其根」，即依從春夏養陽、秋冬養陰的根本。這個「根本」不是聖

人憑空想出來的，而是從天地自然中總結出來的。天就是要從早晨走到黃昏，從春走到夏，從夏走到秋，再從秋走到冬，這就是「自強不息」的象，這是大自然的規律。人也要因循著這個規律走，這就叫做「從其根」。如果你能夠做到這一點，你就能夠跟萬物沉浮於長生之門。

「逆其根，則伐其本」，如果違背這個原則，就失掉自己的根本。「壞其真矣」，「真」是本性，就是我們人體的本性，就把人的本性給毀壞了。

同樣，對傳統文化也是一樣得先收斂、收藏，才談得上生發、生長。針對目前的「國學熱」，先不要想著怎麼去將國學發揚光大，怎麼去創新。在不明白其中真意的時候，拿什麼去創新？在這種情況下，就應該先去收斂。收斂、收藏足了，然後才能生發出新的東西，這些都是很重要的原則。

故陰陽四時者，萬物之終始也，死生之本也。逆之則災害生，從之則痾疾不起，是謂得道。道者，聖人行之，愚者佩之。

「故陰陽四時者，萬物之終始也」，這裏談到了終始的問題，這是生存或死亡的關鍵。要懂得因天之序，要順從這個順序。從之，則大病小病都不會

得；逆之，則災害生。這就叫做「得道」。

「道者，聖人行之，愚者佩之」，這句話非常有名。「行之」，必須遵循它的規律去做，行道的人才叫得道之人，而不是只在口頭上談道、說道，就是「行無言」。關鍵在於，你去做就可以了。上面講了這麼多養生的方法，真正能去做的沒有幾個人。能做到的，才是聖人。聖人是去做的，不是去說的。

「愚者佩之」，「佩」不是佩服的意思。「佩」是個通假字，讀「背」，就是違背的意思。愚蠢的人才違背這個道，違背春夏養陽、秋冬養陰這個道。秋冬的時候，你拼命地去耗散自己，到春夏的時候生命就生發不起來，就沒有活力。背道而馳，就離「道」越來越遠。

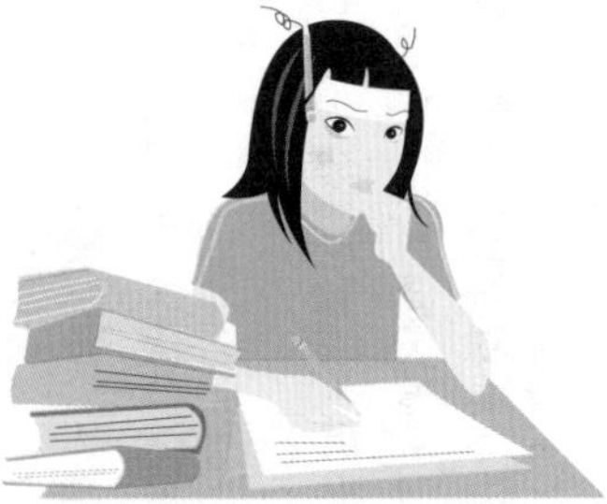

養生智慧精華

❶「春夏養陽，秋冬養陰」，春夏養陽，就是在春夏養生發、生長，到春天你就不要去想別的了，只調養你的生發、生長就可以了，因為這就是生發、生長的時節。秋冬養陰，就是秋冬養收斂、收藏。

❷「天」就是要從早晨走到黃昏，從春走到夏，從夏走到秋，再從秋走到冬，這就是「自強不息」的象，這是大自然的規律。人也要因循著這個規律走，這就叫做「從其根」。如果你能夠做到這一點，你就能夠跟萬物沉浮於長生之門。

❸傳統文化也是一樣得先收斂、收藏，才談得上生發、生長。針對目前的「國學熱」，先不要想著怎麼去將國學發揚光大，怎麼去創新。在不明白其中真意的時候，拿什麼去創新？在這種情況下，就應該先去收斂。收斂、收藏足了，然後才能生發出新的東西，這些都是很重要的原則。

第五章

因天之序—十二時辰養生法

中醫講的養生，就是我們每天要按照人體的本性去做，什麼時間做什麼時間的事。「因天之序」，就是說一定要因循生發、生長、收斂、收藏這個順序。我們人體也一樣。

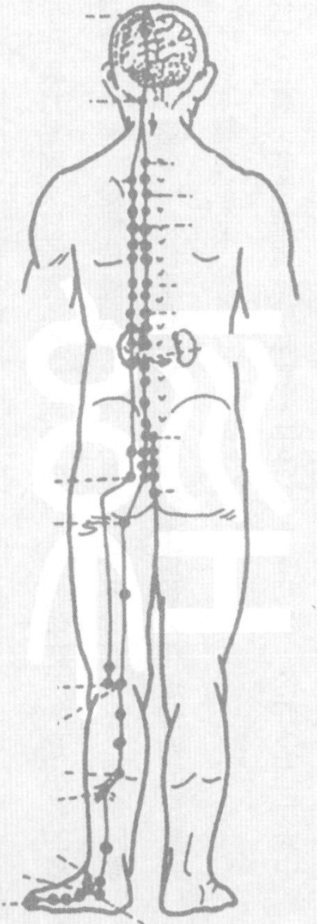

1

子時—膽經當令 子時是膽經值班

子時：夜裏11點到次日凌晨1點 要睡覺

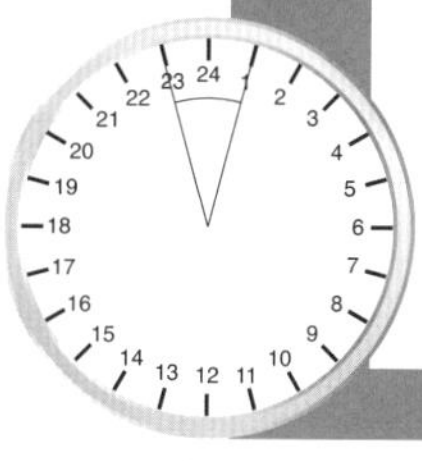

養生機：子時陽氣開始生發

子時是指夜裏11點到次日凌晨1點這兩個小時。我們現在用的是小時的概念，在古代這就叫大時，是兩個鐘頭。從夜裏11點到次日凌晨1點，這個時間是「膽經當令」。「當令」是什麼意思呢？當令就是值班。在這個期間是膽經在這兒值班，所以叫膽經當令。

中國古代文化裏，非常重視這個時辰。子時是一陽初生，恰好是在一天中最黑暗的時候，陽氣開始生發。在《黃帝內經》裏，有一句話叫做「凡十一藏皆取決於膽」。取決於膽的什麼呢？取決於膽的生發。我們在日常生活中經常會有這樣體會，到晚上八、九點鐘的時候，就很容易想睡，可是到夜裏11點的時候，我們就清醒了。為什麼呢？這是因為陽氣在這個時候開始生發起來了。

十二時辰VS.十二生肖

時辰	子時	丑時	寅時	卯時	辰時	巳時	午時	未時	申時	酉時	戌時	亥時
生肖	鼠	牛	虎	兔	龍	蛇	馬	羊	猴	雞	狗	豬
合稱	子鼠	丑牛	寅虎	卯兔	辰龍	巳蛇	午馬	未羊	申猴	酉雞	戌狗	亥豬

❖什麼是膽經呢？

什麼是膽經呢？在中醫文化裏，「臟器」是這麼寫：「藏器」。為了大家便於理解，我在本書中統一使用「臟器」。任何一個臟器都涉及形、氣、神三個層面。所謂「形」，就是它的物質基礎，不要以為把膽囊切了，膽經就生發不起來了。膽經是人體的一條很長的經脈，就是從頭一直到腳，這也是它的形。「氣」指的是什麼呢？氣是指經絡的運行，是生命的運動方式。神是指形、氣特別足了以後的外現。

中醫所說的「藏」，是內藏的意思。有內藏，就有外象。用中醫的觀點來理解，一根手指上就會有「五藏」（五臟）。為什麼這麼說？人的手上是有皮毛的，在中醫理論裏，肺主皮毛。皮毛的問題都跟肺氣有關，像皮膚病，就是跟肺氣有關的。那皮毛裏邊裏的是什麼呢？是肉，肉跟中醫臟器中的脾有關，脾主肌肉。肉裏面有血，心主血脈。肉裏面還有骨頭，骨頭是腎所主，骨頭是最收斂的，是最固斂的一個東西。

還有一個東西就是筋，身體要想活動都是由筋來連綴的。這個筋的好與壞跟哪個臟器有關呢？中醫認為它跟肝有關，跟肝氣有關。肝氣實，則手能握，

為什麼十二生肖中以「鼠」為首？

十二生肖當中，所謂子鼠丑牛，老鼠的象與子時的象有什麼共通性呢？這實際上在告訴我們，膽雖然主生發，但是這個時候陽氣還特別的弱，就像老鼠一樣小，老鼠是夜行動物，雖然小，但非常的活躍，這就是那一點點少陽，它不可以大，但是它一定蘊含保持著一種朝氣蓬勃的東西在裏面。

屈伸靈活；肝氣虛，則手指瘺軟或僵硬。就這小小的一根手指，中醫就可以看出心、肝、脾、肺、腎五臟來。

❖刺激膽經幫助決斷

在子時的時候膽氣是怎麼生發的呢？膽經從人的外眼角開始，一直沿著人的頭部兩側，然後順著人體的側面下來，一直走到腳的小趾、四趾（小趾旁邊倒數第二個腳趾）。我們疲勞時喜歡手臂高舉，就是伸拉膽經以振奮陽氣的一個動作。我們打一個哈欠以後，人就顯得精神一些，這也是膽氣生發起來的象。我們有事情想不清楚、決斷力不夠的時候，經常會做一個動作抓頭，其實我們抓的地方正好是膽經經過的地方，抓頭就是刺激膽經來幫助決斷。

為什麼十二生肖以「鼠」為首？

為什麼在十二生肖中是以鼠帶頭的呢？十二生肖當中，所謂子鼠丑牛，老鼠的象與子時的象有什麼共通性呢？這實際上在告訴我們，膽雖然主生發，但是這個時候陽氣還特別的弱，就像老鼠一樣小，老鼠是夜行動物，雖然小，但非常的活躍，這就是那一點點少陽，它不可以大，但是它一定蘊含保持著一種

朝氣蓬勃的東西在裏面。

這在太極圖裏面就相當於白魚的最尖的那一點，叫少陽之火。那點「火」是所有的陽氣的一個根本的東西，是生發力最足的地方，陽氣最終的生發要從這兒起來。**這就是十二生肖為什麼以鼠為首的原因。**

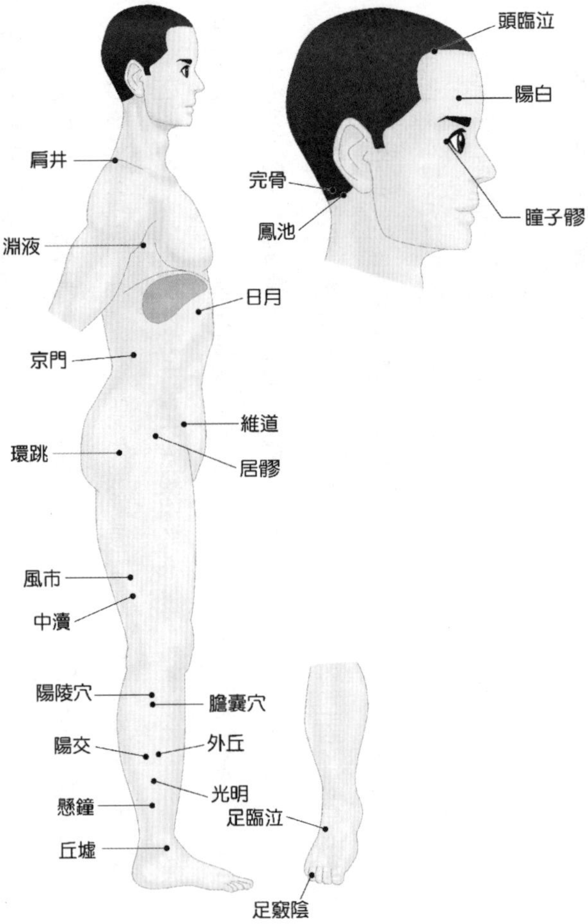

圖 4　子時當令的膽經

失眠的原因與治療方法

現代社會生活節奏加快，熬夜的人越來越多。如果晚上11點以後還不睡覺，慢慢地就會出現失眠的現象。失眠的原因是什麼呢？應該怎麼治療呢？

在臨床上，最為常見的一種失眠是由於心腎不交造成的。所謂心腎不交是什麼呢？心為南方，南方屬火，心就是火，這就是《易經》裏的離卦☲。腎為北方，北方屬水，腎就是水的象，這也就是《易經》裏的坎卦☵。

如果心腎不交，這個卦象就非常的不好，是未濟卦䷿，就是心火是上炎的，腎水是下行的。虛火擾頭，虛火全在上面擾動著人的頭腦的話，人就不容易睡著。如果把這個心火拽下來，讓腎水上去，這樣就形成一個非常好的卦象，是既濟卦䷾，這樣就可以把因心腎不交造成的失眠治療好。

❖吃太飽睡不著

晚飯吃得過飽，也會造成失眠，即「胃不和則臥不安」。假如晚上吃了很多東西的話，元氣和所有的氣血都要用來消化食物，陽氣就不能順暢地運行到頭上。這種失眠怎麼治呢？簡單一句話，晚上少吃。

中國古代養生甚至要求我們「過午不食」。為什麼到晚上要少吃呢？上午

是太陽剛剛升起的時候，陽氣可以化萬物。在上午的時候，吃多少東西都沒有關係，因為人體內部的陽氣可以把食物都消化掉。而到了晚上的時候，就會呈現一派陰霾之氣，這就是陰氣。而在子時這個時候，任何東西都是不容易化開的，夜晚要少吃東西，因本身就不容易消化，會對人體造成傷害。

大家在晚上11點的時候一定要睡覺，因為這個時候養的是剛剛生發起來的陽氣。如果這個時候不休息，陽氣沒養住，就會耗散最寶貴的生機。

養生智慧精華

1. 我們疲勞時手臂高舉，就是伸拉膽經以振奮陽氣的一個動作。打一個哈欠以後，人就顯得精神一些，這也是膽氣生發起來的象。
2. 我們有事情想不清楚、決斷力不夠的時候，經常會做一個動作抓頭，就是刺激膽經來幫助決斷。
3. 晚飯吃得過飽，也會造成失眠，即「胃不和則臥不安」。假如晚上吃了很多東西的話，元氣和所有的氣血都要用來消化這食物，陽氣就不能順暢地運行到頭上。
4. 中國古代養生強調「過午不食」。夜晚要少吃東西，因為不容易消化，會對人體造成傷害。

中醫看失眠

類別	症狀	食養原則	中醫療法
心脾兩虛型	失眠、淺眠易醒、多夢、健忘、頭暈、目眩心悸、心神倦怠、體質虛弱、食慾不振、面色蒼白	選擇益氣補血、養心安神的食品。忌食辛辣或具刺激性的食物	以補養心脾、安寧心神為主
陰虛火旺型	夜間不易入眠、健忘、心煩、手足心熱、口乾舌燥，腰膝痠軟、月經不調	選擇生津養陰、清心降火的食品。忌食辛辣刺激、耗氣傷陰的食物	以滋補肝腎、補陰腎、清心安神為主

十二時辰

序號＼項目	時辰	時間	說明
1	子時	夜裏11點到凌晨1點	膽經當令（膽經在子時值班）
2	丑時	凌晨1點到3點	肝經當令（肝經在丑時值班）
3	寅時	凌晨3點到5點	肺經當令（肺經在寅時值班）
4	卯時	早晨5點到7點	大腸經當令（大腸經在卯時值班）
5	辰時	早晨7點到9點	胃經當令（胃經在辰時值班）
6	巳時	上午9點到11點	脾經當令（脾經在巳時值班）
7	午時	上午11點到下午1點	心經當令（心經在午時值班）
8	未時	下午1點到3點	小腸經當令（小腸經在未時值班）
9	申時	下午3點到5點	膀胱經當令（膀胱經在申時值班）
10	酉時	下午5點到7點	腎經當令（腎經在酉時值班）
11	戌時	晚上7點到9點	心包經當令（心包經在戌時值班）
12	亥時	晚上9點到11點	三焦經當令（三焦經在亥時值班）

2 丑時—肝經當令 丑時是肝經值班

丑時：凌晨1點到3點 養肝血

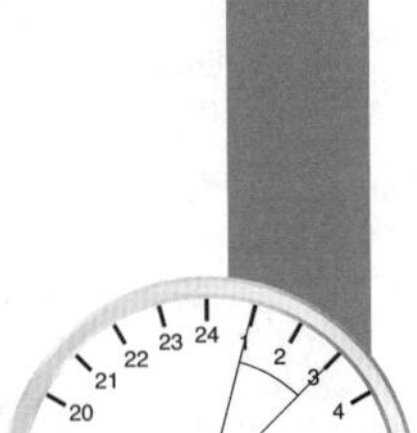

為什麼說左肝右肺？

丑時是指凌晨1點到3點，這個時候是肝經當令，也就是說在這個期間是肝經在人體內值班（見圖5）。我們大家都知道，肝是在人體的右邊，但是我國中醫卻要說左邊是肝、右邊是肺，這是為什麼呢？

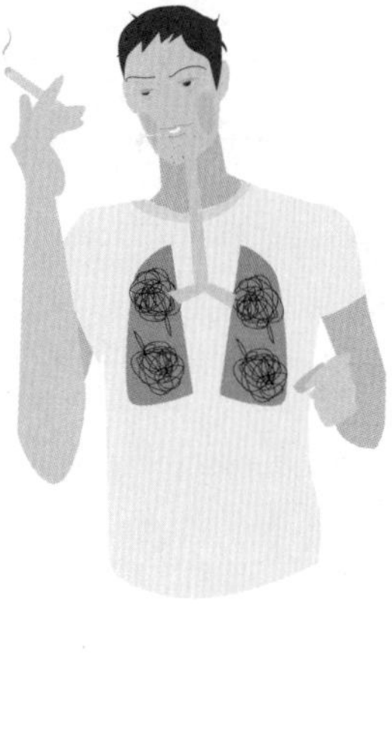

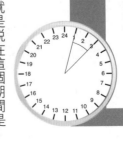

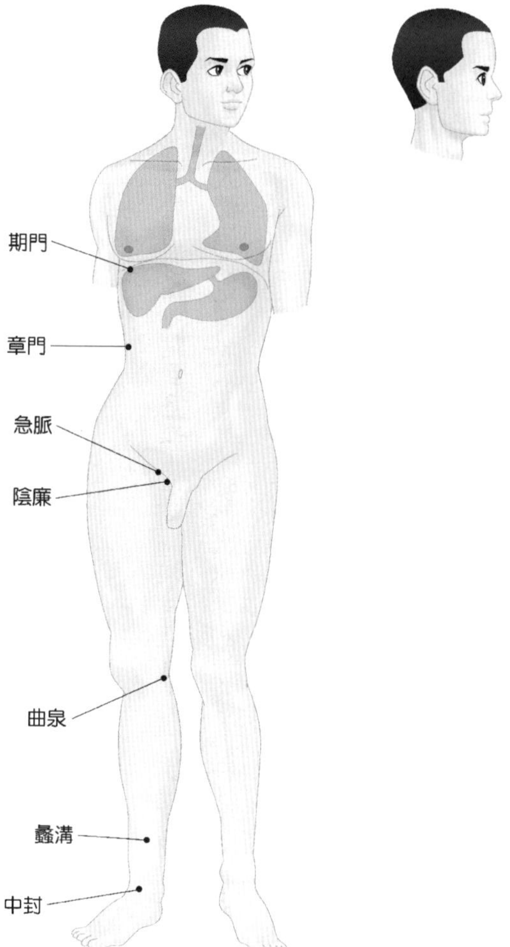

圖 5　丑時當令的肝經

大家可以去藥王殿裏看看，藥王殿裏邊一般供的都是孫思邈的像。孫思邈坐在老虎上，手上抓著一條龍。這是什麼意思呢？在中國，龍就是東方。在中國古代文化裏，東方叫青龍，西方叫白虎，南方叫朱雀，北方叫玄武。

在中醫理論裏，東方為肝，就像青龍，龍都是飛騰向上的。中國古代有一幅很著名的圖叫做「二龍戲珠」，升龍低頭，降龍抬頭（見圖6）。中間的珠子代表生命之珠，上面的青龍一般要降著點頭。

同樣，在古代很多畫虎的圖中，也是這個道理，最兇猛的虎是下山虎，一般畫虎的圖大多畫的是下山虎。虎都是主降的，而白虎是主斂的，是往下降的，而氣往下降的時候一定要想辦法抬起來，這就是中國文化的微妙之處。任何東西不能只升不降，或只降不升，這也就是《易經》裏所講的「否極泰來」的概念、變化的概念。

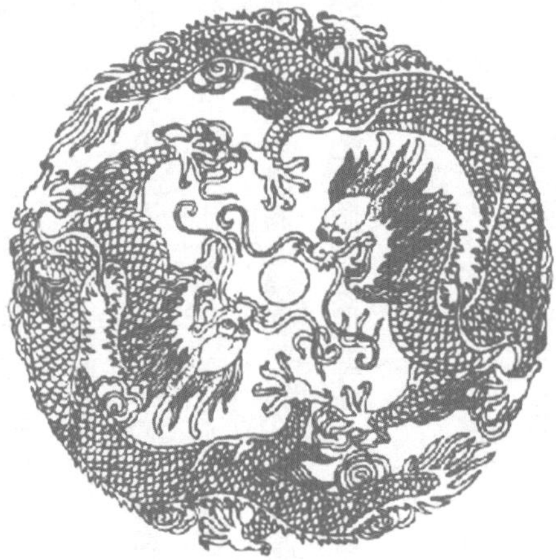

圖6　古代民間流傳的《二龍戲珠》

名詞小辭典

肝陽上亢

又稱肝陽上逆、肝陽偏旺。多因肝腎陰虛，肝陽亢逆無所制，氣火上擾。表現為眩暈耳鳴、頭目脹痛、面紅耳赤、急躁易怒、心悸健忘、失眠多夢、腰膝痠軟、口苦咽乾、舌紅等。治療宜平肝、滋陰降火。

肝氣是主升的，比如說出現頭疼的時候，你去醫院看病，醫生就會告訴你頭疼是屬於肝陽上亢，就是肝的陽氣拼命地往上走。這實際是說你的收斂功能、降的功能出問題了。如果陽氣一直這麼升上去而沒有降下來，就會導致你頭疼。左邊是生發，肝氣是主升的；右邊是主降，肺氣是主降的，在道教的養生裏認為「降龍伏虎」是最難的。也就是說把人體的氣機調整到升中有降、降中有升是最難的。而治病也是這樣，如果能夠把這個氣機把握住，就可以治好病了。

《易經．乾卦》裏的「用九」：「見群龍無首，吉。」就是生發、生長、收斂、收藏全有，這是人生的最高境界，這也是身體的最健康狀態。如果覺得自己身體不健康，就應該追究是哪個方向、哪個部分出問題了，是收藏出問題了，還是生發出問題了。

如果整天沒精打采，就是生發出了問題。生發的問題是什麼原因導致的呢？中醫認為那是因為冬天藏的不夠，腎精耗散得太厲害了，沒有東西可以生發了。在中醫看來應該「水生木」，如果冬天的東西沒藏夠，木就生不起來。

中國文化講究一定要看前三步，看後三步，而不是只看當下。在治病上也是這樣，不能是哪兒的病就治哪兒？中醫裏就講「不治已病治未病」，它的意

不治已病治未病

中醫講「不治已病治未病」，它的意思是不要等有了病才去治病，而是在未得病時就進行預防，並且要找到問題的根本所在。

思是不要等有了病才去治病，而是在未得病時就進行預防，並且要找到問題的根本所在。

肝功能：藏血、主筋

血和幾個臟腑的功能有關。中醫講「心主血脈」，全身無處不是經脈，無處沒有血，「心」能夠將精氣輸布於全身。「肝主藏血」，是指肝的疏泄功能、人的生發之機，全都仰賴肝的疏泄功能。如果一個人經常生氣或鬱悶，就會抑制肝的疏泄、生發功能，就會氣鬱。氣為血之帥，氣鬱則血流不暢，必然導致渾身無力、四肢冰冷。

如果肝的生發功能長期被抑鬱，就會影響其他臟腑的生長和營運功能。哪個臟腑虛弱，廢物不能及時排除，經過積累，就會生癌。東方為肝，就像青龍。藏血就像升龍低頭，這樣它才能夠藏得住。「脾主統血」，是指脾有統攝和分配精血的功能。如果經血沒有從陰道走，而上行從口鼻流出，這就是脾不統血。

肝的第二個功能是「肝主筋」，筋是指連綴四肢百骸、有彈性的筋膜。當人體的彈性出了問題，比如陽痿（肝經繞陰器而行）、痔瘡，都是肝的主筋功

成語小辭典

運籌帷幄

語出《史記》（卷八・高祖本紀）：「夫運籌帷帳之中，決勝於千里之外，吾不如子房。」全句指人在帳幕中謀劃策略高明，能掌控千里之外的作戰形勢，並取得勝利戰果。

能出問題。筋的彈性沒有，是什麼出了問題呢？中醫認為是血出了問題，血不能夠浸潤這條筋了。

現在患肝病的人特別多，其實這和我們日常生活當中一些很不好的習慣密切相關。比如凌晨1點到3點是養肝血的時間，如果不睡覺，就養不起肝血。還有很多人為了應酬大量喝酒，無形中又增加了肝疏泄毒素的工作量，這樣的話只會使肝越來越糟。

養足肝氣才智過人

《黃帝內經・靈蘭秘典論》：將軍之官，謀略出焉。認為肝是將軍之官，是主謀略的。我們的聰明才智能否做最大發揮，全看我們的肝氣足不足。如果肝氣很足的話，我們就顯得很聰明，反應很敏捷。「將軍之官」是什麼意思？將軍不僅可以打仗，還是能夠運籌帷幄的人。將軍運籌帷幄的功能，就相當於肝的藏血功能。而「謀略出焉」，指的就是把肝氣養足了才能夠出謀略，才能木生火，火為心；木旺則火旺，才能「神明出焉」。

養生智慧精華

❶ 凌晨1點到3點是養肝血的時間，如果不睡覺，就養不起肝血。現在患肝病的人特別多，其實這和我們日常生活當中一些不好的習慣密切相關。

❷ 中醫講「不治已病治未病」，它的意思是不要等有了病才去治病，而是在未得病時就進行預防，並且要找到問題的根本所在。

❸ 頭疼是屬於肝陽上亢，就是肝的陽氣拼命地往上走。這實際是說你的收斂功能、降的功能出問題了。如果陽氣一直這麼升上去而沒有降下來，就會導致你頭疼。

❹ 如果肝的生發功能長期被抑鬱，就會影響其他臟腑的生長和營運功能。哪個臟腑虛弱，廢物不能及時排除，經過積累，就會生癌。

❺ 肝是將軍之官，是主謀略的。我們的聰明才智能否做最大發揮，全看我們的肝氣足不足。如果肝氣很足的話，我們就顯得很聰明，反應很敏捷。

3 寅時—肺經當令 寅時是肺經值班

寅時：凌晨3點到5點 深度睡眠

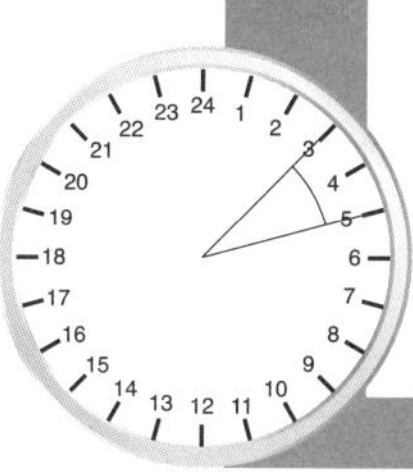

經脈始於肺經

寅時是指凌晨3點到5點，這個時候是肺經當令（見圖7）。在《黃帝內經・經脈》裏就是以肺經開頭的。十二經脈在《黃帝內經》裏是這樣一個順序：肺、大腸、胃、脾、心、小腸、膀胱、腎、心包、三焦、膽、肝。十二經脈是如環無端的，但《黃帝內經》的經脈循行為什麼強調從肺經開始呢？

在《黃帝內經》中，把

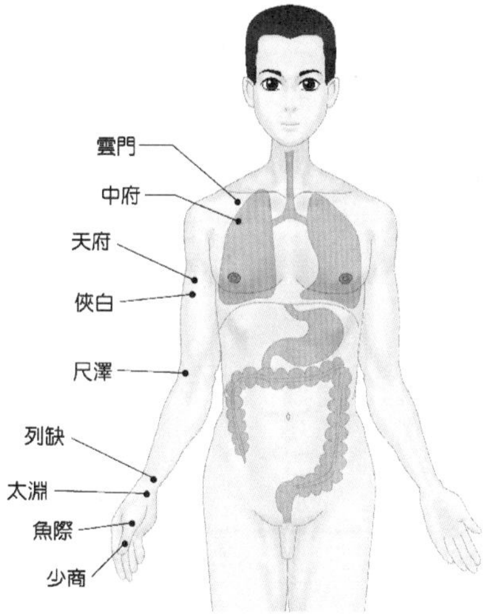

圖7　寅時當令的肺經

為什麼老人容易早醒？

往往老人會在凌晨3點到5點的這個時間醒過來，因為人老了之後，身體的各項機能比以前都差多了，肅降的能力也越來越差了。他已經沒有多少精了，其收斂功能下降，就只剩宣發而沒有肅降，所以老人是容易早醒的。

肺經的功能比作「相傅之官」。所謂相傅，就是皇帝的宰相或者老師。在古代社會裏，這就相當於姜子牙、劉伯溫等。從人體本身來看，位置高於心臟的就是肺。心為君主之官，肺則是相傅之官，很多時候是君主的老師，處於君主之上。

寅時是一個很重要的時辰。現在的正月也是從寅月開始的。人體的氣機也是從肺經開始的，肺經起什麼作用呢？肺經實際上是「主一身之氣」，「主治節」的。凌晨3點到5點的時候，人體的氣血開始重新分配，心需要多少，腎需要多少，這個氣血的分配是由肺經來完成的。

凌晨3點到5點的時候，應該是人睡得最沉的時候。為什麼這樣講呢？因為我們人體從靜到動的轉化，一定是要透過深度睡眠來完成的。這種重新分配的過程，一定要在深度睡眠當中來完成。如果這個時候醒來，就說明氣血量不足了，是非常不好的。

為什麼老人容易早醒？

在對應的十二生肖中，寅時用虎來代表，而這個時候氣血流注於肺經，它主肅降。這個時段，一般是人睡得最深的時候。比如熬夜，一般熬過1、2

中醫小辭典

十二經脈

也叫十二經、正經，是人體經脈的一類，體內氣血運行的主要通路，包括手太陰肺經、手陽明大腸經、足陽明胃經、足太陰脾經、手少陰心經、手太陽小腸經、足太陽膀胱經、足少陰腎經、手厥陰心包經、手少陽三焦經、足少陽膽經、足厥陰肝經等。每條經脈和體內臟腑都有直接聯繫，在各經脈之間，也有表裏配合的關係。

點，到3、4點鐘最難熬。3、4點鐘為什麼難熬？因為這個時候為肅降之氣運行的階段，要是再熬，對人體的傷害最大。

如果凌晨3點到5點的時候人醒來，是很危險的。往往老人會在這個時間醒過來，因為人老了之後，身體的各項機能比以前都差多了，肅降的能力也越來越差了。他已經沒有多少精了，其收斂功能下降，就只剩宣發而沒有肅降，老人是容易早醒的。對於我們不到老年的人而言，如果凌晨3點到5點這個時候醒了，或者是出現大汗淋漓的現象，這都是身體不好的警訊，你要趕快去看醫生。

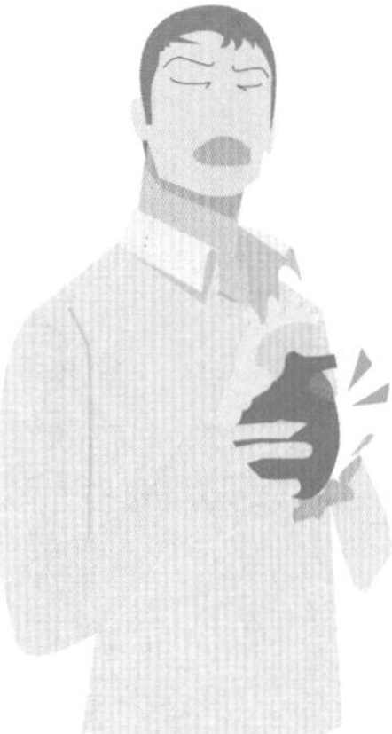

心臟病患者為什麼易死於凌晨三、四點？

一些心臟病患常會死於凌晨三、四點鐘，這也跟肺經在這個時候開始重新分配人體氣血密切相關。寅時（凌晨3點到5點），人身體各部開始由靜轉動，各部位對血、氣的需求量都開始增加。這時肺作為「相傳之官」擔當起「均衡天下」的職責。一旦「宣發」、「肅降」失職，就會造成嚴重的後果。身體各部對血、氣的需求量的增加，就會加重心臟的負擔，這就是許多心臟病患者死於凌晨三、四點的原因。

心臟病患者為什麼易死於凌晨三、四點？

一些心臟病患常會死於凌晨三、四點鐘，這也跟肺經在這個時候開始重新分配人體氣血密切相關。寅時（凌晨3點到5點），人身體各部開始由靜轉動，各部位對血、氣的需求量都開始增加。這時，肺作為「相傳之官」擔當起「均衡天下」的職責。一旦「宣發」、「肅降」失職，就會造成嚴重的後果。身體各部對血、氣的需求量的增加，就會加重心臟的負擔，這就是許多心臟病患者死於凌晨三、四點的原因。

因此，在日常生活當中，我們家裏如果有老人和心臟病患的話，就一定要叮囑他慢慢起床，不要急遽起身、動作太大，同時盡量不要做早鍛鍊（晨間運動）。鍛鍊其實是很講究的，因為早晨氣血剛剛開始分配，這個時候一鍛鍊，等於又生硬地調一些氣血上來，這樣就容易導致猝死。

養生智慧精華

❶在《黃帝內經》中，把肺經的功能比作「相傳之官」。所謂相傳，就是皇帝的宰相或者老師。在古代社會裏，這就相當於姜子牙、劉伯溫等。從人體本身來看，位置高於心臟的就是肺。

❷凌晨3點到5點的時候，人體的氣血開始重新分配，心需要多少，腎需要多少，這個氣血的分配是由肺經來完成的。

❸凌晨3點到5點，應該是人睡得最沉的時候。因為我們人體從靜到動的轉化，一定是要透過深度睡眠來完成。這種重新分配的過程，一定要在深度睡眠當中來完成。如果這個時候醒來，就說明氣血量不足了，是非常不好的。

❹一般熬過一、兩點，到三、四點鐘最難熬。三、四點鐘為什麼難熬？因為這個時候為肅降之氣運行的階段，要是再熬，對人體的傷害最大。

❺對於年紀不大的人而言，如果凌晨3點到5點這個時候醒了，或者是出現大汗淋漓的現象，這都是身體不好的警訊，要趕快去看醫生了。

❻一些心臟病患常會死於凌晨三、四點鐘，這也跟肺經在這個時候開始重新分配人體氣血密切相關。家裏如果有老人和心臟病患，就一定要叮囑他慢慢起床，不要急遽起身、動作太大，同時盡量不要做早鍛鍊（晨間運動）。鍛鍊其實是很講究的，因為早晨氣血剛剛開始分配，這個時候一鍛鍊，等於又生硬地調一些氣血上來，這樣就容易導致猝死。

4

卯時—大腸經當令 卯時是大腸經值班

卯時：早晨5點到7點 應排便

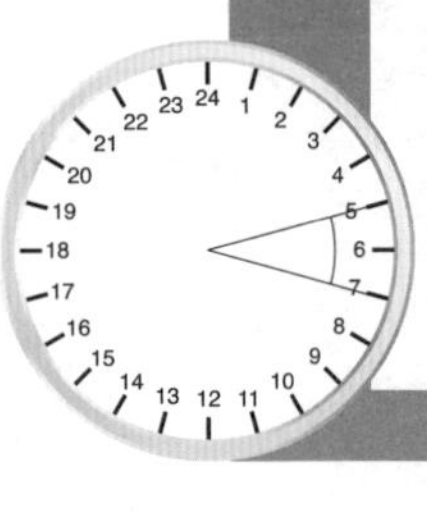

天門與地戶

卯時是指早晨5點到7點，這是大腸經當令的時段（見圖8）。有些人說早晨要養成排便的習慣，其實這個習慣不用養，這是人體氣機的一種自然走勢。早晨5點到7點的時候，排便是人體很正常的一種現象。古語裏把早晨叫做天門開。5點到7點的時候天亮了，這就叫天門開。相對而言，地戶也要開，地戶在中醫裏就是指魄門，魄門就是肛門。

從排泄看心肺功能

中醫裏還有句話叫做「肺與大腸相表裏」。表裏是什麼呢？表裏是一種關係，就好像夫妻。丈夫在外邊忙著的時候，妻子就應該把家裏照應好；丈夫如果在外面特別忙，那妻子也相對比較忙。肺為裏、為妻；大腸為表、為夫。

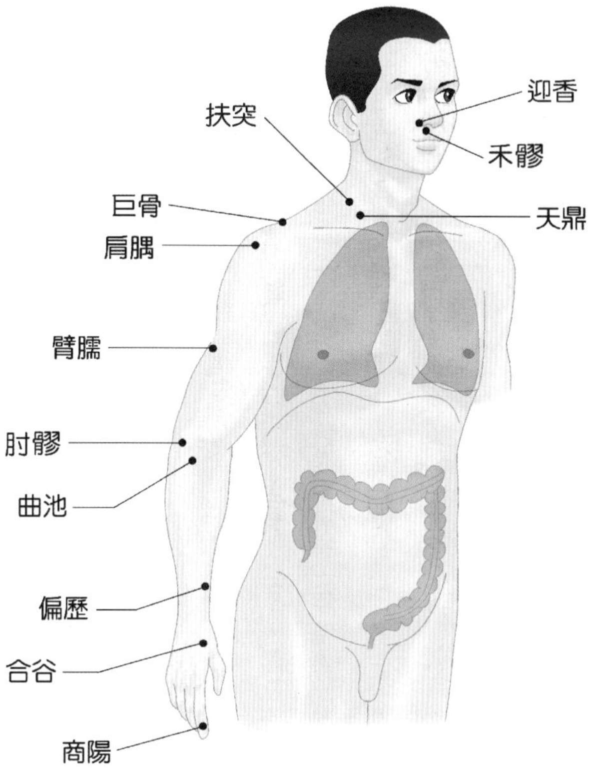
迎香
扶突
禾髎
巨骨
天鼎
肩髃
臂臑
肘髎
曲池
偏歷
合谷
商陽

圖 8　卯時當令的大腸經

中醫小辭典

津

津是人體體液的組成部分，為體液之清而稀薄者，來源於飲食，隨三焦之氣出入肌膚腠理之間，以溫養肌肉，充潤皮膚。津出腠理則為汗，下達膀胱即為尿。也泛指唾液、汗、涕等人體所含的水分。

大腸與排便有關。當排便不通暢的時候，應該憋一口氣而不是握拳頭。如果大便變細，或者出現其他問題，實際上這是「氣」出了問題。這個氣就是肺氣，它可以推動著大便下來。現在一提起便祕，大家一般都把它和排毒的概念放在一起，其實便祕的真正危險在於它有可能造成心臟病的突發。下面一使勁，上面會空掉，中醫問診非常強調問病患大小便的情形，實際上是在問心肺的功能。

便祕與拉肚子

大腸經有一個很重要的功能就是「津」，津就是往外滲透的力量。便祕和拉肚子都涉及一個「主津所生病」的問題。便祕是什麼現象呢？便祕就是肺氣過實。津的力量過強，把裏面的液都滲透出去了，就會形成便祕。如果津的力量特別弱時，就會拉肚子。

津的力量的強與弱，和別的臟器也密切相關，如脾陽的運化能力和腎火的溫熙能力等。中醫治療便祕和拉肚子，都是從「津」的功能去著手。

養生智慧精華

❶早晨5點到7點，這是大腸經當令的時段。這是人體氣機的一種自然走勢，這個時段排便是人體很正常的一種現象。古語裏把早晨叫做天門開。5點到7點的時候天亮了，這就叫天門開。相對而言，地戶也要開，地戶在中醫裏就是指魄門，魄門就是肛門。

❷中醫問診非常強調問病患大小便的情形，實際上是在問心肺的功能。大腸與排便有關。當排便不通暢的時候，實際上這是「肺氣」出了問題，它可以推動著大便下來。現在一提起便祕，大家一般都把它和「排毒」的概念放在一起，其實便祕的真正危險在於它有可能造成心臟病的突發。

❸大腸經有一個很重要的功能就是「津」，津就是往外滲透的力量。津的力量過強，把裏面的液都滲透出去，就會形成便祕。如果津的力量特別弱時，就會拉肚子。

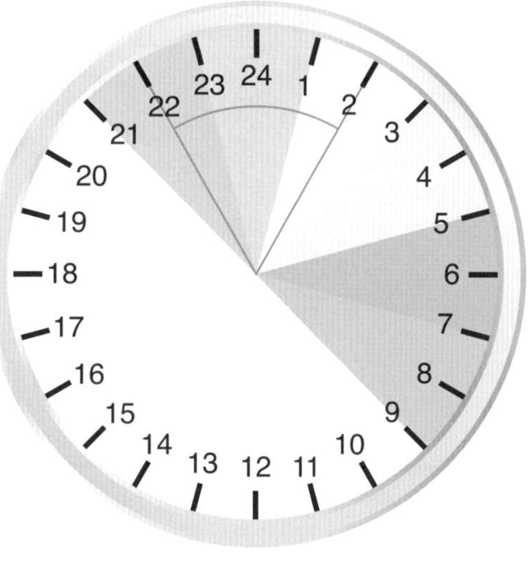

排毒時刻表

◆淋巴　21：00～23：00
適合聽音樂等放鬆心情的事情，以利免疫系統有效運作。

◆皮膚　22：00～02：00
皮膚新陳代謝最好的時間。

◆肝臟　23：00～01：00
肝臟的排毒時間，需在睡眠中進行。

◆肺臟　03：00～05：00
肺的排毒時間，咳嗽動作有利排毒。

◆大腸　05：00～07：00
大腸的排毒時間，排便排毒的最好時間。

◆小腸　07：00～09：00
小腸吸收營養的時間，最適合吃早餐的時間。

5 辰時—胃經當令 辰時是胃經值班

辰時：早晨7點到9點 一定要吃早飯

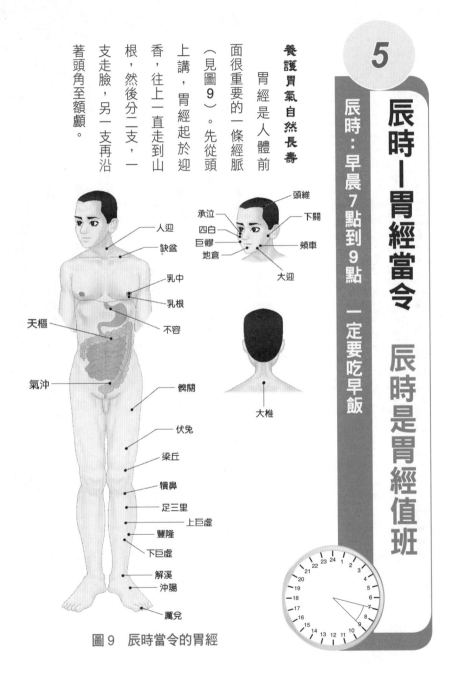

養護胃氣自然長壽

胃經是人體前面很重要的一條經脈（見圖9）。先從頭上講，胃經起於迎香，往上一直走到山根，然後分二支，一支走臉，另一支再沿著頭角至額顱。

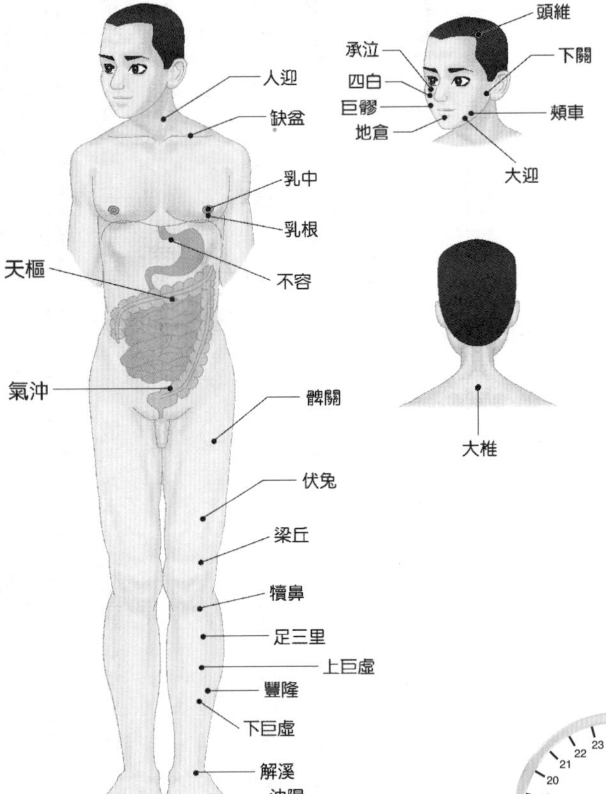

圖9 辰時當令的胃經

胃經接著沿著我們的頸部一直往下走，然後經過乳中（乳中就是乳房的正中線）。有些女性經前有乳房脹痛的現象，其實都是跟胃經淤滯有關。還有女性的乳汁，實際上是血的轉化。我們吃下東西，它轉化出來的精華就是血。而乳汁又是血的轉化，它更容易讓嬰兒吸收。

胃經接著由乳中下到大腸，然後一直下來沿著腿的前側走。如果腿的前側出現問題，通常是胃經出了問題。古人非常強調護膝，他們席地而坐時就是將兩手放在膝蓋上，甚至跪坐著也將兩手放在膝蓋上。這是因為胃經也經過膝蓋，而我們的手中有一個勞宮穴，這個穴位屬於火穴，用手捂住膝蓋，就可以防止膝蓋受涼。

在胃經上，還有一個很重要的穴位叫足三里。它在膝下三寸處，它是一個長壽穴。經常按摩足三里，實際上也是養護我們胃氣的一個好辦法。

為什麼早餐很重要？

辰時是早晨7點到9點，是胃經當令的時段。經脈氣血是從子時一陽初生，到卯時的時候陽氣就全生起來了。辰時，太陽也已經升起來了，天地出現一片陽的象。這個時候吃早飯就像貴如油的春雨，人體需要補充一些陰，食物

就屬於陰。前面都是陽氣在運化，這個時候吃食物就是對人體的補充。

為什麼吃早飯不容易發胖？因為上午是陽氣最足的時候，也是人體陽氣氣機最旺盛的時候，這時候吃飯最容易消化。另外，到9點以後就是脾經當令了，脾經能夠透過運化把食物變成精血，然後輸送到人的五臟去，早飯吃得再多也不會發胖。

為什麼早餐很重要？

辰時是早晨7點到9點，是胃經當令的時段。經脈氣血是從子時一陽初生，到卯時的時候陽氣就全生起來了。辰時，太陽也已經升起來了，天地出現一片陽的象。這個時候吃早飯就像貴如油的春雨，人體需要補充一些陰，食物就屬於陰。前面都是陽氣在運化，這個時候吃食物就是對人體的補充。

為什麼吃早飯不容易發胖？

因為上午是陽氣最足的時候，也是人體陽氣氣機最旺盛的時候，這時候吃飯最容易消化。到9點以後就是脾經當令，脾經能夠透過運化把食物變成精血，然後輸送到人的五臟去，早飯吃得再多也不會發胖。

為什麼長痤瘡（青春痘）？

有些年輕人長痤瘡，通常長在額頭和臉頰上，這都是胃經的病，治痤瘡有一個很好的方法就是從胃經治。痤瘡大多是由於胃寒造成的，往往這種長痤瘡的人都特別喜歡喝冷飲以及精神鬱悶，而這兩者都會造成胃寒。

為什麼長痤瘡（青春痘）？

我們現在經常會看到一些年輕人長痤瘡，通常長在額頭和臉頰上，這都是胃經的病，治痤瘡有一個很好的方法就是從胃經治。痤瘡大多是由於胃寒造成的，往往這種長痤瘡的人都特別喜歡喝冷飲以及精神鬱悶，而這兩者都會造成胃寒。

人體內部是一個恒溫機制，假如你喝了大量冷飲，慢慢地就形成了胃寒，而人體是有自保功能的，它自身會攻出熱來驅散胃裏的寒氣。它攻出來的熱就是燥火，這時候你就會感到更渴。一般不懂這個道理的人，在這個時候就會再喝冷飲，這樣人體就會散出更多的熱來攻胃寒。由此反反覆覆惡性循環，慢慢地這個燥火就會表現在臉上，成為痤瘡。

我們夏天喝水就應該喝溫水。如果大家喝涼水，人體就攻出燥火來，就更不解渴了。因此，痤瘡是燥火的表現，治療痤瘡從胃經上治就可以了。

養生智慧精華

❶女性的乳汁，實際上是血的轉化。我們吃下東西，它轉化出來的精華就是血。而乳汁又是血的轉化，它更容易讓嬰兒吸收。

❷古人非常強調護膝，他們席地而坐時就是將兩手放在膝蓋上，甚至跪坐著也將兩手放在膝蓋上。這是因為胃經也經過膝蓋，而我們的手中有一個勞宮穴，這個穴位屬於火穴，用手捂住膝蓋，就可以防止膝蓋受涼。

❸在胃經上，還有一個很重要的穴位叫足三里。它在膝下三寸處，它是一個長壽穴。經常按摩足三裏，實際上也是養護我們胃氣的一個好辦法。

❹因為上午是陽氣最足的時候，也是人體陽氣氣機最旺盛的時候，這時候吃飯最容易消化。到9點以後就是脾經當令，脾經能夠透過運化把食物變成精血，然後輸送到人的五臟去，早飯吃得再多也不會發胖。

❺一些年輕人長痤瘡（青春痘），通常長在額頭和臉頰上，這都是胃經的病，治痤瘡一個很有效的方法就是從胃經治。痤瘡大多是由於胃寒造成的，往往這種長痤瘡的人都特別喜歡喝冷飲以及精神鬱悶，這兩者都會造成胃寒。

6

巳時—脾經當令

巳時是脾經值班

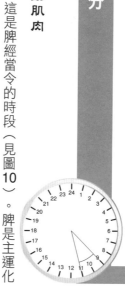

巳時：上午9點到11點　運送養分

脾主運化：把養分氣血輸送到肌肉

巳時是指上午9點到11點，這是脾經當令的時段（見圖10）。脾是主運化的，脾和肺在中醫裏同屬於太陰。所謂的太陰，就是它們都具有分配的功能。肺分配的是全身的氣血，而脾主要是把胃中消化的食物養分、氣血，輸送到肌肉紋理當中，脾的工作相對於肺來說，是一個前期的初步工作。

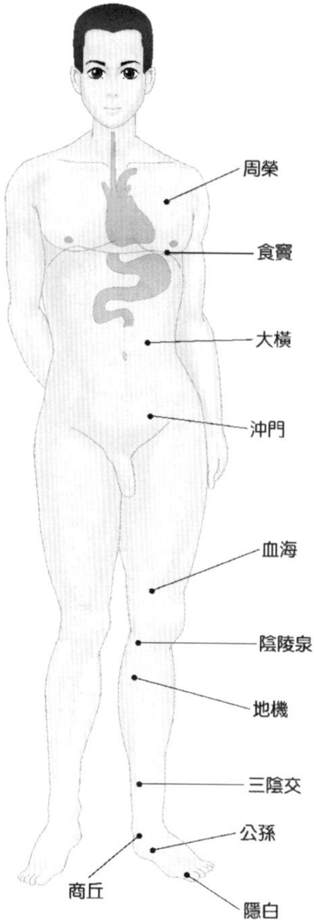

圖10　巳時當令的脾經

病症小辭典

糖尿病

也稱為「消渴症」或「渴病」，主要症狀為「三多」：多尿、多喝、飢餓多吃、軟弱無力、體重減輕等，是胰臟不能正常分泌胰島素的病症，因血液中糖分無法吸收、分解，所以尿液中含有糖分。主要病因為肥胖、遺傳等，會引起心臟病、腎臟病、高血壓等併發症。

脾還有一個功能就是主一身的肌肉。如果脾的功能很好的話，我們的肌肉就會很發達。脾的運化功能是否正常，往往會透過嘴唇表現出來。如果脾的運化功能很好的話，我們嘴唇就很滋潤、很豐滿；反之，嘴唇就會發癟、乾枯。

我們通常所説的重症肌無力的問題，實際上也是由於脾病造成的。還有一些老年人，我們會發現他們有一個現象，就是其眼皮都塌下來了。其實上眼皮也是為脾所主，眼皮鬆弛，這就説明脾主肌肉的功能出現問題。

思慮過度會傷脾

我們在談意志的時候就講到了，意是脾的神明，脾在志為思。脾功能發達的人，肯定是頭腦很靈活的人，他的關聯性一定非常的強。如果思慮過度的話，就會傷了脾，傷了脾氣、脾經、脾神，傷了「意」，人就會消瘦，這就是「思傷脾」。

糖尿病就是脾病

脾字從肉從卑，在五臟這個家族中它就像個小丫鬟，這個小丫鬟要是不幹活了，我們的身體就會出大問題。比如糖尿病就是脾病，這個病很棘手。

再者，脾液為「涎」，也就是口水。小孩子因為脾胃後天虛弱，愛流口水。大人流口水，則是脾虛的相，這種人通常很懶。總之，諸濕腫滿，皆屬於脾。我們身體只要出現消瘦、流口水、濕腫等這些問題，都屬於脾病，大家記住從脾上去治就可以了。

養生智慧精華

❶ 脾是主運化的，脾和肺在中醫裏同屬於太陰。所謂的太陰，就是它們都具有分配的功能。肺分配的是全身氣血，而脾主要是把胃中消化的食物養分、氣血，輸送到肌肉紋理當中去。

❷ 脾的功能很好的話，我們的肌肉就會很發達。脾的運化功能是否正常，往往會透過嘴唇表現出來。如果脾的運化功能很好的話，我們嘴唇就很滋潤、很豐滿；反之，嘴唇就會發癟、乾枯。

❸ 重症肌無力的問題，實際上也是由於脾病造成的。還有一些老年人，我們會發現他們有一個現象，就是眼皮都塌下來了。其實上眼皮也是為脾所主，眼皮鬆弛，這就說明脾主肌肉的功能出現問題。

❹ 脾功能發達的人，肯定是頭腦很靈活的人，他的關聯性一定非常的強。如果思慮過度的話，就會傷了脾，傷了脾氣、脾經、脾神，傷了「意」，人就會消瘦，這就是「思傷脾」。

❺ 糖尿病就是脾病。再有，脾液為「涎」，也就是口水。小孩子因為脾胃後天虛弱，愛流口水。大人流口水，則是脾虛的相，這種人通常很懶。總之，諸濕腫滿，皆屬於脾。我們身體只要出現消瘦、流口水、濕腫等問題，都屬於脾病。

7 午時—心經當令 午時是心經值班

午時：上午11點到下午1點 小睡片刻有益健康

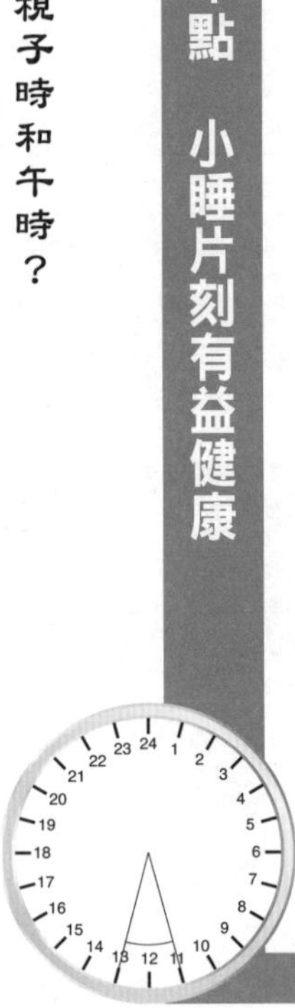

古人為什麼特別重視子時和午時？

午時是指上午11點到下午1點，這個時候是心經當令（見圖11）。午時和子時相對。心經當令的時候是午時一陰生，在這種陰陽交替的關鍵時刻，人們最好處於休息的狀態，不要干擾陰陽的變化。

古人是非常重視子時和午時這兩個時辰的，古代練功的人也很重視子午功。這就是我們所講的心腎相交的問題。心和腎相交的能力越強，人就顯得越精神。心的神明為神，腎的神明為志。這個時候心腎相交，就是讓心火沉下去，讓腎水上來。古代練功的人就是要借助天地陰陽轉換的時候，去利用天機的運行來獲取對身體有益的能量。

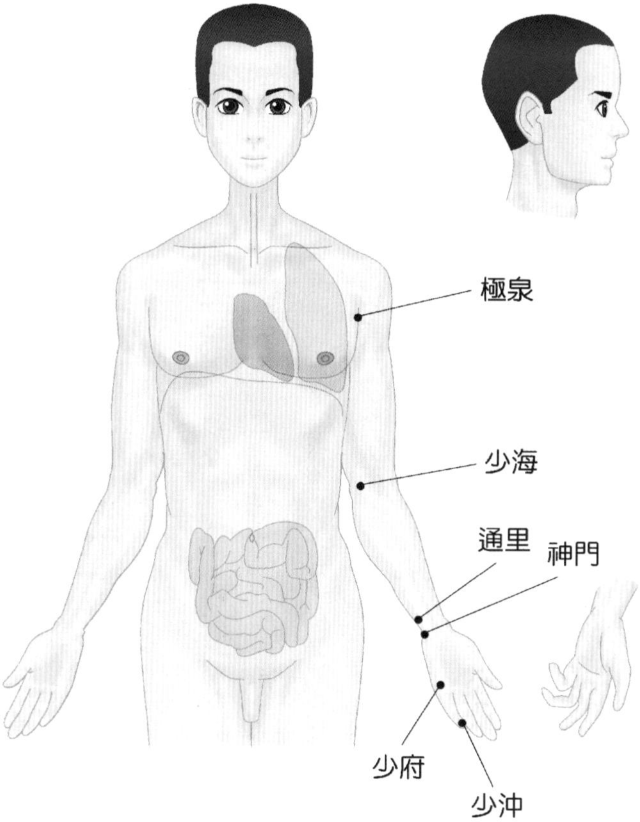

圖 11　午時當令的心經

> **為什麼睡午覺有益健康？**
> **其實睡覺也能達到心腎相交。深度睡眠的時候，就是指心腎相交的時候，睡得不穩和多夢就是心腎不交。午時和子時要休息和睡覺。特別是午間要有一點小憩，就是要稍微休息一下。即使睡不著，只閉上眼睛養養神，對身體也是很有好處的。**

為什麼睡午覺有益健康？

我們許多人不練功，怎樣才能達到心腎相交呢？其實，睡覺也能達到心腎相交。深度睡眠的時候就是指心腎相交的時候，睡得不穩和多夢就是心腎不交。午時和子時要休息和睡覺。特別是午間要有一點小憩，就是要稍微休息一下。即使睡不著，只閉上眼睛養養神，對身體也是很有好處的。

另外，還有兩種心腎相交的現象。一種是被人一棒子打暈的時候，在暈的那一瞬間人能達到心腎相交。還有一種就是暈針，在護士還沒有打針的時候，有的人就會一下子暈過去，這也是心腎相交的現象。往往暈針的人病好治，因為他能夠一瞬間達到心腎相交。

午「馬」的含義—午在十二生肖當中屬馬

午在十二生肖當中屬馬。這個「馬」有什麼特性呢？在中醫裏有一味藥叫做「阿膠」，一定要用山東的黑驢和阿井的水來熬製才行。馬和驢有什麼不同？在中國古代文化裏，認為馬是屬於火性的，而驢屬於水土之性。馬是這樣的一種動物，你抽它一鞭子它會跑到死，它就像我們的心臟一樣永遠在那兒跳躍不停。而驢就不一樣，你越抽它，它越不動，你再抽它，它就耍脾氣。

中藥小辭典

阿膠

性味：味甘，性平

功效：具有養肺止咳、滋陰潤燥、補血止血等功效，可用於口乾、乾咳少痰、貧血、崩漏、促進鈣質吸收、消除疲勞、能提升免疫力等。

說明：是一種中藥名。原產於山東省東阿縣，以驢皮加阿井水熬製而成，也稱為「驢皮膠」。為長方形塊狀，質地脆而易碎，表面有光澤，呈烏黑或棕黑色。

阿膠主要功能是收斂，就必須用驢皮來熬製。驢屬於水性，水性是主收斂的，阿膠這味藥就是取其收斂的性質。如果用馬皮代替驢皮來熬阿膠的話，它就是主散的，它就達不到阿膠的那種主收斂的效果。所以說藥是不可亂製、亂吃的。

現在很多人把阿膠當做補血的藥物，實際上是從中醫的角度來說的。血是紅色的，就像心火一樣，它是主散的。食用阿膠，實際上是增強血的收斂功能。它不是補血，而是使血能夠相對地收斂住。這才是阿膠的真正功能。

心為五臟之首

中醫認為在五臟中，心為「君主之官」，它的重要意義就可想而知。君主，在中國古代就是指皇上，還叫「天子」，也可以說就是天的兒子。這個「心」對五臟這些「百姓」而言，它就是「天子」，它在最高位。可是它上面還有個天，這個天是誰呢？實際上，這個天就是我們說的「元氣」。

心如天子雖然統攝五臟，但是還有人管它，就是元氣管

它。作為人間的皇帝，同樣是氣數管它。元氣沒了，心臟這匹快馬也就停歇了。

由此可知，西醫所說的心臟病，在中醫看來其根源在於腎精和真陽元氣。治療心臟病的關鍵在於固攝真陽元氣。

養生智慧精華

❶ 心經當令的時候是午時一陰生，在這種陰陽交替的關鍵時刻，人們最好處於休息的狀態，不要干擾陰陽的變化。

❷ 古人是非常重視子時和午時這兩個時辰，古代練功的人也很重視子午功。這就是我們所講的心腎相交的問題。心和腎相交的能力越強，人就顯得越精神。練功的人就是要借助天地陰陽轉換的時候，去利用天機的運行來獲取對身體有益的能量。

❸ 睡覺也能達到心腎相交。深度睡眠的時候就是指心腎相交的時候，睡得不實和多夢就是心腎不交。午時和子時要休息和睡覺。特別是午間要有一點小憩，就是要稍微休息一下。即使睡不著，只閉上眼睛養養神，也是對身體很有好處的。

❹ 現在很多人把阿膠當做補血的藥物，實際上是從中醫的角度來說的。血是紅色的，就像心火一樣，它是主散的。食用阿膠，實際上是增強血的收斂功能。它不是補血，而是使血能夠相對地收斂住。這才是阿膠的真正功能。

❺ 中醫認為在五臟中，心為「君主之官」，這個「心」對五臟這些「百姓」而言，它就是「天子」，它在最高位，可是它上面還有個天，這個天是誰呢？實際上，這個天就是我們說的「元氣」。心如天子雖然統攝五臟，但是還有人管它，就是元氣管它。作為人間的皇帝，同樣是氣數管它。元氣沒了，心臟這匹快馬也就停歇了。

8 未時——小腸經當令 未時是小腸經值班

未時：下午1點到3點 吸收營養精華

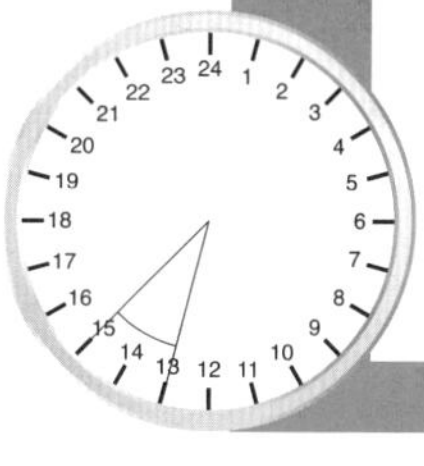

小腸像國稅局

未時是指下午1點到3點，這個時段是小腸經當令（見圖12）。西醫認為小腸是主吸收的，中醫裏說小腸是「受盛之官，化物出焉」。這是什麼意思呢？受盛之官就有點像國稅局，收了很多的錢，但它自己不能花，必須上繳出去來回饋社會，這就叫「化物出焉」。小腸的功能就是先吸收被脾胃消化後的食物養分精華，然後再把它分配給各個臟器。

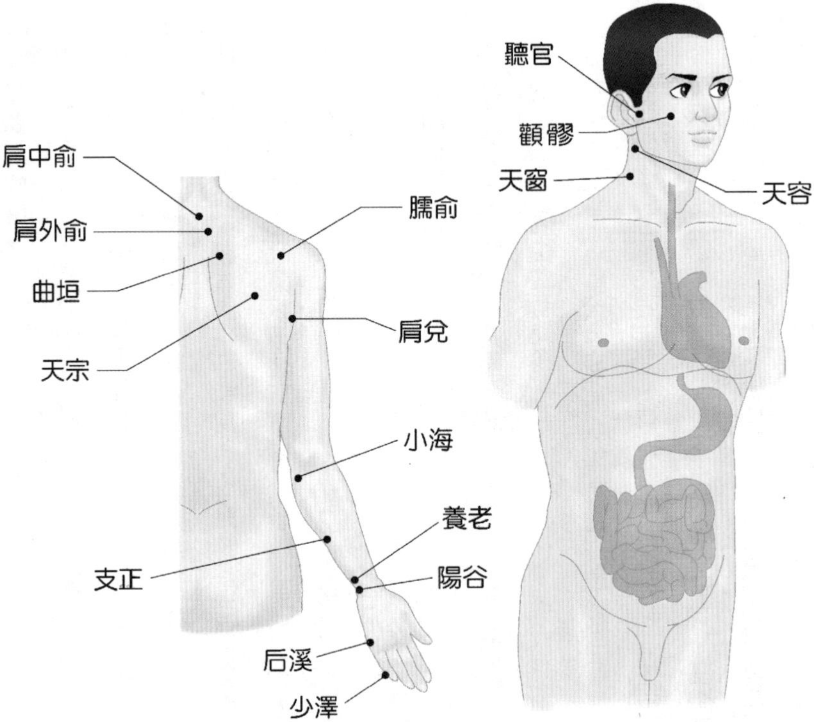

圖 12 未時當令的小腸經

為什麼午飯要吃好？

因為下午1點到3點的時候小腸經當令，人體主吸收，我們午飯要吃好。這個「好」是指什麼呢？就是營養和口味都要相對好些，還要好吸收。這就涉及一個「補」的概念：不是吃什麼好東西就能「補」。如果吸收能力很差的話，吃再好的東西，在體內也不能夠消化吸收，也照樣會成為垃圾。形成垃圾以後，人體還得調出元氣來消化它，這樣反而使身體變得更虛。吃飯和進補都要針對個人情況。這裏說的個人情況，就是中醫裏講的消化能力和吸收能力。

心與小腸關係緊密

心與小腸相表裏，表就是陽，裏就是陰。陽出了問題，陰自然也有問題；而陰要出了問題，陽也會有問題。

心為君主之官，心是不受邪的，因為它主散。因此，心臟病在最初很可能會表現在小腸經上，在臨床上，有一些病人每天到下午兩點多鐘的時候，就會胸悶心慌。可是去醫院檢查，又查不出他的心臟有什麼問題。因為小腸屬於陽，是外邊，外邊很敏感的地方出問題了，裏邊的心臟肯定也就出問題了。

在下午1點到3點這個時段，如果身體出現臉紅、胸悶這些現象，就應該

為什麼午飯要吃好？

因為下午1點到3點的時候小腸經當令，人體主吸收，我們午飯要吃好。這個「好」是指營養和口味都要相對好些，而且還要好吸收。

注意心臟。因為大多數情況下，這是心臟有問題的表現。

到小腸經當令的時候對應的生肖、時辰分別是羊和未時。未時主小腸，小腸主吸收。大家看中國的「美」字，就是「羊」字加「大」字，因為未時是主滋味的。我們中國人關於美的概念是跟西方人很不一樣的，中國人關於美的概念首先是要滿足口腹之欲。

養生智慧精華

1. 小腸的功能就是先吸收被脾胃消化後的食物養分精華，然後再把營養精華分配給各個臟器。
2. 因為下午1點到3點的時候小腸經當令，人體主吸收，我們午飯要吃好，就是營養和口味都要相對好些，還要好吸收。
3. 「補」的真正概念：不是吃什麼好東西就能「補」。如果吸收能力很差的話，吃再好的東西，在體內也不能夠消化吸收，也照樣會成為垃圾。形成垃圾以後，人體還得調出元氣來消化它，反而使身體變得更虛。
4. 吃飯和進補都要針對個人情況，就是中醫裏講的消化能力和吸收能力。
5. 在下午1點到3點這個時段，如果身體出現臉紅、胸悶這些現象，就應該注意心臟。因為大多數情況下，這是心臟有問題的表現。

9

申時—膀胱經當令

申時是膀胱經值班

申時：下午3點到5點 最佳學習黃金時間

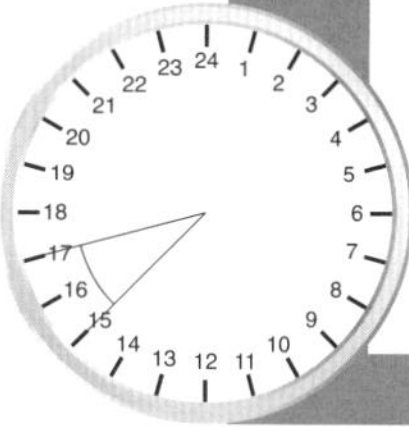

申時是指下午3點到5點，這是膀胱經當令的時段（見圖13）。膀胱經起於目內眥睛明穴，然後上頭沿著後背一直到小趾。它是一條很重要的經脈，在中醫裏號稱足太陽。

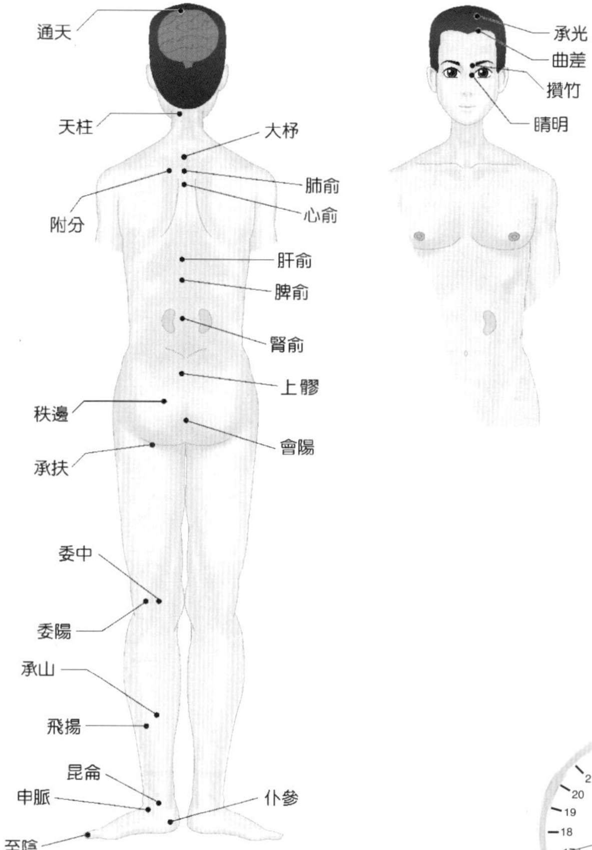

圖 13　申時當令的膀胱經

膀胱經是一條可以走到腦部的經脈。在申時，氣血容易上輸於腦部，學習效率很高。古語說「朝而授業，夕而習複」，就是說早晨學完東西，到15點至17點的時候，就應該好好地去練習來強化我們的記憶。

❖每天最佳學習黃金時間

申時（下午3點至5點）這個時段是學習的最佳時段。如果企業在這個時候開會的話，應該是辦公效率最高的時候。申時是膀胱經值班，如果一個人辦事效率不高、容易健忘，可能意味著他的膀胱經出了問題。

為什麼頭痛？

中醫認為，頭痛不是一個簡單的問題。如果因頭痛去看中醫的話，大夫一定會問具體是哪兒痛：是兩邊痛，還是前額痛？是後腦痛，還是裏面中空痛？這是幾種完全不同的頭痛。

如果頭痛是兩邊痛，就是膽經出了問題。而左邊偏頭痛和右邊偏頭痛也是不同的，因為左主肝，右主肺。如果左邊偏頭痛，就很有可能是肝血的問題；而右邊頭痛就有可能是肺氣的問題。前額痛呢？前額痛就是胃經出了問題。就

和我們前面說的痤瘡一樣，在中醫裏都歸屬於胃經的病。裏面的中空痛，是肝經出現問題，而後腦痛就是膀胱經的問題。不同的頭痛，它的原因不同，用藥上也有所不同。

中醫看頭痛飲食宜忌

類型	症狀	宜食	禁忌
實證頭痛	發病時疼痛較明顯	飲食宜清淡，除米、麵主食外，可多吃青菜及水果	忌食公雞、螃蟹、蝦，不宜吸煙、喝酒
虛證頭痛	發病時較緩和，病情時發時停	多吃富含營養的食物，如母雞、豬肉、豬肝、蛋或桂圓湯等	

大小便時也能養生

「膀胱與腎相表裡」，中醫認為，小便通暢是太陽膀胱經氣足的表現。膀胱經氣是主管存儲津液與防禦外邪的，它又與腎相表裏，也就是膀胱受腎管。用一個淺顯的例子來說，如果小便不通暢，就是腎出了問題。

每天最佳學習黃金時間

申時（下午3點至5點）這個時段是學習的最佳時段。如果企業在這個時候開會的話，應該是辦公效率最高的時候。申時是膀胱經值班，如果一個人辦事效率不高、容易健忘，可能意味著他的膀胱經出了問題。

小孩和老人小便時有一個現象，就是有時頭部會打一下冷顫。但是老人的打冷顫和小孩的打冷顫是不一樣的。小孩子是腎氣不足以用，腎氣、腎精還沒有完全調出來，小便時氣一往下走，下邊一用力上邊就有點空，就會冷顫一下；而老人是腎氣不足導致氣血虛，下邊一使勁上邊也就空了。

古人非常強調在行、走、坐、臥中養生，包括大小便時也能養生。在小便的時候有一個非常重要的養生原則，就是一定要咬住後槽牙。因為腎主骨，牙齒是腎精的外現，牙齒也是骨頭的象，它在骨頭中是最為密固的，也是收斂氣最足的。

牙齒好不好，是腎氣的問題。在小便的時候咬住牙關是有原則的，就是要「腎齒兩枚如咬物」。「如咬物」就是好像咬住東西，實際上就是保持氣機內收的一個狀態，收斂住自己的腎氣，讓它不外泄。

口唇乾燥怎麼辦？

膀胱經「存儲津液，氣化出焉」，在人體經脈中是最長的一條。申時在十二生肖裏對應為猴子。猴子是上竄下跳的，可以上到最高處，也可以下到最低處，這就是猴性，這就是膀胱經的象。膀胱是主存儲津液的。

「氣化則能出焉」是什麼意思呢？舉個例子大家就明白了。在臨床當中，有很多的乾燥症患者。所謂「乾燥症」就是口唇乾燥，這種病在老人中特別多。因為嘴巴裏的唾液為腎所主，一遇到乾燥症很多人就認為是腎陰虛，就拼命地補腎陰，往往會越補越口乾。

其實，人體的腎就像水池或沼澤，要想讓它升上來，一定要靠太陽的氣化作用。而膀胱經的氣化功能就相當於太陽，膀胱經的氣化功能好的話，就能夠把腎水帶上來，我們嘴裏就有唾液。如果氣化功能不好的話，陽氣不足，腎水也上不來，我們就會口唇乾燥。治這種病不妨換個思路，從腎陽和膀胱經的氣化功能方面多下些工夫。

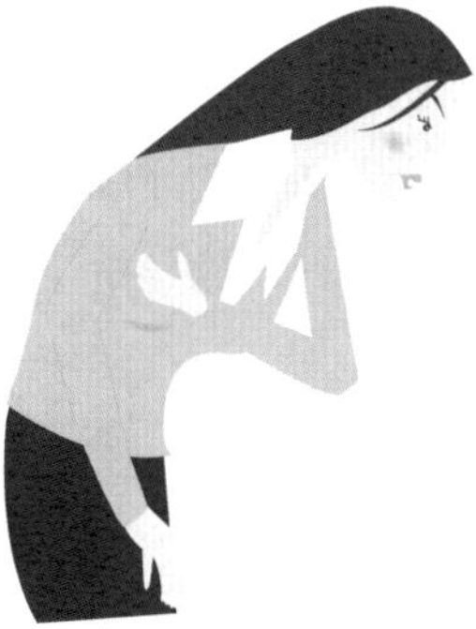

養生智慧精華

❶在申時（下午3點到5點），氣血容易上輸於腦部，學習效率很高。古語說「朝而授業，夕而習複」，就是說早晨學完東西，下午3點到5點的時候，就應該好好地去練習來強化我們的記憶。

❷申時（下午3點至5點）這個時段是學習的最佳時段。如果企業在這個時候開會的話，應該是辦公效率最高的時候。申時是膀胱經值班，如果一個人辦事效率不高、容易健忘，可能意味著他的膀胱經出了問題。

❸中醫認為，頭痛不是一個簡單的問題。如果因頭痛去看中醫的話，大夫一定會問具體是哪兒痛：是兩邊痛，還是前額痛？是後腦痛，還是裏面中空痛？這是幾種完全不同的頭痛。

❹不同的頭痛，它的原因不同，用藥上也有所不同。如果頭痛是兩邊痛，就是膽經出了問題。如果左邊偏頭痛，就很有可能是肝血的問題；而右邊頭痛就有可能是肺氣的問題。前額痛就是胃經出了問題。裏面的中空痛，是肝經出現問題，而後腦痛就是膀胱經的問題。

❺古人非常強調在行、走、坐、臥中養生，包括大小便時也能養生。在小便的時候有一個非常重要的養生原則，就是一定要咬住後槽牙。因為腎主骨，牙齒是腎精的外現，牙齒也是骨頭的象，它在骨頭中是最為密固的，也是收斂氣最足的。牙齒好不好，是腎氣的問題。

❻在小便的時候咬住牙關是有原則的，就是要「腎齒兩枚如咬物」。「如咬物」就是好像咬住東西，實際上就是保持氣機內收的一個狀態，收斂住自己的腎氣，讓它不外泄。

❼所謂「乾燥症」就是口唇乾燥，這種病在老人中特別多。因為嘴巴裏的唾液為腎所主，很多人就認為乾燥症是腎陰虛，就拼命地補腎陰，往往會越補越口乾。治這種病不妨從腎陽和膀胱經的氣化功能來多下工夫。

10 酉時—腎經當令 酉時是腎經值班

酉時：下午5點到7點 補腎元氣足

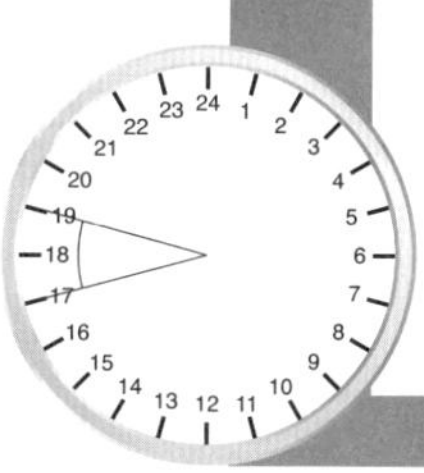

腎主藏精

酉時是下午5點到7點，這個時候是腎經當令（見圖14）。我們中國人對腎是最為關注的。腎主藏精，什麼是精呢？用打比方的方式來說，精就像「錢」，什麼都可以買，什麼都可以變現。人體細胞組織哪裡出問題了，「精」就會馬上過去變成它或幫助它，人體缺某種細胞，它就能夠把自己轉化成這種細胞。

「精」是我們人體當中最具有創造力的一個原始力量，它是支持人體生命活動最基本的一種物質。而腎能充分發揮其祕藏「精」的功能，讓「精」在最關鍵的時候發揮作用。

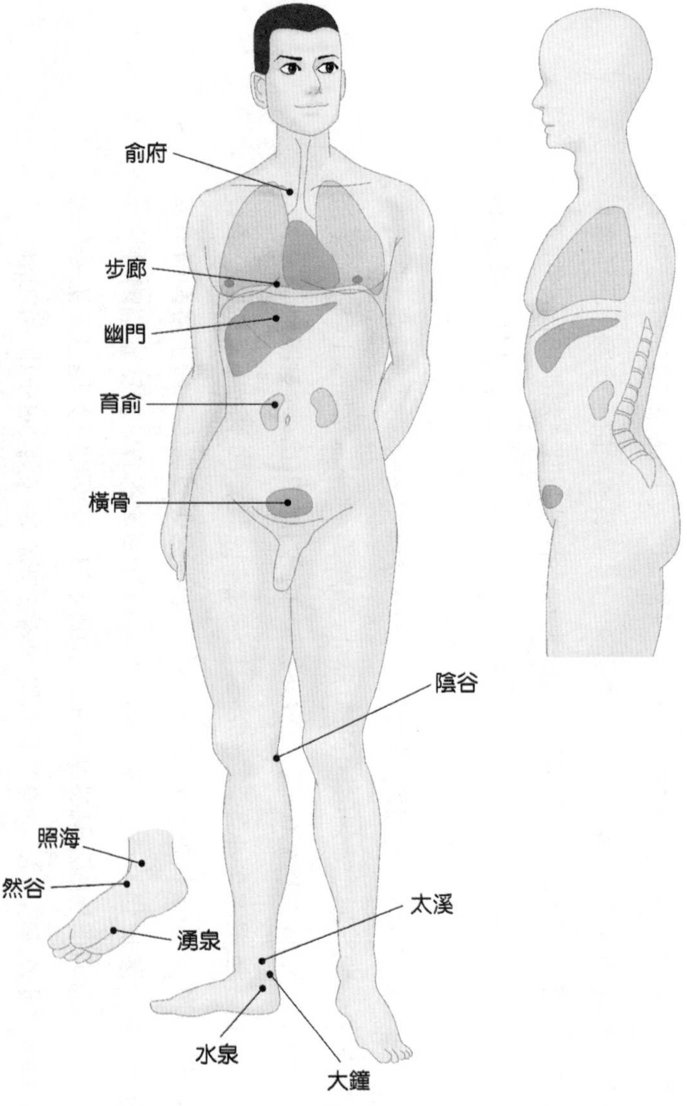
俞府
步廊
幽門
肓俞
橫骨
陰谷
照海
然谷
湧泉
太溪
水泉
大鐘

圖 14　酉時當令的腎經

腎精充足志氣高

在日常生活中，我們會發現小孩子的志氣特別高遠，他們會憧憬著長大要當科學家、太空人、發明家。為什麼小孩子會有這麼高遠的志向呢？

中醫理論認為，腎不僅可以主「仁、義、禮、智、信」中的「智」，還可以主志氣的「志」，腎的神就是「志」。一個人的志氣大不大、智力高不高，實際上都跟腎精足不足有關。小孩子腎精充足，他的志氣就特別高遠。

現在有些成年人，已經沒有什麼遠大的志向，只想多賺錢維持生計，再比別人過得好一點就可以了，這實際上是腎精不足的表現。而人到老年，很多老人會說，我活著就行了，什麼也不求了，這其實就表明他的精氣快絕了。

酉「雞」的內涵

在十二生肖裏，酉時對應的是雞。雞是火性的，而腎雖為北方水，但雞和腎歸於同一個象。在《易經》裏，水的卦象是這樣的☵。在所有的卦象裏，最重要的是其中間這個爻⚊，外邊是水，中間這是什麼呢？這一點就是真陽。所謂真陽，就是能藏在水裏的火。在日常生活中，有一個東西跟它非常相像，就是雷電。中醫裏把腎裏邊的所藏的這一點點火叫做龍雷之火，而這點火就是我

「燉」雞「烤」鴨大學問

類別	雞	鴨
屬性	火性	寒性
烹調方式	用水燉煮	燒烤
說明	雞是所謂的「發物」，就是它能夠把熱散出來。因為雞是屬火性的，牠只能放在水裏去燉。	鴨子是屬於寒性的東西，鴨子一定是要用烤的方法來吃，如果不烤的話，我們就有可能會拉肚子。

們人生的源泉，很多東西都是從這兒生發的。

在民間，有一種說法認為雞是發物。為什麼雞為發物？雞是所謂的「發物」，就是牠能夠把熱散出來。雞裏邊藏著的這一點點真陽，可以把火生發出來。平常我們吃雞，只用「燉」的烹調方式。因為雞是屬於火性的，牠只能放在水裏去燉。

而鴨子呢？鴨子應該怎麼去吃呢？北京人吃鴨子是非常講究的，而北京烤鴨也是中外聞名的。鴨子是屬於寒性的東西，鴨子一定是要用烤的方法來吃，如果不烤的話，我們就有可能會拉肚子。中醫認為，只有這樣吃東西，用對烹調方式才能符合物質本身的性質。

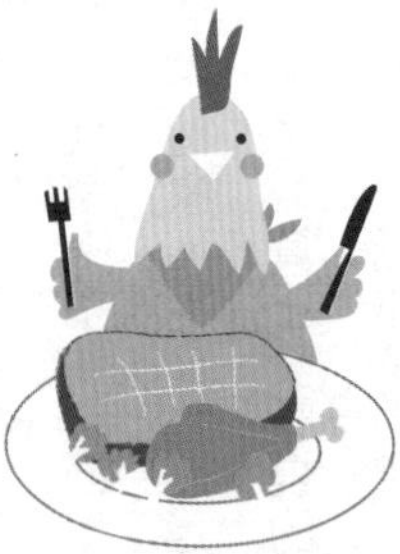

酉時發低燒是腎氣大傷

在下午5點到7點的時候發低燒，屬腎氣大傷。相比較而言，發低燒好還是發高燒好呢？發高燒實際上還是氣血足的一個象。氣血特別足的話，才有可能發高燒。人成年之後發高燒的可能性就不大了，真正發高燒的都是小孩子，他們動不動就可以達到很高的熱度，因為小孩子的氣血特別足。而發低燒是怎麼回事呢？發低燒實際上是氣血水平很低的一個象，特別在下午5點到7點的時候，這個時候發低燒的話，就屬於腎氣大傷。

❖酉時發低燒的2大族群之一：青春期少年

哪些人容易出現酉時發低燒的現象呢？一種是青春期的孩子。青春期是人生當中的一個黃金時期。青春期的孩子剛剛發育，他們開始關注自己的身體，尤其是男孩子，如果手淫過度的話，就會腎氣大傷，於是就會發生酉時發低燒的現象。

這裏就涉及一個教育問題，我們的教育應該讓年輕人把對自己身體的關注轉移到對身心的修養上。中醫裏有一句話叫「欲不可早」，就是說欲望是不可提前的。過早地開始性生活，對女子來說就會傷血，對男子來說就會傷精。這樣將來對他們身體的傷害，是無窮無盡的。

酉時發低燒的族群

族群	說明
青春期少年	中醫裏有一句話叫「欲不可早」，就是說欲望是不可提前的。過早地開始性生活，對女子來說就會傷血，對男子來說就會傷精。這樣將來對他們身體的傷害，是無窮無盡的。
新婚夫婦	如果縱欲過度的話，在這個時期也會出現發低燒的現象。

❖酉時發低燒的2大族群之二：新婚夫婦

還有一類人容易出現酉時發低燒的現象，就是新婚夫婦，如果縱欲過度的話，在這個時期也會出現發低燒的現象。

中國人注重補腎

我們中國人特別注重補腎，主要是因為腎最具有創造力。《黃帝內經》裏說腎可以「技巧出焉」，就是說腎可以出技巧。如果一個人心靈手巧的話，這實際上是腎精足的一個表現。腎在五臟六腑當中非常重要，就是因為它最具創造力。表現在我們人身上，就是生育孩子。如果男子腎精足，女子卵泡發育好，這就是腎精足的一個表現，就可以「造化形容」，生育一個孩子。

我們中國人注重補腎，因為許多人認為元氣藏於腎。我們中國人常說「人活一口氣」，這口氣就是元氣。那這個元氣是什麼呢？說白了元氣就是我們先天帶來的那點真氣。這就有點像我們去瓦斯行買瓦斯桶，自己拿哪個瓦斯桶事先並不知道，哪個瓦斯桶氣足自己也不清楚，但是只要拿到了那就是你的。如果你拿到只有半滿的瓦斯桶，就說明你元氣是很虛的。你要想長壽的話，就必須盡量不用火，或者把開關開得很小，這就叫「養」。如果你的瓦斯桶裏的氣

是非常足的話，你回來後不節約使用，而是使勁地開大火來燒，也會使用不久。其實，人生的那些開闔、氣機，是不可以開得太大的。

人體是什麼樣的氣機呢？人體的氣機是少陽、是小火、是溫熏。用《易經》裏的話來説就叫氤氳，是很潤澤的一個東西，是少陽的火，是小火。元氣藏在哪兒呢？元氣藏在腎裏。假如説我們的五臟就像五個兄弟，元氣就是父母。父母一般都住在老大家裏，腎在五臟裏就相當於老大。

為什麼我們每天要吃鹽？

我們每天都在用元氣，它是維繫我們生機一個很重要的東西。那要靠什麼來調動我們的腎精和元氣呢？我們每天都要吃一種東西，這種東西天天都在調動我們的元氣，保障我們的生活能夠正常有序地進行，這個東西就是「鹽」。

中醫講鹹味是入腎的，我們吃東西口味一定要清淡，不要太濃，否則太調動元氣。許多人由於壓力大、工作緊張，吃飯的時候口味變得越來越重，特別喜歡鹹味和辣味的東西。這説明元氣已經大傷，腎精已經不足，需要靠辛辣、通竄的東西來把它調起來。

為什麼我們每天要吃鹽？

我們每天都在用元氣，它是維繫我們生機的一個很重要的東西。靠什麼來調動我們的腎精和元氣、保障我們的生活能夠正常有序地進行？這個東西就是「鹽」。

中醫講鹹味是入腎的，我們吃東西口味一定要清淡，不要太濃，否則太調動元氣。許多人由於壓力大、工作緊張，吃飯的時候口味變得越來越重，特別喜歡鹹味和辣味的東西。

原先四川養種豬，在給種豬配種的時候，就給種豬吃大量的鹽，這實際上是在拼命調動它的元氣。配完種後的這種豬還能吃嗎？顯然不能。用中醫的話來說，它已經是藥渣了，都已經廢掉了。

人活著，每天都有消耗，消耗最厲害的就是腎精。腎精涉及色慾的問題。如果總是色迷迷地、縱欲無度，就是「明耗腎精」，其實這就屬於釜底抽薪，對身體的損害很大。假如我們情緒經常不通暢、鬱悶或者出現像《紅樓夢》裏邊經常講的所謂意淫的問題，那就叫暗耗腎精，暗暗地把腎精耗散掉了。暗耗腎精比明耗腎精更加損害人的身體。如果耗得太多，那我們的人中就會慢慢變得扁平，身體就每下愈況了。

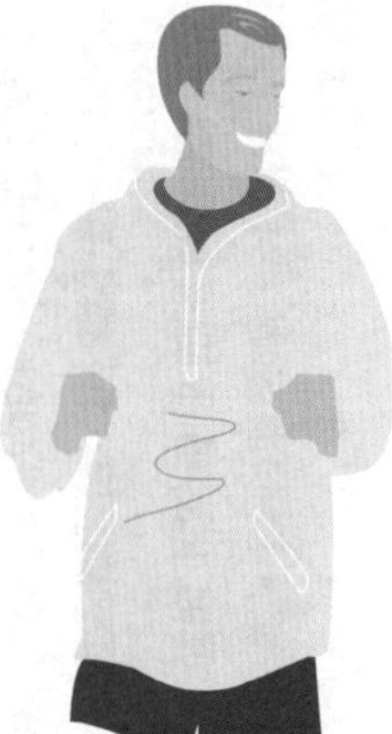

養生智慧精華

1. 「精」是我們人體當中最具有創造力的一個原始力量，它是支持人體生命活動最基本的一種物質。而腎能充分發揮其祕藏「精」的功能，讓「精」在最關鍵的時候發揮作用。
2. 中醫理論認為，腎不僅可以主「仁、義、禮、智、信」中的「智」，還可以主志氣的「志」，腎的神就是「志」。一個人的志氣大不大、智力高不高，實際上都跟腎精足不足有關。小孩子腎精充足，他的志氣就特別高遠。
3. 民間有一種說法認為雞是發物。平常我們吃雞，只用「燉」的烹調方式。因為雞是屬火性的，牠只能放在水裏去燉。
4. 鴨子是屬於寒性的東西，鴨子一定是要用烤的方法來吃，如果不烤的話，我們就有可能會拉肚子。中醫認為，只有這樣吃東西，用對烹調方式才能符合物質本身的性質。
5. 氣血特別足的話，才有可能發高燒。人成年之後發高燒的可能性就不大了，真正發高燒的都是小孩子，他們動不動就可以達到很高的熱度，因為小孩子的氣血特別足。
6. 發低燒是怎麼回事呢？發低燒實際上是氣血水平很低的一個象，特別在下午5點到7點的時候，這個時候發低燒的話，就屬於腎氣大傷。
7. 許多人由於壓力大、工作緊張，吃飯的時候口味變得越來越重，特別喜歡鹹味和辣味的東西。這說明人的元氣已經大傷，腎精已經不足，需要靠辛辣、通竄的東西來把它調起來。

11 戌時—心包經當令 戌時是心包經值班

戌時：晚上7點到9點 保持心情愉快

「代君受過」的心包

戌時是指晚上7點到9點，這個時候是心包經當令（見圖15）。西醫裏沒有心包經這個概念，只有中醫裏有這個概念。中醫認為心為君主之官，心是不受邪的。總得有一個東西「代君受過」，這個東西就是心包。

心包經是從心臟的周邊開始的，走到我們的腋下三寸處，然後再從腋下一直沿著我們手前臂的中線，經過我們的勞宮穴，到達中指。我們的每一根手指上都有經脈通過，如果中指出現麻木的話，有可能是心包的病。

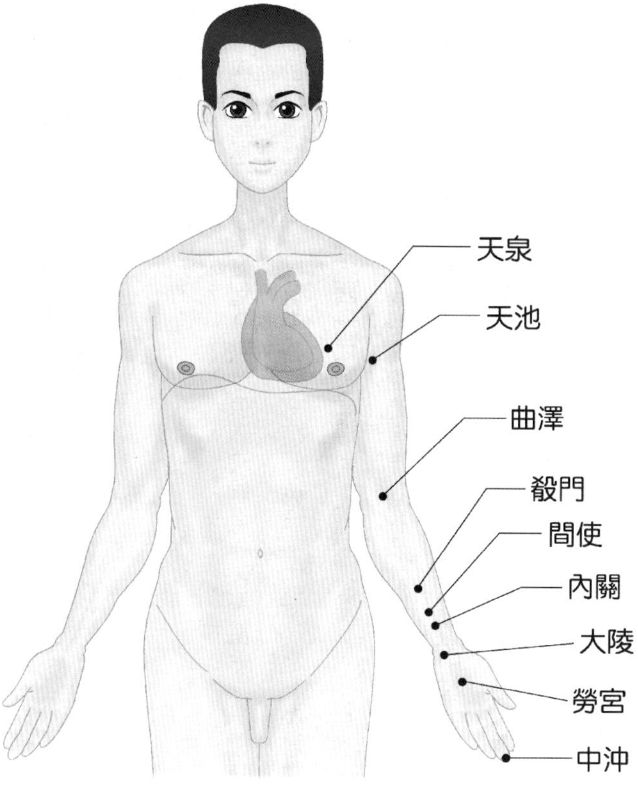

圖 15　戌時當令的心包經

❖膻中穴主喜樂、高興

心臟的病，首先會表現在心包上。在中醫裏心包經的病叫「心澹澹大動」，就是感覺心慌或心臟「撲通、撲通」往外跳的時候，那肯定是心包的病而不是心臟的病。

心包有一個非常重要的穴位叫做膻中穴，它在兩乳之間。人的心情特別鬱悶或生氣的時候，都會有一個習慣性動作就是拍胸脯，這就叫做搏膺。表面上我們打的是胸脯，其實是在打膻中穴。因為它是主喜樂、主高興的一個穴位。如果這個穴位不通暢，對人的身體是不利的。在日常生活當中，我們要經常去按摩膻中。

在西醫裏，膻中穴就相當於胸腺。胎兒在母體中的時候胸腺是非常大的，它是一個很大的免疫系統。在我們出生之後，胸腺就會退化，這個免疫系統就會逐漸萎縮。我們經常按摩這個穴位，目的就在於刺激它，可以增強我們的免疫力。

敲打心包經解鬱、紓壓

在民間還有一種敲打心包經的鍛鍊方法，對解鬱、紓壓非常有效。如何撥心包經呢？首先要用手指掐住自己腋下裏邊的一根大筋，然後就可以撥動它。當撥到這根大筋的時候，小指和無名指就會發麻。這個大筋底下有一個非常重要的穴位，叫天泉穴。用手掐住它，並且手指感到發麻，就證明撥對位置了。

如果每天晚上臨睡覺前撥十來遍，這樣敲打下去，就可以排除自己的鬱悶和心包積液，對身體非常有好處。據說這樣還可以減肥，因為心包積液除掉了，心臟的活力就加強了。心臟的活力加強，整個身心的代謝都會加強。

人生每天兩個重要的「十分鐘」

中國古代認為，晚上19點到21點時「陰氣正盛，陽氣將盡」，主張男人這時要與女人在一起共同娛樂。古人的娛樂可不像我們現在這樣，在古代天黑了要玩還要點燈，很費油，古人可不這麼做。古人這個時候的娛樂就是嘮嗑（閒聊），為亥時進行性生活做準備，先滿足心的愉悅，然後再滿足身的愉悅。現代醫學認為，做愛的最佳時間是夜裏22點。在這個時候，先要保持心的舒暢，

每天兩個重要的十分鐘

1. 每天要跟自己的身體交流十分鐘，比如去撥心包經或閉目養神十分鐘。
2. 和自己生命當中最重要的一個人溝通交流十分鐘。

從內心深處來愉悅自己，然後才談得上身體的滿足和愉悅。

在我們人生每一天當中，有兩個「十分鐘」最為重要。第一個十分鐘就是每天要跟自己的身體交流十分鐘，比如去撥心包經，或者閉目養神十分鐘。這個十分鐘，要讓你的身體有一個全方位的休息。

另一個重要的十分鐘就是，要和自己生命當中最重要的一個人溝通交流十分鐘。現在提倡和諧社會，而和諧社會最關鍵的一條，就是要有一個和諧的家庭。在這個時候，丈夫不能一邊看著報紙一邊跟妻子交流，應該認真地跟妻子去探討，不管是談事還是閒聊，都要認真地去和她交流十分鐘。這十分鐘對自己的生活來說也是非常重要的，它可以保證自己的生活健康有序地發展。

❖雙手合十、下跪代表什麼？

日常生活當中，我們常會做一個動作，那就是雙手合十。從中醫的角度講，雙手合十就是收斂心包。然後把這個動作停在膻中這個位置，掌根處正好是對著膻中穴。這樣做，人的心神就會收住，一合十，眼睛自然會閉上，因為心收斂了，神就收斂了。眼睛就是神的外散，就是肝魂，心收斂了，眼睛自然也會收斂。

再比如說下跪，在中國文化當中，下跪也是一種身心修煉，是一種文化。為什麼這麼說呢？因為只有在放下自我的時候，才能夠呈現人生的另外一面。下跪講的是放下自我，並不是說對任何人都可以下跪，只有在特定的人面前，人才可以放下自我。

在日常生活中，大家一定要特別注意雙手合十、下跪這些動作，在中醫說法裏，這些動作叫做「以形領氣」，透過自己的形、自己的身體，來保障氣的運行。

雙手合十、下跪代表什麼？

從中醫的角度講，雙手合十、下跪這些動作叫做「以形領氣」，透過自己的形、自己的身體來保障氣的運行。

雙手合十就是收斂心包。然後把這個動作停在膻中這個位置，掌根處正好是對著膻中穴。這樣做，人的心神就會收住，一合十，眼睛自然會閉上，因為心收斂了，神就收斂了。眼睛就是神的外散，就是肝魂，心收斂了，眼睛自然也會收斂。

在中國文化當中，下跪也是一種身心修煉，是一種文化。只有在放下自我的時候，才能夠呈現人生的另外一面。下跪講的是放下自我，並不是說對任何人都可以下跪，只有在特定的人面前，人才可以放下自我。

名詞小辭典

合十

也作「合掌」或「合手」，是一種佛教的儀式。雙手十指在胸前相合，以表示尊敬。

養生智慧精華

❶心臟的病，首先會表現在心包上。在中醫裏心包經的病叫「心澹澹大動」，就是感覺心慌或心臟「撲通、撲通」往外跳的時候，那肯定是心包的病而不是心臟的病。

❷心包有一個非常重要的穴位叫做膻中穴，它在兩乳之間。人的心情特別鬱悶或生氣的時候，都會有一個習慣性動作就是拍胸脯，這就叫做搏膺。表面上我們打的是胸脯，其實是在打膻中穴。因為它是主喜樂、主高興的一個穴位。如果這個穴位不通暢，對人的身體是不利的。在日常生活當中，我們要經常去按摩膻中。

❸如何撥心包經呢？首先要用手指掐住自己腋下裏邊的一根大筋，然後就可以撥動它。當撥到這根大筋的時候，小指和無名指就會發麻。這個大筋底下有一個非常重要的穴位，叫天泉穴。用手掐住它，並且手指感到發麻，就證明撥對位置了。

❹每天晚上臨睡覺前撥心包經十來遍，這樣敲打下去，就可以排除自己的鬱悶和心包積液，對身體非常好。據說還可以減肥，因為心包積液除掉了，心臟的活力會加強。心臟的活力加強，整個身心的代謝也都加強。

❺在我們人生當中，有兩個「十分鐘」最為重要。第一個十分鐘就是每天要跟自己的身體交流十分鐘，比如去撥心包經，或閉目養神十分鐘。這個十分鐘，要讓你的身體有一個全方位的休息。另一個重要的十分鐘就是，要和自己生命當中最重要的一個人溝通交流十分鐘。

❻從中醫的角度講，「雙手合十」就是「收斂心包」。然後把這個動作停在膻中這個位置，掌根處正好是對著膻中穴。這樣做，人的心神就會收住，一合十，眼睛自然會閉上，因為心收斂了，神就收斂了。眼睛就是神的外散，就是肝魂，心收斂了，眼睛自然也會收斂。

❼在中國文化當中，下跪也是一種身心修煉。因為只有在放下自我的時候，才能夠呈現人生的另外一面。下跪講的是放下自我，並不是說對任何人都可以下跪，只在特定的人面前，人才可以放下自我。

❽在日常生活中，大家一定要特別注意雙手合十、下跪這些動作，在中醫裏，這些動作叫做「以形領氣」，透過自己的形、自己的身體來保障氣的運行。

12

亥時─三焦經當令 亥時是三焦經值班

亥時：晚上9點到11點 陰陽調和享受性愛

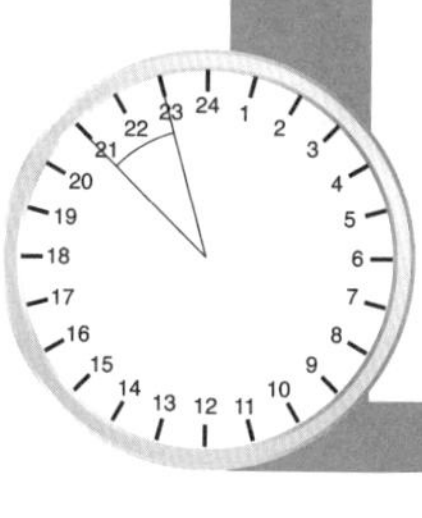

什麼是「三焦」？

亥時是指晚上9點到11點，這段時間是三焦經當令（見圖16）。在中醫裏，三焦經是一個很特殊的概念。首先看「焦」這個字，它的上半部分是「隹」，即小鳥的意思。下半部分是火的意思，是火象。上面既然是小鳥，底下就應該是小火，如果是大火就會把小鳥給烤乾了。三焦屬少陽，是小火。人體表是太陽，是大火。

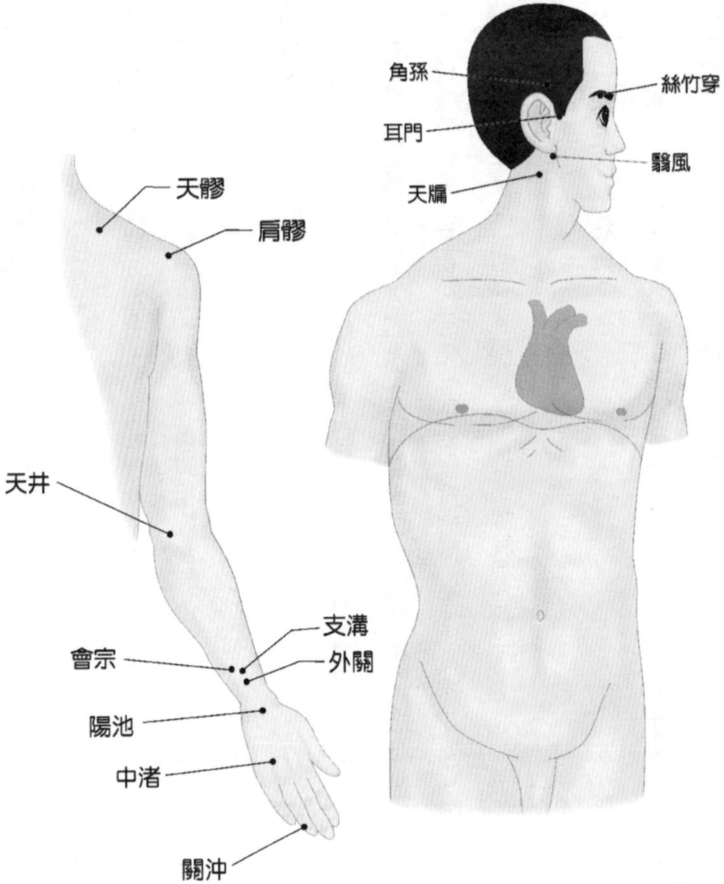

圖 16　亥時當令的三焦經

名詞小辭典

三焦

中醫說法指食道、胃、腸等部分，分上、中、下三焦，上焦是心和肺，中焦是脾和胃，下焦是肝和腎，屬於六腑。

至今，中醫對三焦有不同的解釋。一種看法是，三焦就是我們人體的腔子。人體的很多臟器包括在三焦內。上焦是心和肺，中焦是脾和胃，下焦是肝和腎。比如有的人在春天會思春，這種人會有一個相，就是下巴長滿了紅疙瘩，也屬於痤瘡。當痤瘡長在臉上和額頭上的時候，就說明是胃經的問題。如果長在下巴，就是腎裏邊的真火，也叫相火。為什麼叫真火呢？能藏在水裏的火，就是真火。真火一泛上來，就全顯示在下巴上了。如果去看中醫，他就會說這屬於下焦火旺。

我對三焦的理解是這樣的：人體的五臟六腑中間都有一個聯繫的系掛，而三焦就是這個系掛。人體系掛是哪些東西？像膜、筋，還有脂肪或其他連綴物，這些都相當於三焦。三焦一定要保持通暢，這樣人體才能健康。如果不通暢，人就會生病。一旦三焦都病了的話，那就很危險了。

「亥」字是什麼意思？

三焦在十二時辰裏對應為亥時。「亥」字是中國文字裏最特殊的字之一。為什麼這麼講呢？在《說文解字》中的第一個字是一，最後一個字是亥，不要小看這個字。中國古代文化的特點是「道，一以貫之」，全都在講一個問題，

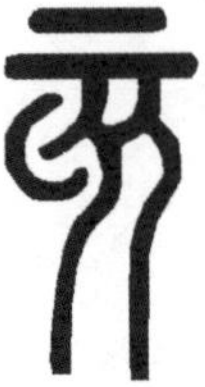

亥

它只不過是用道來講的。

為什麼在《說文解字》中起始的字是「一」，而最後一個字是「亥」呢？為什麼一天的十二時辰裏，最後一個時辰也是亥呢？為什麼這個時候叫亥呢？亥字做什麼講呢？大家看這個亥字的寫法（如上所示）。

「亥」字上面是一陰一陽，下面像一個男人摟著一個女人在睡覺，而這個女人又懷孕了。這是生命開始進入新一輪的標誌，這是亥的本意。文字和時間到「亥」就都終結了，再回到起點「一」。「一」就是開始，如果說「一」在古代文化中代表先天的混沌。「亥」字則表示又回到初始的混沌狀態，生命的輪回重新又開始。

因此，在中國傳統文化中，無論是醫道，還是文字學，我們始終能看到其精神內核的統一性，始終能看到古人對宇宙自然生命的理解與態度。太陽每日照常升起，人類的生命與生活也會沿著其本來的秩序而運動和發展，都可以在結束的時刻一切又重新開始……。

做愛最佳時間

西方人認為從生理時鐘上講，晚上10點是做愛的最佳時期，但是他們沒有說出這其中的道理。如果大家研究一下中國傳統文化，就會知道為什麼亥時是做愛的最佳時間。在戌時（晚上7點到9點），心已經很喜悅了。下一步到亥時（晚上9點到11點），就是要讓肉體也能夠喜悅，這就是身心不二。

中國文化講究身心不二，一個人的心喜悅了，他的身體也要喜悅，在這個時候，人體就要進入到一個男女陰陽和合的時期。而睡覺和養育嬰兒其實是一回事，都是讓生命在休養生息中得到新的能量，使生命能進入到下一個新生的階段。

同樣，為什麼《易經》只有六十四卦呢？在《黃帝內經》第一篇《上古天真論》中講到，陽到了「八八六十四」，也就是男人到了六十四歲的時候，他已經不能再創造新的東西了，生命就已經進入下一個輪回了。到六十四卦以後再談別的卦象，已經沒有太大意義。

《黃帝內經》就是這樣，它把事物全都歸為一類去分析，比如說生肖與時辰。亥時就是三焦經當令，從屬相上來講，這一時段的狀態就像豬。豬怎麼跟亥時相關呢？實際上就是豬總是處於那種享受的狀態，就是什麼都不管，吃飽

了喝足了就躺在那兒舒服的哼叫，以此來養自己，豬是可以養肥的。從取象比類的角度來講，它是歸為一類的。豬是沒有鬱悶情緒的，豬若鬱悶也長不胖。豬的身心處於三焦通泰的狀態，就是一個身體全都通暢的象。

《黃帝內經》告訴我們，人體是一個最無為和最自足的系統。我們如果偏離了無為、自足的本性，是必然要生病的。一定要因循身體本性的原則，這樣身體才是和諧的，情緒才可能達到和諧的狀態。一個國家也要因循自己本性的原則，這樣才能達到一個和諧的狀態。

做愛最佳時間

西方人認為從生理時鐘上講，晚上10點是做愛的最佳時期，但是他們沒有說出這其中的道理。如果大家研究一下中國傳統文化，就會知道為什麼亥時是做愛的最佳時間。在戌時（晚上7點到9點），心已經很喜悅了。下一步到亥時（晚上9點到11點），就是要讓肉體也能夠喜悅，這就是身心不二。

中國文化講究身心不二，一個人的心喜悅了，他的身體也要喜悅，在這個時候，人體就要進入到一個男女陰陽和合的時期。而睡覺和養育嬰兒其實是一回事，都是讓生命在休養生息中得到新的能量，使生命進入到下一個新生的階段。

❶「焦」這個字，它的上半部是「隹」，即小鳥的意思。下半部是火的意思，是火象。上面既然是小鳥，底下就應該是小火，如果是大火就會把小鳥給烤乾了。三焦屬少陽，是小火。人體表是太陽，是大火。

❷當痤瘡長在臉上和額頭上的時候，就說明是胃經的問題。如果長在下巴上，就是腎裏邊的真火，也叫相火。為什麼叫真火呢？能藏在水裏的火，就是真火！真火一泛上來，就全顯示在下巴。如果去看中醫，他就會說這屬於下焦火旺。

❸為什麼在《說文解字》中起始的字是「一」，而最後一個字是「亥」呢？為什麼一天的十二時辰裏，最後一個時辰也是亥呢？為什麼這個時候叫亥呢？「亥」字上面是一陰一陽，下面像一個男人摟著一個女人在睡覺，而這個女人又懷孕了。這是生命開始進入新一輪的標誌，這是亥的本意。文字和時間到「亥」就都終結了，再回到起點「一」。

❹「一」就是開始，如果說「一」在古代文化中代表先天的混沌。「亥」字則表示又回到初始的混沌狀態，生命的輪回重新又開始。

❺西方人認為從生理時鐘來講，晚上10點是做愛的最佳時期，但是他們沒有說出這其中的道理。如果大家研究一下中國傳統文化，就會知道為什麼亥時是做愛的最佳時間。在戌時（晚上7點到9點），心已經很喜悅了。下一步到亥時（晚上9點到11點），就是要讓肉體也能夠喜悅，這就是身心不二。

❻豬怎麼跟亥時相關呢？實際上豬總是處於舒服享受的狀態，就是什麼都不管，吃飽喝足就躺在那兒哼叫，以此來養自己，豬是可以養肥的。從取象比類的角度來講，它是歸為一類的。豬是沒有鬱悶情緒的，豬的身心處於三焦通泰的狀態，就是一個身體全都通暢的象。

十二時辰養生法

時辰	時間	養生精華重點
子時	夜裏11點到次日凌晨1點 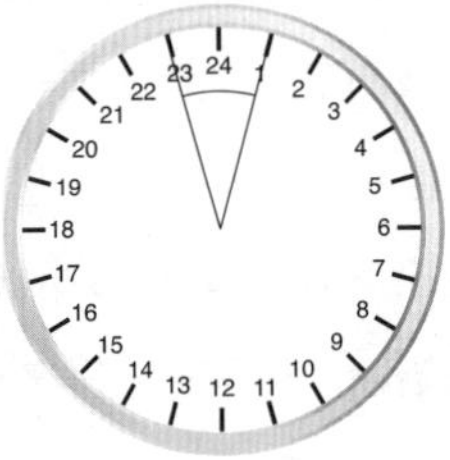 **當令經脈** 膽經 **養生關鍵** 要睡覺	**子時是膽經值班：** ❶ 我們疲勞時手臂高舉，就是伸拉膽經以振奮陽氣的一個動作。打一個哈欠以後，人就顯得精神一些，這也是膽氣生發起來的象。 ❷ 我們有事情想不清楚、決斷力不夠的時候，經常會做一個動作抓頭，就是刺激膽經來幫助決斷。 ❸ 晚飯吃得過飽，也會造成失眠，即「胃不和則臥不安」。假如晚上吃了很多東西的話，元氣和所有的氣血都要用來消化食物，陽氣就不能順暢地運行到頭上。 ❹ 中國古代養生強調「過午不食」。夜晚要少吃東西，因為不容易消化，也會對人體造成傷害。

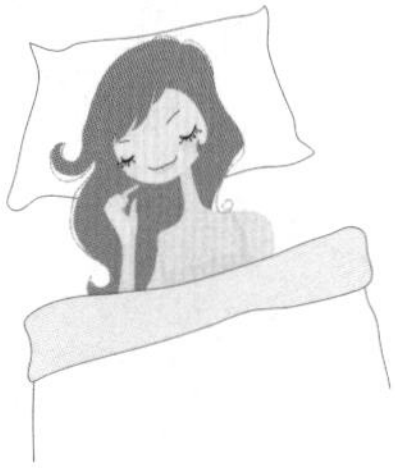

時辰	時間	養生精華重點
丑時	凌晨1點到3點 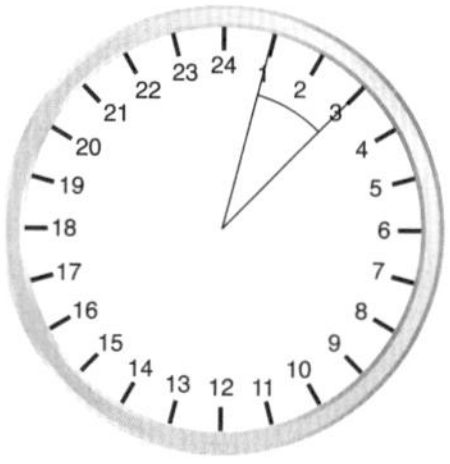 **當令經脈** 肝經 **養生關鍵** 養肝血	**丑時是肝經值班：** ❶ 凌晨1點到3點是養肝血的時間，如果不睡覺，就養不起肝血。現在患肝病的人特別多，其實這和我們日常生活當中一些很不好的習慣密切相關。 ❷ 中醫講「不治已病治未病」，它的意思是不要等有病才去治病，而是在未得病時就進行預防，要找到問題的根本所在。 ❸ 頭疼是屬於肝陽上亢，就是肝的陽氣拼命地往上走。這實際是說你的收斂功能、降的功能出問題了。如果陽氣一直這麼升上去而沒有降下來，就會導致你頭疼。 ❹ 如果肝的生發功能長期被抑鬱，就會影響其他臟腑的生長和營運功能。哪個臟腑虛弱，廢物不能及時排除，經過長期積累的話，就會生癌。 ❺ 肝是將軍之官，是主謀略的。我們的聰明才智能否做最大發揮，全看我們的肝氣足不足。如果肝氣很足的話，我們就顯得很聰明，反應也很敏捷。

時辰	時間	養生精華重點
寅時	凌晨3點到5點 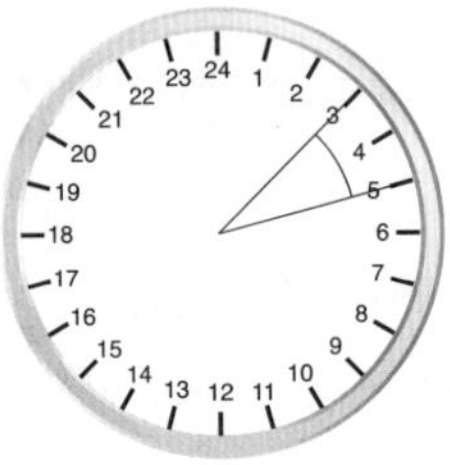 **當令經脈** 肺經 **養生關鍵** 深度睡眠	**寅時是肺經值班：** ❶ 在《黃帝內經》中，把肺經的功能比作「相傅之官」。所謂相傅，就是皇帝的宰相或者老師。在古代社會裏，這就相當於姜子牙、劉伯溫等。從人體本身來看，位置高於心臟的就是肺。 ❷ 凌晨3點到5點的時候，人體的氣血開始重新分配，心需要多少，腎需要多少，這個氣血的分配是由肺經來完成的。 ❸ 凌晨3點到5點，應該是人睡得最沉的時候。因為我們人體從靜到動的轉化，一定是要透過深度睡眠來完成。這種重新分配的過程，一定要在深度睡眠當中來完成。如果這個時候醒來，就說明氣血量不足了，是非常不好的現象。 ❹ 一般熬過1、2點，到3、4點鐘最難熬。3、4點鐘為什麼難熬？因為這個時候為肅降之氣運行的階段，要是再熬，對人體的傷害最大。 ❺ 對於年紀不大的人而言，如果凌晨3點到5點這個時候醒了，或者是出現大汗淋漓的現象，這都是身體不好的警訊，要趕快去看醫生了。 ❻ 一些心臟病患常會死於凌晨3、4點鐘，這也跟肺經在這個時候開始重新分配人體氣血密切相關。家裏如果有老人和心臟病患，就一定要叮囑他慢慢起床，不要急遽起身、動作太大，同時盡量不要做早鍛鍊（晨間運動）。鍛鍊其實是很講究的，因為早晨氣血剛剛才開始分配，這個時候一鍛鍊，等於又生硬地調一些氣血上來，這樣就很容易導致猝死。

<table>
<tr><th>時辰</th><th>時間</th><th>養生精華重點</th></tr>
<tr><td>卯時</td><td>早上5點到7點
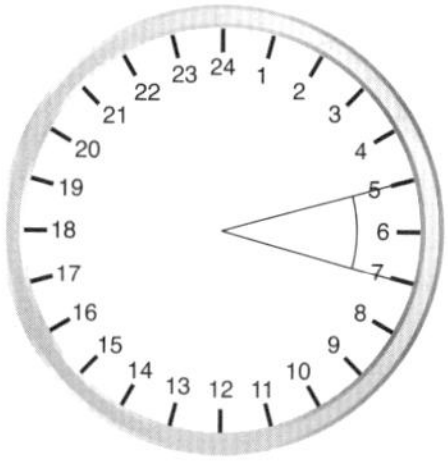
當令經脈
大腸經
養生關鍵
應排便</td><td>卯時是大腸經值班：
❶ 早晨5點到7點，這是大腸經當令的時段。這是人體氣機的一種自然走勢，這個時段排便是人體很正常的一種現象。古語裏把早晨叫做天門開。5點到7點的時候天亮了，這就叫天門開。相對而言，地戶也要開，地戶在中醫裏就是指魄門，魄門就是肛門。
❷ 中醫問診非常強調問病患大小便的情形，實際上是在問心肺的功能。大腸與排便有關。當排便不通暢的時候，實際上這是「肺氣」出了問題，它可以推動著大便下來。現在一提起便祕，大家一般都把它和「排毒」的概念放在一起，其實便祕的真正危險在於它有可能造成心臟病的突發。
❸ 大腸經有一個很重要的功能就是「津」，津就是往外滲透的力量。津的力量過強，把裏面的液都滲透出去，就會形成便祕。如果津的力量特別弱，就會拉肚子。</td></tr>
</table>

時辰	時間	養生精華重點
辰時	早上7點到9點 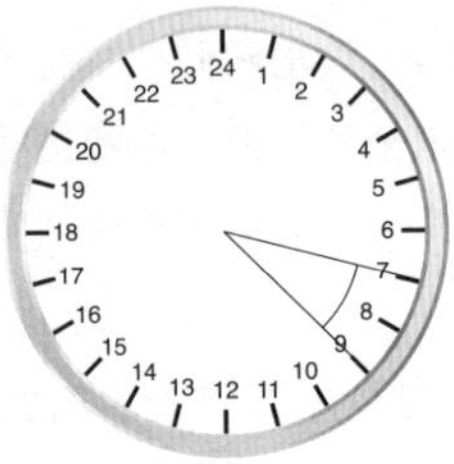 **當令經脈** 胃經 **養生關鍵** 一定要吃早餐	**辰時是胃經值班：** ❶ 女性的乳汁，實際上是血的轉化。我們吃下東西，它轉化出來的精華就是血。而乳汁又是血的轉化，它更容易讓嬰兒吸收。 ❷ 古人非常強調護膝，他們席地而坐時就是將兩手放在膝蓋上，甚至跪坐著也將兩手放在膝蓋上。這是因為胃經也經過膝蓋，而我們的手中有一個勞宮穴，這個穴位屬於火穴，用手捂住膝蓋，就可以防止膝蓋受涼。 ❸ 在胃經上，還有一個很重要的穴位叫足三里。它在膝下三寸處，它是一個長壽穴。經常按摩足三裏，實際上也是養護我們胃氣的一個極佳辦法。 ❹ 因為上午是陽氣最足的時候，也是人體陽氣氣機最旺盛的時候，這時候吃飯最容易消化。到9點以後就是脾經當令，脾經能夠透過運化把食物變成精血，然後輸送到人的五臟去，早飯吃得再多也不會發胖。 ❺ 一些年輕人長痤瘡，通常長在額頭和臉頰上，這都是胃經的病，治痤瘡一個很有效的方法就是從胃經治。痤瘡大多是由於胃寒造成的，往往這種長痤瘡的人都特別喜歡喝冷飲以及精神鬱悶，這兩者都會造成胃寒。

時辰	時間	養生精華重點
巳時	早上9點到11點 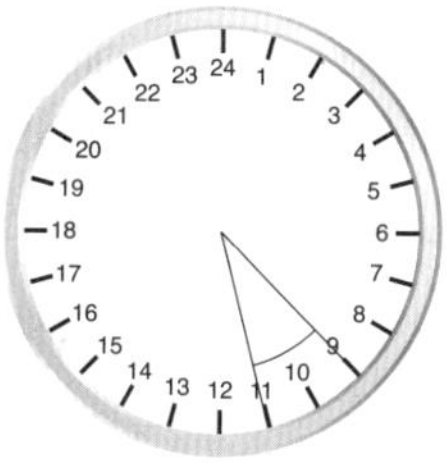 **當令經脈** 脾經 **養生關鍵** 運送養分	**巳時是脾經值班：** ❶ 脾是主運化的，脾和肺在中醫裏同屬於太陰。所謂的太陰，就是它們都具有分配的功能。肺分配的是全身氣血，而脾主要是把胃中消化的食物養分、氣血，輸送到肌肉紋理當中去。 ❷ 脾的功能很好的話，我們的肌肉就會很發達。脾的運化功能是否正常，往往會透過嘴唇表現出來。如果脾的運化功能很好的話，我們嘴唇就很滋潤、很豐滿；反之，嘴唇就會發癟、乾枯。 ❸ 重症肌無力的問題，實際上也是由於脾病造成的。還有一些老年人，我們會發現他們有一個現象，就是眼皮都塌下來了。其實上眼皮也是為脾所主，眼皮鬆弛，這就說明脾主肌肉的功能出現問題。 ❹ 脾功能發達的人，肯定是頭腦很靈活的人，他的關聯性一定非常的強。如果思慮過度的話，就會傷了脾，傷了脾氣、脾經、脾神，傷了「意」，人就會消瘦，這就是「思傷脾」。 ❺ 糖尿病就是脾病。再者，脾液為「涎」，也就是口水。小孩子因為脾胃後天虛弱，愛流口水。大人流口水，則是脾虛的相，這種人通常很懶。總之，諸濕腫滿，皆屬於脾。我們身體只要出現消瘦、流口水、濕腫等問題，都屬於脾病。

時辰	時間	養生精華重點
午時	早上11點到下午1點 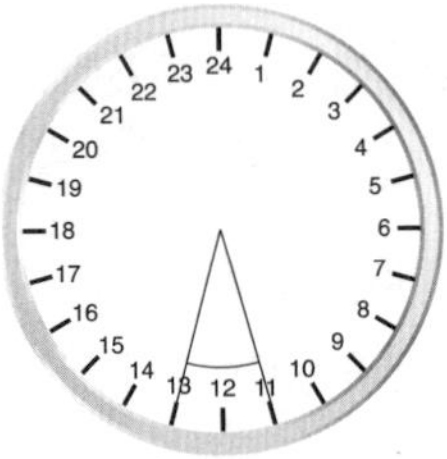 **當令經脈** 心經 **養生關鍵** 小睡片刻有益鍵康	**午時是心經值班：** ❶ 心經當令的時候是午時一陰生，在這種陰陽交替的關鍵時刻，人們最好處於休息的狀態，不要干擾陰陽的變化。 ❷ 古人是非常重視子時和午時這兩個時辰，古代練功的人也很重視子午功。這就是我們所講的心腎相交的問題。心和腎相交的能力越強，人就顯得越有精神。練功的人就是要借助天地陰陽轉換的時候，去利用天機的運行來獲取對身體有益的能量。 ❸ 睡覺也能達到心腎相交。深度睡眠的時候就是指心腎相交的時候，睡得不實和多夢就是心腎不交。午時和子時要休息和睡覺。特別是午間要有一點小憩，就是要稍微休息一下。即使睡不著，只閉上眼睛養養神，也是對身體很有好處的。 ❹ 現在很多人把阿膠當做補血的藥物，實際上是從中醫的角度來說的。血是紅色的，就像心火一樣，它是主散的。食用阿膠，實際上是增強血的收斂功能。它不是補血，而是使血能夠相對地收斂住。這才是阿膠的真正功能所在。 ❺ 中醫認為在五臟中，心為「君主之官」，這個「心」對五臟這些「百姓」而言，它就是「天子」，它在最高位，可是它上面還有個天，這個天是誰呢？實際上，這個天就是我們說的「元氣」。心如天子雖然統攝五臟，但是還有人管它，就是元氣管它。作為人間的皇帝，同樣是氣數管它。元氣沒了，心臟這匹快馬也就停歇了。

時辰	時間	養生精華重點
未時	下午1點到3點 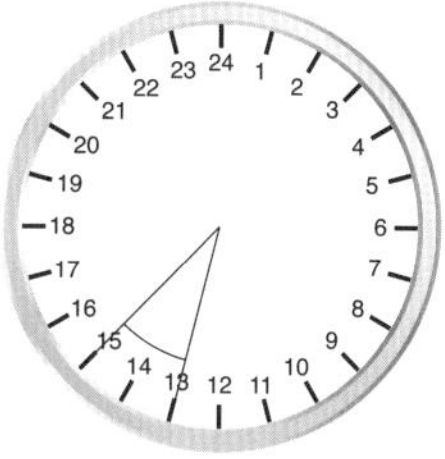 **當令經脈** 小腸經 **養生關鍵** 吸收營養精華	**未時是小腸經值班：** ❶ 小腸的功能就是先吸收被脾胃消化後的食物養分精華，然後再把它分配給各個臟器。 ❷ 因為下午1點到3點的時候小腸經當令，人體主吸收，我們午飯要吃好，就是營養和口味都要相對好些，還要好吸收。 ❸ 「補」的真正概念：不是吃什麼好東西就能「補」。如果吸收能力很差的話，吃再好的東西，在體內也不能夠消化吸收，也照樣會成為垃圾。形成垃圾以後，人體還得調出元氣來消化它，反而會使身體變得更虛。 ❹ 吃飯和進補都要針對個人情況，就是中醫說法裏講的消化能力和吸收能力。 ❺ 在下午1點到3點這個時段，如果身體出現臉紅、胸悶這些現象時，就應該特別注意心臟。因為大多數情況下，這是心臟有問題的表現。

<table>
<tr><th>時辰</th><th>時間</th><th>養生精華重點</th></tr>
<tr>
<td>申時</td>
<td>下午3點到5點
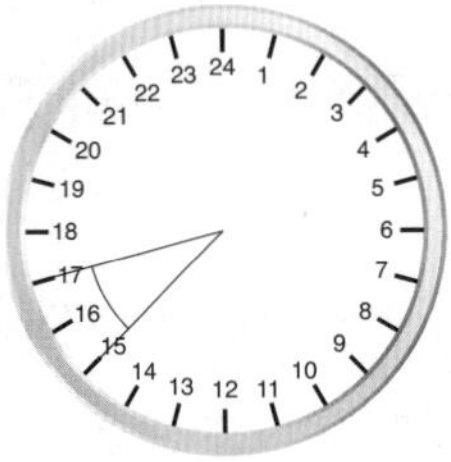

當令經脈
膀胱經
養生關鍵
最佳學習黃金時間</td>
<td>申時是膀胱經值班：
❶ 在申時（下午3點到5點），氣血容易上輸於腦部，學習效率很高。古語說「朝而授業，夕而習複」，就是說早晨學完東西，下午3點到5點的時候，就應該好好地去練習來強化我們的記憶。
❷ 申時（下午3點至5點）這個時段是學習的最佳時段。如果企業在這個時候開會的話，應該是辦公效率最高的時候。申時是膀胱經值班，如果一個人辦事效率不高、容易健忘，可能意味著他的膀胱經已出了問題。
❸ 中醫認為，頭痛不是一個簡單的問題。如果因頭痛去看中醫的話，大夫一定會問具體是哪兒痛：是兩邊痛，還是前額痛？是後腦痛，還是裏面中空痛？這是幾種完全不同的頭痛。
❹ 不同的頭痛，它的原因不同，用藥上也有所不同。如果頭痛是兩邊痛，就是膽經出了問題。如果左邊偏頭痛，就很有可能是肝血的問題；而右邊頭痛就有可能是肺氣的問題。前額痛就是胃經出了問題。裏面的中空痛，是肝經出現問題，而後腦痛就是膀胱經出了問題。</td>
</tr>
</table>

時辰	時間	養生精華重點
申時	下午3點到5點 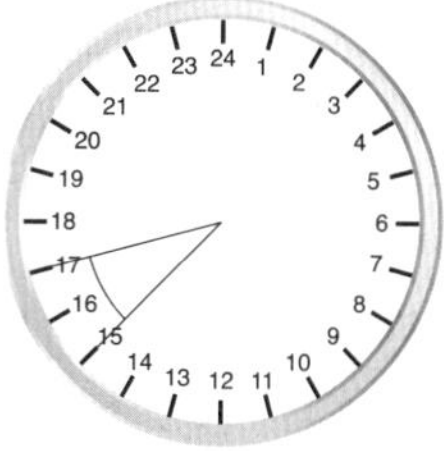 **當令經脈** 膀胱經 **養生關鍵** 最佳學習黃金時間	❺ 古人非常強調在行、走、坐、臥中養生，包括大小便時也能養生。在小便的時候有一個非常重要的養生原則，就是一定要咬住後槽牙。因為腎主骨，牙齒是腎精的外現，牙齒也是骨頭的象，它在骨頭中是最為密固的，也是收斂氣最足的。牙齒好不好，是腎氣的問題。 ❻ 在小便的時候咬住牙關是有原則的，就是要「腎齒兩枚如咬物」。「如咬物」就是好像咬住東西，實際上就是保持氣機內收的一個狀態，收斂住自己的腎氣，讓它不會外泄。 ❼ 所謂「乾燥症」就是口唇乾燥，這種病在老人中特別多。因為嘴巴裏的唾液為腎所主，很多人就認為乾燥症是腎陰虛，於是拼命地補腎陰，往往會越補越口乾。治這種病不妨換個思路，從腎陽和膀胱經的氣化功能方面多下些工夫。

時辰	時間	養生精華重點
酉時	下午5點到7點 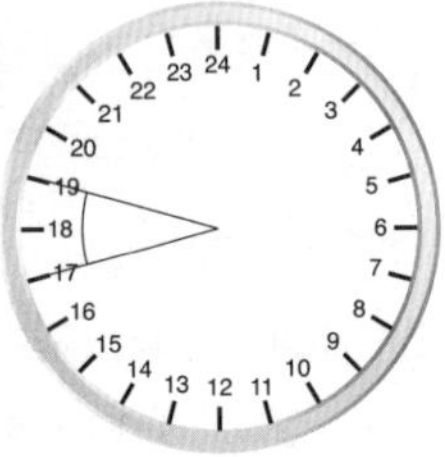 **當令經脈** 腎經 **養生關鍵** 補腎元氣足	**酉時是腎經值班：** ❶「精」是我們人體當中最具有創造力的一個原始力量，它是支持人體生命活動最基本的一種物質。而腎能充分發揮其祕藏「精」的功能，讓精在最關鍵的時候發揮作用。 ❷ 中醫理論認為，腎不僅可以主「仁、義、禮、智、信」中的「智」，還可以主志氣的「志」，腎的神就是「志」。一個人的志氣大不大、智力高不高，實際上都跟腎精足不足有關。小孩子腎精充足，他的志氣就特別高遠。 ❸ 民間有一種説法認為雞是發物。平常我們吃雞，只用燉的方式，因為雞是屬火性的，牠只能放在水裏去燉。 ❹ 鴨子是屬於寒性的東西，鴨子一定是要用烤的方法來吃，如果不烤的話，我們就有可能會拉肚子。中醫認為，只有這樣吃東西，用對烹調方式才能符合物質本身的性質。 ❺ 氣血特別足的話，才有可能發高燒。人成年之後發高燒的可能性就不大了，真正發高燒的都是小孩子，他們動不動就可以達到很高的熱度，因為小孩子的氣血特別足。 ❻ 發低燒是怎麼一回事呢？發低燒實際上是氣血水平很低的一個象，特別在下午5點到7點的時候，這個時候若發低燒的話，就屬於腎氣大傷。 ❼ 許多人由於壓力大、工作緊張，吃飯的時候口味變得越來越重，特別喜歡鹹味和辣味的東西。這説明元氣已經大傷，腎精已經不足，需要靠辛辣、通竄的東西來把它調起來。

時辰	時間	養生精華重點
戌時	晚上7點到9點 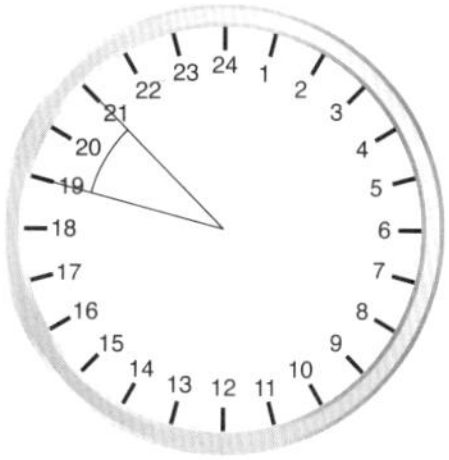 **當令經脈** 心包經 **養生關鍵** 保持心情愉快	**戌時是心包經值班：** ❶ 心臟的病，首先會表現在心包上。在中醫裏心包經的病叫「心澹澹大動」，就是感覺心慌或心臟「撲通、撲通」往外跳的時候，那肯定是心包的病而不是心臟的病。 ❷ 心包有一個非常重要的穴位叫做膻中穴，它在兩乳之間。人的心情特別鬱悶或生氣的時候，都會有一個習慣性動作就是拍胸脯，這就叫做搏膺。表面上我們打的是胸脯，其實是在打膻中穴。因為它是主喜樂、主高興的一個穴位。如果這個穴位不通暢，對人的身體是不利的。在日常生活當中，我們要經常去按摩膻中。 ❸ 如何撥心包經呢？首先要用手指掐住自己腋下裏邊的一根大筋，然後就可以撥動它。當撥到這根大筋的時候，小指和無名指就會發麻。這個大筋底下有一個非常重要的穴位，叫天泉穴。用手掐住它，並且手指感到發麻，就證明你是撥對位置了。 ❹ 如果每天晚上臨睡覺前撥心包經十來遍，這樣敲打下去，就可以排除自己的鬱悶和心包積液，對身體非常有好處。據說這樣還可以減肥，因為心包積液除掉了，心臟的活力就加強。心臟的活力加強，整個身心的代謝都會加強。

<table>
<tr><th>時辰</th><th>時間</th><th>養生精華重點</th></tr>
<tr>
<td rowspan="5">戌時</td>
<td>晚上7點到9點
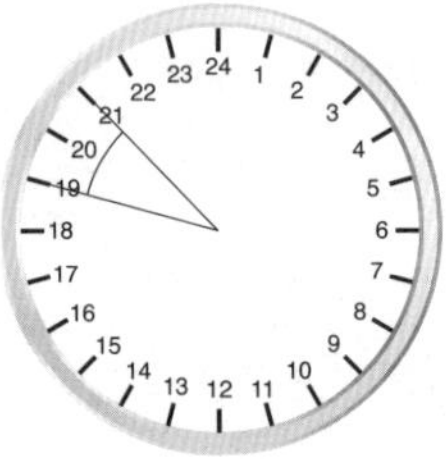
</td>
<td rowspan="5">❺ 在我們人生當中，有兩個「十分鐘」最為重要。第一個十分鐘就是每天要跟自己的身體交流十分鐘，比如去撥心包經，或者閉目養神十分鐘。這個十分鐘，要讓你的身體有一個全方位的休息。另一個重要的十分鐘就是，要和自己生命當中最重要的一個人對話溝通交流十分鐘。
❻ 從中醫的角度講，「雙手合十」就是「收斂心包」。然後把這個動作停在膻中這個位置，掌根處正好是對著膻中穴。這樣做，人的心神就會收住，一合十，眼睛自然會閉上，因為心收斂了，神就收斂了。眼睛就是神的外散，就是肝魂，心收斂了，眼睛自然也會收斂。
❼ 在中國文化當中，下跪也是一種身心修煉。因為只有在放下自我的時候，才能夠呈現人生的另外一面。下跪講的是放下自我，並不是説對任何人都可以下跪，只有在特定的人面前，人才可以放下自我。
❽ 在日常生活中，大家一定要特別注意雙手合十、下跪這些動作，在中醫裏，這些動作叫做「以形領氣」，透過自己的形、自己的身體來保障氣的運行。</td>
</tr>
<tr><td>當令經脈</td></tr>
<tr><td>心包經</td></tr>
<tr><td>養生關鍵</td></tr>
<tr><td>保持心情愉快</td></tr>
</table>

時辰	時間	養生精華重點
亥時	晚上9點到11點 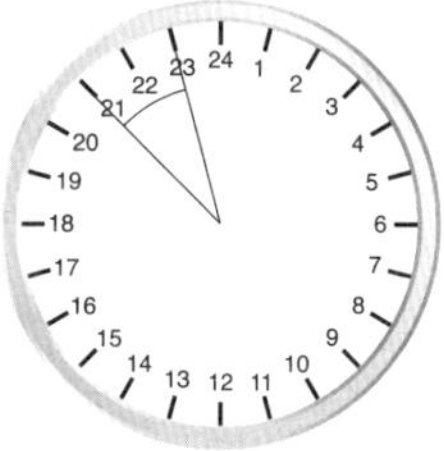 **當令經脈** 三焦經 **養生關鍵** 陰陽調和享受性愛	**亥時是三焦經值班：** ❶「焦」這個字，它的上半部分是「隹」，即小鳥的意思。下半部分是火的意思，是火象。上面既然是小鳥，底下就應該是小火，如果是大火就會把小鳥給烤乾了。三焦屬少陽，是小火。人體表是太陽，是大火。 ❷當痤瘡長在臉上和額頭上的時候，就說明是胃經的問題。如果長在下巴上，就是腎裏邊的真火，也叫相火。為什麼叫真火呢？能藏在水裏的火，就是真火！真火一泛上來，就全顯示在下巴。如果去看中醫，他就會說這屬於下焦火旺。 ❸為什麼在《說文解字》中起始的字是「一」，而最後一個字是「亥」呢？為什麼一天的十二時辰裏，最後一個時辰也是亥呢？為什麼這個時候叫亥呢？「亥」字上面是一陰一陽，下面像一個男人摟著一個女人在睡覺，而這個女人又懷孕了。這是生命開始進入新一輪的標誌，這是亥的本意。文字和時間到「亥」就都終結了，再回到起點「一」。

<table>
<tr><th>時辰</th><th>時間</th><th>養生精華重點</th></tr>
<tr><td>亥時</td><td>晚上9點到11點
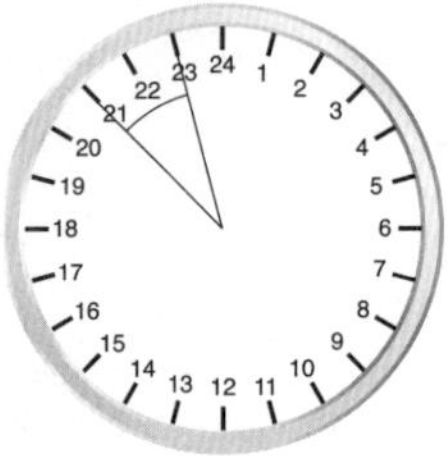
當令經脈
三焦經
養生關鍵
陰陽調和享受性愛</td><td>❹「一」就是開始，如果說「一」在古代文化中是代表先天的混沌。「亥」字則是表示又回到初始的混沌狀態，讓生命的輪回重新又回到開始。
❺西方人認為從生理時鐘來講，晚上10點是做愛的最佳時期，但是他們沒有說出這其中的道理。如果大家研究一下中國傳統文化，就會知道為什麼亥時是做愛的最佳時間。在戌時（晚上7點到9點），心已經很喜悅了。下一步到亥時（晚上9點到11點），就是要讓肉體也能夠喜悅，這就是身心不二。
❻豬怎麼跟亥時相關呢？實際上豬總是處於舒服享受的狀態，就是什麼都不管，吃飽喝足就躺在那兒哼叫，以此來養自己，豬是可以養肥的。從取象比類的角度來講，它是歸為一類的。豬是沒有鬱悶情緒的，豬的身心處於三焦通泰的狀態，就是一個身體全都通暢的象。</td></tr>
</table>

第六章

上古天真論

生命是一個過程。在這個過程中，每一步我們都要有一個深刻的反省，甚至包括要向小孩子去學習，來重新認識生命的真理。

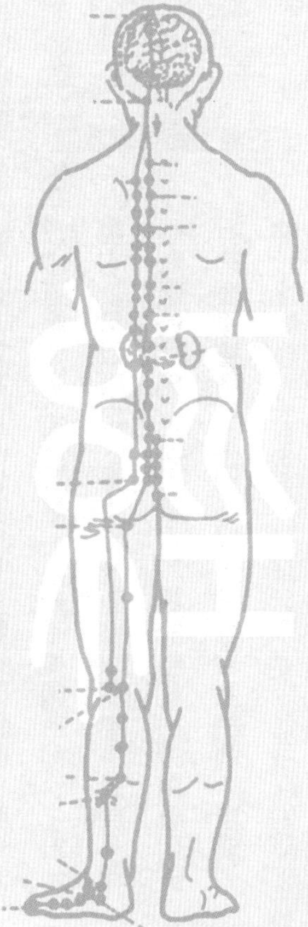

1 生命是一個過程

瞭解身體的本性以後，就可以明白應該怎樣生活

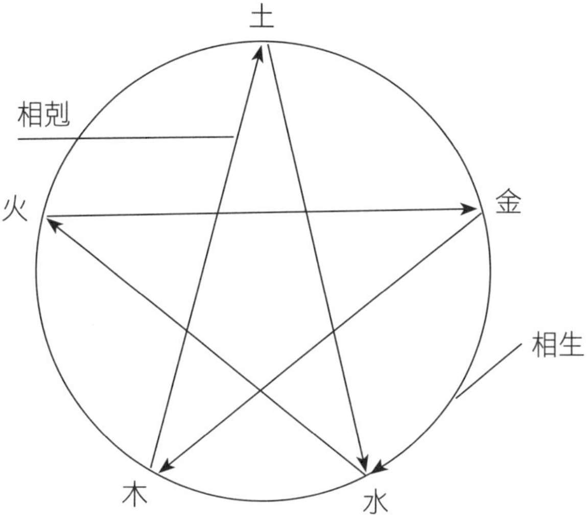

圖 17　五行相生相剋示意圖

《黃帝內經》第一篇是《上古天真論》。所謂天真，就是指本性，就是本性最天真。在我們人體中五臟六腑是最天真。人體不能因為你想生出什麼它就可以生出什麼，因為五臟六腑本身處於一種很和諧的狀態，是一種很和諧的格局。中醫就用五行來表達這種和諧的格局，五行相生相剋，自成一體。比如說腎水足了，腎精足了，你就可以生發起來、可以生木，生木就是生肝，肝陽只要一生發，就能夠助心火，因為木生火，而火可以生土，而土可以生金……，這就是按照五行相生而來的，五行具有一種和諧性與平衡性。

我們經常說，人體才是最自足的，人體是自組織結構裏最精確、最精準的東西。它自身能夠以無為的方式，達到一個非常有為的狀態。這是我們人體的表相，這就是我們所說的「上古天真論」。

其實，《黃帝內經》第一篇是講我們身體的本性到底是怎樣的，當瞭解了身體的本性以後，就可以明白我們應該怎樣去生活。

昔在黃帝，生而神靈，弱而能言，幼而徇齊，長而敦敏，成而登天。

在現實生活中，養生無處不在。大家看以上這些文字，都是很整齊的四言。如果以吟誦的方式讀這句話，並將自己的聲音保持在抑揚頓挫的狀態，這本身就是在養氣。

「昔在黃帝，生而神靈」。「昔在」的「昔」字是什麼意思呢？大家看這個字在古代的寫法（如上所示）。

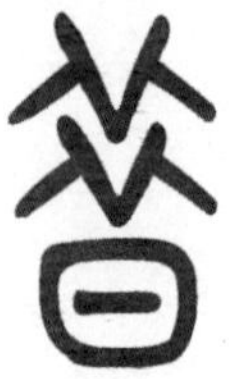

昔

就是日在水下，太陽已經到了洪水裏邊了，這意味著一個很遠古的洪水時代。「昔在黃帝」的意思就是：很久很久以前有個黃帝。「生而神靈」是什麼意思呢？實際上是說，任何一個生命的出生都有其不可思議的一方面。一個受

精卵經過受精分裂後再經過十月懷胎，就能夠完成人類幾億年的進化，這難道不是一種神靈嗎？這不僅僅是單純在說黃帝，而是說我們每個人都生而神靈。事實上，每個人生而神靈都是有相可循的。

小孩子的特色1：不懂得恐懼

老子曾這樣描述小孩子：「含德之厚，比於赤子。毒蟲不螫，猛獸不據，攫鳥不搏，骨弱筋柔而握固。」這是什麼意思呢？過去我們曾經聽過這樣的故事，狼把小孩子抱回去，並把他養大了。為什麼狼不把成年人抱回去呢？老子是這樣解釋的，他認為小孩子陽氣特別足，腎精特別足，他就不懂得恐懼。這就像我們曾說過的，只有嬰兒才可以達到「泰山崩於前而不亂」的境界。

小孩子的特色2：骨弱筋柔而握固

小孩子還有一個特點，叫做「骨弱筋柔而握固」。什麼叫「握固」呢？大家如果仔細觀察就會發現，剛出生的小孩都是攢緊小拳頭的，他的大拇指一定是被其他四指緊緊包住的，這就是「握固」。「握固」，就是大拇指掐住無名指的指根處。古代的習武之人認為，無名指的指根處相當於肝魂的關竅。我們

小孩子的四大特點

1. 不懂得恐懼
2. 骨弱筋柔而握固
3. 精特別足
4. 愛問根本性的問題

的手能握住，這實際上説明我們有一條經脈的經氣是特別足的，這條經就是肝經，因為肝主握。小孩子握固的是魂，為什麼小孩子要固魂呢？這是因為嬰兒出生時有自保功能。小孩子都有囟門，囟門在古人眼裏就是靈魂來回出入的地方。小孩子在出生的時候，一定要能固住他的魂。小孩子的握力是很大的，因為剛出生的小孩子肝氣特別足。

人在去世的瞬間都是「撒手而去」。哪怕是一個半身不遂而渾身蜷縮到一起的人，在臨死的瞬間，他的手也會「啪噠」一下散開。中醫對這種現象的解釋就是，肝魂全都散了，手就沒有握力了，所以會「撒手而去」。

小孩子的特色3：精特別足

老子在形容小孩子的時候還説過：「未知牝牡之合而朘作，精之至也。終日號而不嗄，和之至也。」這是什麼意思呢？「牝」是母馬，「牡」是公馬。「未知牝牡之合而朘作」的意思是，小孩子並不懂得男女的交合，可是男嬰也會有勃起的現象。這是什麼原因呢？

西方心理學家佛洛伊德解釋説小孩子有性慾，其實這種解釋是錯誤的，這種現象不是小孩子有性慾。老子在這裏解釋得非常清楚，他認為這是「精之至

也」，是因為小孩子的精特別足，他不需要去想男女之事就能夠達到這種一陽初起，這是精足的一個表現。而現在，成年人必須要靠外界的刺激才能達到這樣的效果，這是因為成年人沒有嬰兒的精足。

「終日號而不嗄」是什麼意思呢？就是說嬰兒整天地哭，但嗓子不會啞，而我們成年人一哭嗓子就容易啞，這是什麼原因呢？老子認為這是「和之至也」。氣是和的，小孩子哀而不傷，哭就是想表達他的一些願望而已，他不會把自己的欲念留在心裏，只要你滿足他了，他也就好了。他的哭不會傷到氣，他會「終日號而不嗄」。

❖小孩子的特色4：愛問根本性的問題

什麼叫「弱而能言」？「言」是有邏輯、講真理的意思，人言為信。人和言放在一起是「真實」的意思。我們仔細想一想，其實小孩子很多問題都是在「問根本」，比如小孩子經常會問這樣一個問題：「媽媽，我從哪兒來？」大家可不要小看這個問題，這可是整個20世紀人類沒有解決的三個核心問題之一。這三個問題第一個是「我是誰？」第二個是「我從哪兒來？」第三個是「我往哪兒去？」

20世紀人類沒有解決的三大核心問題

1. 我是誰？
2. 我從哪兒來？
3. 我往哪兒去？

小孩子可以問這些根本性的問題，而我們長大以後，幾乎每天都在說廢話。比如早晨一起床就問人家「起來了？」或者為了應酬問人家「吃了嗎？」我們很少有人每天早晨起來第一件事就思考「我是誰？」其實，中西方文明的終極目標都試圖要解決這一個問題。

西方文明的終極哲學是「認識你自己」，而東方文明的終極目標是「天人合一」。「天人合一」探尋的是何為天、何為人，人和天到底有一種怎樣的相關性，人要怎樣才能與天地和合？做到因天之序？

「幼而徇齊」是什麼意思呢？「徇」、「齊」都是快的意思。「幼而徇齊」就是說人小的時候成長的速度很快。所有的小孩子，無論男孩還是女孩，在16歲之前個子長得都特別快，而過了青春期以後，生長速度就放慢了。

「長而敦敏」的意思就是，人長大了就有點「傻了」。「敦」就是心會變得厚道了。「敏」在古代是指一個人給別人紮頭髮。「長而敦敏」就是說人長大了，有點厚道了，懂得禮節、懂得約束自己了。這就是說真正的聖人都是懂得約束自己的，不僅要掌控自己，還要約束自己，這樣才能有所成就，這也就是「成而登天」的意思。

以上幾句都是在講一個問題：生命是一個過程。在這個過程中，每一步我們都要有深刻的反省，甚至包括要向小孩子去學習，來重新認識生命的真理。

養生智慧精華

1. 《黃帝內經》第一篇是講我們身體的本性到底是怎樣的，當瞭解了身體的本性以後，就可以明白我們應該怎樣去生活。
2. 「握固」，就是大拇指掐住無名指的指根處。古代的習武之人認為，無名指的指根處相當於肝魂的關竅。我們的手能握住，這實際上說明我們有一條經脈的經氣是特別足的，這條經就是肝經，因為肝主握。
3. 小孩子都有囟門，囟門在古人眼裏就是靈魂來回出入的地方。
4. 二十世紀人類沒有解決的三個核心問題之一。這三個問題第一個是「我是誰？」第二個是「我從哪兒來？」第三個是「我往哪兒去？」
5. 西方文明的終極哲學是「認識你自己」，而東方文明的終極目標是「天人合一」。「天人合一」探尋的是何為天、何為人，人和天到底有一種怎樣的相關性，人怎樣才能與天地和合，做到因天之序。
6. 生命是一個過程。在這個過程中，每一步我們都要有一個深刻的反省，甚至包括要向小孩子去學習，來重新認識生命的真理。

2 法於陰陽，和於術數

我們應該按照自然界的變化規律而起居生活

（黃帝）乃問于天師曰：余聞上古之人，春秋皆度百歲而動作不衰；今時之人，年半百而動作皆衰者，時世異耶？人將失之耶？

岐伯對曰：上古之人，其知道者，法於陰陽，和於術數，食飲有節，起居有常，不妄作勞，故能形與神俱，而盡終其天年，度百歲乃去。

《黃帝內經》這本書實際上是黃帝跟他老師的對話。全世界最初的經典都是以對話紀錄的形式存在，像《柏拉圖對話集》、《蘇格拉底對話集》，它們都是探尋世界真理的哲學。「（黃帝）乃問於天師」，這個天師叫岐伯。黃帝問他：「余聞上古之人，春秋皆度百歲而動作不衰；今時之人，年半百而動作皆衰者，時世異耶？人將失之耶？」這句話雖然是古人說的，但是現在看來也一點都不過時。

菊花的藥性

味甘，性微寒，其效用疏風清熱，降火解毒，清肝明目，用於眩暈、頭痛、腫毒、血脂肪過高、肺熱等症。

為什麼過去的人能活得很長久，而且能保持不衰老？而我們現在的人只要年過半百，身體就開始出現衰老的跡象？對此，黃帝問道，是時代變了，還是人的問題？

岐伯明確地回答黃帝的問題：千百年來，天的順序沒有變，永遠是東西南北；四季的更替順序沒有變，永遠是春夏秋冬。變的可能只是人的心。「其知道者」的「道」就是「法於陰陽，和於術數」。這就是說，我們應該按照自然界的變化規律而起居生活，根據正確的養生保健方法進行調養鍛鍊。

「食飲有節」的意思是吃喝都要有節制。這裏還涉及節氣的問題。什麼時間該吃什麼東西，也就是什麼時間得什麼時間的氣。比如，現在我們都喝菊花茶，但是大家都不明白菊花茶的道理。其實，菊花茶最重要的一點在於菊花得了春夏秋冬四季之氣，與其他的花相比，它得的最多的是秋冬二氣，很多花到了秋冬兩季都不開花，只有菊花可以開。菊花多了秋冬二氣，它可以補我們的肺和腎。

「起居有常」就是說每天的晨起和晚上入睡都要遵循「日出而作，日落而息」這個規律。一定要守這個規矩，「不妄作勞，故能形與神俱，而盡終其天年，度百歲乃去」。

養生智慧精華

1. 《黃帝內經》實際上是黃帝跟他老師的對話。全世界最初的經典都是以對話紀錄的形式存在，像《柏拉圖對話集》、《蘇格拉底對話集》，它們都是探尋世界真理的哲學。
2. 「法於陰陽，和於術數」。這就是說，我們應該按照自然界的變化規律而起居生活，根據正確的養生保健方法，進行調養鍛鍊。
3. 「食飲有節」的意思是吃喝都要有節制，這裏還涉及節氣的問題。什麼時間該吃什麼東西，也就是什麼時間得什麼時間的氣。
4. 菊花多了秋冬二氣，喝菊花茶可以補我們的肺和腎。
5. 「起居有常」就是說每天的晨起和晚上入睡都要遵循「日出而作，日落而息」這個規律。

3 人為什麼會生病？－習性造病

人一定要掌控自己，不要以妄為常

今時之人不然也，以酒為漿，以妄為常，醉以入房，以欲竭其精，以耗散其真，不知持滿，不時御神，務快其心，逆于生樂，起居無節，故半百而衰也。

古人生活的核心原則是「法於陰陽，和於術數，食飲有節，起居有常」。然而「今時之人則不然也」，岐伯認為現在的人卻不是這樣生活的。「以酒為漿」的真正含義是指現在的人都在做非理性的事情。因為喝酒可以使一個人喪失理性。

什麼是「以妄為常」呢？「妄」就是胡來，「常」是我們之前講過的東西南北、春夏秋冬，就是「法於陰陽，和於術數」。「常」是不變的，而我們現在往往是胡來的，在該做某件事情的時候卻不去做，比如該結婚的時候不結婚，該生育的時候不生育，不該生育的時候又生育。這都叫「以妄為常」，這

都是沒有理性造成的。因為喪失了理性，不能掌控自己的行為。因此，《黃帝內經》最關鍵之處，就是勸誡人一定要掌控自己，不要以妄為常。

大家一定要記住，《黃帝內經》講的是習性造病，而現在很多人卻認為自己得病是遺傳的，我很不贊成這種觀點。遺傳是什麼概念？其實在中國文化裏不存在遺傳這個詞，中國文化還怕你是「不肖子孫」呢！所以不要輕易地談什麼遺傳的問題。在中國傳統文化裏，如果你要說你是遺傳的話，首先犯了中國古代文化裏的一個大忌「不孝」。不孝順就是說父母給了你這條命，在你得病後還賴是你父母的問題，病也是他們給你的。你想想，這是不是不孝順呢？

❖遺傳是什麼？

所謂的遺傳是什麼呢？應該是自己和父母的生活狀態、生活習慣和情志等都很相似。比如說，爸爸受了媽媽一輩子的氣，然後他們的兒子找對象的時候，又照自己媽媽的形象去尋找自己的意中人，之後也有可能受一輩子氣。這樣，父子二人最後都患了肝癌。這主要是因為他們的生活習慣和情志方面所受的影響太一樣了，這也叫「以妄為常」。

人一定要有理性，要能控制自己的身體，同時也要控制住自己的情緒，包

成語小辭典

五子登科

1. 世俗追求物質上的滿足，戲稱擁有妻子、兒子、房子、車子、銀子為「五子登科」。
2. 家中五個兒子皆金榜題名、高中及第。

括情欲等各個方面，否則的話，就是「醉以入房，以欲竭其精」。因為欲念而耗散了精，因此，是欲望造的病。「以耗散其真」，因為有這樣的喜好而喪失真陽元氣。

「不知持滿，不時御神」，用我們現代的話來說就是不知足，老追求外在的事物。現代人為什麼煩惱多？就是因為太追求外在物質了。古代人為何煩惱少？因為他向內追求，追求身心的修養。現在我們大家向外追求的東西太多了，追求五子登科——妻子、兒子、房子、車子、銀子，一樣都不能少。汽車真的對你很有用嗎？天天開車說不定還會出現由於不常運動而造成的免疫力下降，最後可能還會得高血壓或糖尿病。其實，人的生存是很容易滿足的，但是人的欲望是不容易滿足的。

大家一定要記住這個根本性的道理，不要總對醫生說：「大夫，給我治治病吧！」應該先把自己的不良生活習慣改了，這樣病就好了一半。現在老講改變人的思想，卻不知道要改變人的習慣。如果坐姿正確了，脊柱、頸椎就不會太歪了，氣就能上來得順暢一些，就不會腰痠背痛、腿抽筋了。「不知持滿，不時御神」，不按時去駕馭自己的精神，不懂得駕馭自己的精神，「務快其心」，只以痛快為目的，「逆于生樂，起居無節，故半百而衰也」，這樣的話，肯定會半百而衰。

養生智慧精華

❶古人生活的核心原則是「法於陰陽，和於術數，食飲有節，起居有常」。

❷「常」是不變的，而我們現在往往是胡來的，在該做某件事情的時候卻不去做，比如該結婚的時候不結婚，該生育的時候不生育，不該生育的時候又生育。這都叫「以妄為常」，這都是沒有理性造成的。因為喪失理性，不能掌控自己的行為。

❸《黃帝內經》最關鍵之處，就是勸誡人一定要掌控自己，不要「以妄為常」。

❹所謂的遺傳是什麼呢？應該是指自己和父母的生活狀態、生活習慣和情志等，都很相似。

❺現代人為什麼煩惱多？就是因為太追求外在物質了。古代人為何煩惱少？因為他向內追求，追求身心的修養。

❻其實，人的生存是很容易滿足的，但是人的欲望是不容易滿足的。

❼應該先把自己的不良生活習慣改了，這樣病就好了一半。現在老講改變人的思想，卻不知道要改變人的習慣。

4

怎樣能夠不得病？

《黃帝內經》第一篇先告訴你做到「恬淡虛無」能夠不得病

夫上古聖人之教下也，皆謂之：虛邪賊風，避之有時，恬淡虛無，真氣從之，精神內守，病安從來。

「虛邪賊風，避之有時」，聖賢告訴大家：不好的地方不要去；不好的事物就不要去沾它。明知道迷戀網路不好，還要放縱自己，這就是「以妄為常」，就是專往「賊道」上走。最關鍵的是「恬淡虛無，真氣從之，精神內守，病安從來」。《黃帝內經》第一篇不是單純從醫學角度告訴大家怎麼治病，而是先告訴大家怎樣能夠不得病。怎樣才能不得病呢？就是要做到「恬淡虛無」，這可是個很高的境界。現在，各種這個「家」、那個「家」都在談論我們人一定要追求一種淡定的狀態。淡定怎麼追求？誰能定下來？

宋朝．蘇東坡「讚佛偈」

稽首天中天，
毫光照大千。
八風吹不動，
端坐紫金蓮。

❖淡定怎麼追求？

大家都知道宋朝蘇東坡很有修為，他曾經作過這樣一首詩：「稽首天中天，毫光照大千。八風吹不動，端坐紫金蓮。」「八風吹不動」，意思就是說無論人間的貪、嗔、癡、名、利、毀、譽等，還是宇宙之風、四面八方的風都吹不動他。蘇東坡認為這首詩寫得太好了，於是就讓書僮把文章送到江對岸的一個老和尚那兒。老和尚看後，回寫了一個字「屁」。

❖八風吹不動VS.一屁過江來

蘇東坡看了非常生氣，馬上過江去找老和尚評理。他憤憤地對老和尚說：「我如此淡定之境界，竟然讓你說了一個『屁』字！」老和尚一聽就笑了，並在上面又加了一句話：「一屁過江來」。老和尚嘲笑說：「你認為自己非常淡定，但我只寫一個小小的『屁』字，就讓你跑來了。」這就體現了蘇東坡對名的欲念和強大的好勝心。風和屁哪兒能比呢？一個小小的屁就可以讓他馬上跑過來，他所認為的定力在哪兒？所以說，淡定是很不容易達到的境界。

❖如何鍛鍊心腎相交的能力？

思想的妄動引發形體的妄動，然後是精氣的妄動，人焉能不病？怎樣才能夠淡定呢？答案就是「精神內守」。精是腎，腎精要足才可以定心神。這是一種心腎相交的能力，這種能力增強了，我們才能淡定。而想讓這個功能強大，就必須要鍛鍊我們心腎相交的能力。

如何去鍛鍊呢？有一種方法很簡單，就是用我們的手去搓我們雙腳的腳心。因為心包經的脈是通過勞宮穴的，勞宮穴在我們的手心裏。而腎經是斜走於足心，在我們的足心有一個穴位叫湧泉。如果想讓我們的心腎相交，就可以用我們的勞宮穴和湧泉穴對搓。總而言之，精神內守就是當你的精和神都特別足的情況下，你才可以淡定，才可以達到恬淡虛無的境界。

總之，「精神內守」是方法，「恬淡虛無」是境界，「真氣從之」是結果，沒有病是目的。一旦達到恬淡虛無的境界，真氣就可以從之。真氣就是元氣，「真氣從之」就是說元氣可以按照自己的本性去運化和收藏，而不需要外在的東西來控制。「病安從來」，意思說，如果你心腎相交能力很強的話，你的病還從哪兒來呢？其實，這句話也可說是中國古代所有修煉身心方法的一個總原則。

宋朝・蘇東坡「讚佛偈」

稽首天中天，
毫光照大千。
八風吹不動，
端坐紫金蓮。

「讚佛偈」白話譯文

「稽首」是頂禮，「天中天」指佛，「毫光照大千」是說佛的光明普照著大千世界。我們整天都在八風（「八風」就是利、衰、毀、譽、稱、譏、苦、樂。利是有利益的事、事業成功，衰是倒楣、衰敗的事，毀是背後詆毀，譽是背後褒獎，稱是當面稱讚，譏是當面譏諷，苦指苦惱的事，樂指快樂的事）的循環之中，常受影響不能自已。

既然發心學佛，就要建立正確的信念，放下世間一切的毀譽、榮辱、成敗、得失、苦樂等，運用我們無上的智慧超脫，不為外界的虛妄迷惑。蘇東坡當時覺得自己的修養已經達到八風吹不動，世間榮辱無法撼動的境界，一派從容。「端坐紫金蓮」，安閒自在就像端正地坐在紫金色的蓮花座上。

名詞小辭典

八風

1. 佛教用語，指世俗間能煽動人心的八件事，即利、衰、毀、譽、稱、譏、苦、樂。所謂「利」是對自己有利益、順利的境界，「衰」是衰敗、很不好的境界，「毀」就是被毀謗、責罵的境界，「譽」就是受人誇獎、稱譽的境界，「稱」就是備受讚美、稱道的境界，「譏」是被人譏笑、諷刺的境界，「苦」是痛苦煩惱、不如意的境界，「樂」就是快樂、享受的境界。
2. 四面八方所吹的風。
3. 比喻天下民心。

是以：志閑而少欲，心安而不懼，形勞而不倦，氣從以順，各從其欲皆得所願。

「志閑而少欲」，「閑」在古代是界限的意思，「志閑」就是說人的理想和抱負要有一個界限，不能什麼都追求；「少欲」就是人不要有過多的欲望，要讓所有的欲望有一個界限，這樣就能做到「心安而不懼」。腎主志，自己不動腎精了，心也會安定下來，就不會恐懼了。

五臟對應五液

「形勞而不倦」，就是讓身體經常地有所勞作。這裏涉及體育鍛鍊的問題。那我們現在應該怎麼鍛鍊呢？中國古代鍛鍊方式的基本原則是不主張出大汗，因為「汗為心液」。在這裏，我們要說說五臟所對應的五液：心對應汗，肝對應淚，脾對應涎，肺對應涕，腎對應唾。我們舌頭上白白的東西就是唾液，它是從腎精來的，是太陽膀胱經氣足氣化而帶上來的。如果唾液很少，口唇比較乾燥，這是因為膀胱經氣不足，也就是太陽的經氣不足，不能煉精化氣，腎精上不來。

眼淚是從哪兒來的呢？肝開竅於目。淚水都是從肝那兒來的。如果迎風眼

五臟與五液的對應關係表

五臟	肺	肝	腎	心	脾
五液	涕	淚	唾	汗	涎

小孩子為什麼愛吃糖？

小孩特別愛流口水，涎就是口水，涎從脾來。中醫認為脾屬於後天，小孩脾胃發育尚弱，故有此相。脾最喜歡甘甜類的東西，小孩子脾胃虛，他的脾胃需要用甘甜類的東西來進補，因此小孩子愛吃糖是一個正常的現象。

睛老流淚，那就說明肝有問題。肝在中醫裏屬厥陰，會迎風流淚就說明厥陰不收斂。

鼻涕是從哪兒來呢？鼻涕是肺氣的外現，我們感冒的時候打噴嚏是屬於腎，但是流鼻涕是屬於肺。流鼻涕是肺受寒造成的。

❖小孩子為什麼愛吃糖？

還有一種東西就是涎，就是口水，涎從脾來。小孩特別愛流口水，中醫認為脾屬於後天，小孩脾胃發育尚弱，故有此相。脾最喜歡甘甜類的東西，小孩子脾胃虛，脾胃需要用甘甜類的東西來進補，因此小孩子愛吃糖很正常。

人體中還有一種液就是身體的汗，它是心血的變現。由於心主血脈，血全身無處不有，汗水也可能全身都出。中國古人的鍛鍊原則是「形勞而不倦」，再怎麼活動也不能讓人體超負荷地去運轉，不可以大汗淋漓。

中國古代鍛鍊方法的要求是微微出汗，叫「沾濡汗出」，出一層細汗，對人體是最有好處的。因此，請大家在鍛鍊的時候注意保持這個原則，不要出大汗，這樣的話就會「氣從以順」。我們人體的氣脈如果非常暢通，各個臟腑都能滿足自己的欲望，得到自己想得到的。

養生智慧精華

❶聖賢告訴大家：不好的地方不要去；不好的事物就不要去沾它。

❷《黃帝內經》第一篇不是單純從醫學角度告訴大家怎麼治病，而是先告訴大家怎樣能夠不得病。怎樣才能不得病呢？就是要做到「恬淡虛無」，這可是個很高的境界。

❸精是腎，腎精要足才可以定心神。這是一種心腎相交的能力，這種能力增強了，我們才能淡定。而想讓這個功能強大，就必須鍛鍊我們心腎相交的能力。

❹如何去鍛鍊我們心腎相交的能力？有一種方法很簡單，就是用我們的手去搓我們雙腳的腳心。因為心包經的脈是通過勞宮穴的，勞宮穴在我們的手心裏。而腎經是斜走於足心，在我們的足心有一個穴位叫湧泉。如果想讓我們的心腎相交，就可以用我們的勞宮穴和湧泉穴對搓。

❺精神內守就是當你的精和神都特別足的情況下，你才可以淡定，才可以達到恬淡虛無的境界。

❻如果你心腎相交能力很強，你的病還從哪兒來呢？其實，這句話也是中國古代所有修煉身心方法的一個總原則。

❼五臟所對應的五液：心對應汗，肝對應淚，脾對應涎，肺對應涕，腎對應唾。

❽中國古人的鍛鍊原則是「形勞而不倦」，再怎麼活動也不能讓人體超負荷地去運轉，不可以大汗淋漓。

❾脾最喜歡甘甜類的東西，小孩子脾胃虛，需要用甘甜類的東西來進補，小孩子愛吃糖是一個正常現象。

❿中國古代鍛鍊方法的要求是微微出汗，叫「沾濡汗出」，出一層細汗，對人體是最有好處的。

5 臟腑本性

五臟守住自己的本分，五臟就可以不生病

故美其食，任其服，樂其俗，高下不相慕，其民故曰樸。

這句話出自《老子》。「美其食」的意思是，以自己應該得到的那個東西為美。這是非常難做到的。每個臟腑都只得自己該得到的東西，小腸該得到的是液，那它就要那個液；大腸該得的是糞便，它就要那個糞便。

「任其服」是什麼意思呢？古代官員的衣服是和他們的級別相關的，不能亂穿。一個普通老百姓不能沒事在家裏穿著龍袍，這就叫不任其服。在古代，試穿龍袍的這種欲望是要引來殺頭之禍的。這就是我們傳統文化裏的守時和守位的問題。每個人守住自己的本分，就可以不生病，五臟守住自己的本分，五臟就可以不生病。

「樂其俗」的意思是，只做自己能做的事，並且以自己的風俗為樂。脾以運化為樂，腎以收藏為樂，心以疏布為樂，肝以生發為樂，肺以肅降為樂。

名詞小辭典

膏肓

膏，中醫說法指心下脂肪；肓，指膈上薄膜。膏肓指人體心臟與橫膈膜之間的部分。舊說相傳以為是身體中藥效所無法到達的地方，引申為疾病已達難治的階段，如「膏肓之症」比喻為難治的病。「病入膏肓」指人病重，無藥可救，也作「病在膏肓」、「病染膏肓」。

❖中醫問「二便」（大、小便）

「高下不相慕」是什麼意思呢？就是說位置高的不要瞧不起位置低的，位置低的也不要羨慕位置高的。我們人體中的五臟是可以做到這一點的。如果大腸對心說：「我太羨慕你，讓我上去待一會兒吧！」如果真那樣，人體本身的次序就被打亂了，人也要完蛋了。但是心也別瞧不起大腸的功能，沒有大腸的功能，心血的正常運轉也是做不到的。

古時候有一個國王得了膏肓之症，就是心臟的毛病。臨終前他去廁所，到了廁所後中氣突然下陷，人就猝死了。凡是心臟病人，在大便的時候都要小心。如果沒有固攝住氣，氣就會一下子全往下走，而上面一下子就會空掉，這樣容易導致猝死。中醫問「二便」（大、小便），其實全是在問心肺。

「高下不相慕」是很重要的，也是人性所達不到的一點。臟腑的本性是無為的，是非常樸實的，「其民故曰樸」。我們人是不樸實的，因為我們做不到「高下不相慕」，永遠都在追求得不到的東西。

是以，嗜欲不能勞其目，淫邪不能惑其心。愚、智、賢、不肖不懼於物，故合於道。

「淫邪」是過度、過分的意思，不要讓任何過度和過分的東西去干擾心，讓心神耗散。愚、智、賢、不肖等無非是對五臟六腑本性的一種描述，比如心是聰明的，大腸天天儲存大便，它是愚鈍的，可是無論它們是傻、是笨、是聰明，它們都依照自己的本性去生存，不受外界的干擾，不懼於物，都各自滿足自己的需求，故合於道。因此，人的本性是合於道的，我們的身體本身就是合於道的。

《黃帝內經》透過這樣一種樸素的方法來指導我們的人生，透過一種最直觀的方法來認識問題、解決問題。可是現在為什麼我們的身體不合於道了呢？歸根究柢，都是因為我們個人的欲望。比如晚上11點該睡覺的時候你偏偏不睡覺，非要熬到夜裏3點。3、4點鐘是熬夜時最難受的一個階段，因為這個時候肺氣開始全身心地來疏布，重新分配氣血。如果這時候你再不睡覺，對身體就是大傷。

古代的人都能夠「度百歲而動作不衰」，我們其實原本也可以，但是由於我們自身的欲望把我們的人體耗乾了，「度百歲而動作不衰」就成了一種奢望。古代的聖人正是從身體的本性中，體悟到人間正道及人的品行、德行，能夠不被欲望所迷惑，以其「德全而不危也」，這也就是醫道的總綱。

人的老化過程

年齡	生理特徵現象
10歲	五臟始定，血氣已通，其氣在下，故好走
20歲	血氣始盛，肌肉方長，故好趨
30歲	五臟大定，肌肉堅固，血脈盛滿，故好步
40歲	五臟六腑十二經脈，皆大盛以平定，腠理始疏，榮貨頹落，髮頗斑白，平盛不搖，故好坐
50歲	肝氣始衰，肝葉始薄，膽汁始減，目始不明
60歲	心氣始衰，若憂悲，血氣懈惰，故好臥
70歲	脾氣虛，皮膚枯
80歲	肺氣衰，魄離，故言善誤
90歲	腎氣焦，四臟經脈空虛
100歲	五臟皆虛，神氣皆去，形骸獨居而終矣

養生智慧精華

❶凡是心臟病患，在大便的時候都要小心。如果沒有固攝住氣，氣就會一下子全往下走，而上面一下子就會空掉，這樣容易導致猝死。中醫問「二便」（大、小便），其實全是在問心肺健康。

❷半夜3、4點鐘是熬夜時最難受的一個階段，因為這個時候肺氣開始全身心地來疏布，重新分配氣血。如果這時候你再不睡覺，對身體就是大傷。

❸古代的人都能夠「度百歲而動作不衰」，我們其實原本也可以，但是由於我們自身的欲望把我們的人體過度耗乾。

❹古代的聖人正是從身體的本性中，體悟到人間正道及人的品行、德行，能夠不被欲望所迷惑，以其「德全而不危也」，這也就是醫道的總綱。

6 陰陽論—女七男八

女子的生長週期是跟七相關的，男子的生長週期是跟八相關的

帝曰：人年老而無子者，材力盡耶？將天數然也？

女子七歲，腎氣盛，齒更髮長；二七而天癸至，任脈通，太衝脈盛，月事以時下，故有子；三七腎氣平均，故真牙生而長極；四七，筋骨堅，髮長極，身體盛壯；五七，陽明脈衰，面始焦，髮始墮；六七，三陽脈衰於上，面皆焦，髮始白；七七，任脈虛，太衝脈衰少，天癸竭，地道不通，故形壞而無子也。

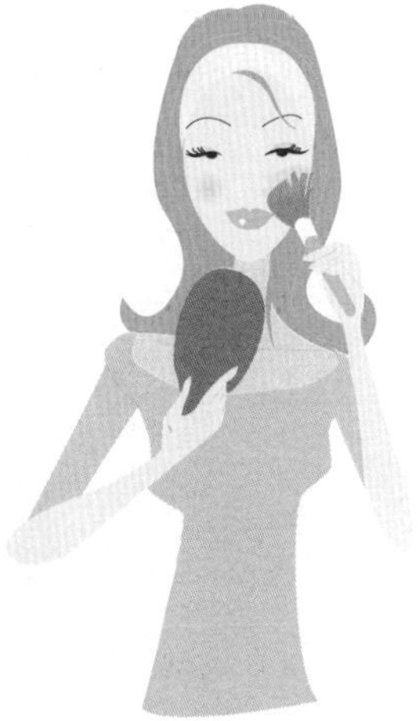

黃帝又問了一個問題：「人年老而無子者，材力盡耶？將天數然也？」意思是，人到最後身體慢慢就衰老了，這是材力盡了、精沒了，還是天數？這也是我們在生活中經常會問自己的一個問題。要談這個問題，首先要瞭解陰陽的本性。

女子的生長週期

	年　　齡	女性生理特徵
女子的生長週期（是跟七相關）	7歲（七）	腎氣盛，齒更髮長
	14歲（二七）	天癸至，任脈通，太衝脈盛，月事以時下，故有子
	21歲（三七）	腎氣平均，故真牙生而長極
	28歲（四七）	筋骨堅，髮長極，身體盛壯
	35歲（五七）	陽明脈衰，面始焦，髮始墮
	42歲（六七）	三陽脈衰於上，面皆焦，髮始白
	49歲（七七）	任脈虛，太衝脈衰少，天癸竭，地道不通，故形壞而無子也

❖女子為什麼比男子老得快？

在這裏出現一個新的概念：女子的生長週期是跟七相關的，男子的生長週期是跟八相關的。同時，女子又是陰的代名詞，男子又是陽的代名詞。「女子七歲，腎氣盛，齒更髮長；丈夫八歲，腎氣實，髮長齒更。」剛開始發育時，女子是七歲，男子是八歲。女子到了七七四十九歲的時候就是更年期了，男子八八六十四歲的時候就進入更年期。剛開始發育時，他們年齡相差是很少的，可是到更年期的時候他們的年齡實際上已經相差了十五歲，這也是女子為什麼比男子衰老得快的原因。

女子七歲「齒更髮長」，男子八歲是「髮長齒更」。一個是齒更髮長，一個是髮長齒更，這種描述意味深長。這裏涉及人體的兩個東西頭髮和牙齒。頭髮在中醫裏邊是一味中藥，叫「血餘」。血餘就是血剩餘的東西，血足了以後長出來的東西叫「頭髮」。肝主生髮，肝主藏血，我們頭髮的生長速度跟肝氣相關。

牙齒是人體當中最為密固收斂的，它是腎氣的外現。女子先齒更後髮長，男子先髮長後齒更，這就是在說女子收斂在前，生發在後，這也是「陰」的特性之一。男子生發在前，收斂在後，這也是「陽」的特性之一。表現在生殖器

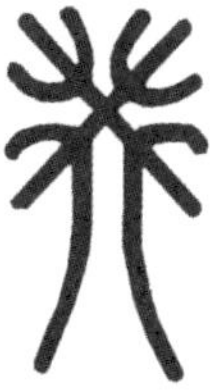

癸

上，女子的生殖器全部內收；男子生發在前，生殖器就全長在外面了。

女子在七歲的時候開始發育，到了二七一十四歲時，即「二七而天癸至，任脈通，太衝脈盛，月事以時下，故有子。」天癸的「癸」，是天水的意思。這個「癸」字在甲骨文裏是這樣寫的（如上所示）。

四方流入中央之水，癸屬水。天癸在很大程度上是指一個人的創造力。我們說過小孩的腎精特別足，是潛龍勿用，是沉潛在那兒不輕易發洩。小孩子在七、八歲之前，腎精都是密固在那裏不啟動的。到了青春期的時候才開始啟動，一旦啟動，任脈就會打通，就會「太衝脈盛」。任脈是人正中的這條經脈，它是主血的，是陰經。

太衝脈是人體的奇經八脈之一，是一條陽經，它也起於會陰，然後從人的氣街部分（大腿根處）上來沿著任脈兩邊往上走，最後散於胸中。女子的第二性徵之一就是乳房變大。而男子由於陽氣特別盛，太衝脈可以不散於胸中，而是直接往上調，一直調到環口唇的位置。男子的第二性徵之一就是長鬍鬚。

為什麼有種男人不長鬍鬚？

而有一種男人天生不長鬍鬚，我們經常開玩笑稱這種人叫做「天宦」，也

就是說他是天生的宦官。為什麼這種男人不長鬍鬚呢？這是因為他天生氣不足而血有餘，太衝脈上不來，他不長鬍鬚。古代的宦官在閹割之前是滿臉鬍子，但是當了宦官以後就不長鬍鬚了，這又是什麼原因呢？由於太衝脈從大腿根部上來，對男性而言，太衝脈實際上是從睾丸處上來的。既然他的睾丸被割除了，從根本上來說就是傷了他的太衝脈，他的鬍鬚也就不會再長了。

任脈通了以後，太衝脈也盛了，陰陽和合才能夠「月事以時下」。女子來月經實際上是陰陽和合的一個表現，之後才能夠有子，才能夠創造新的東西。

❖古代女子的成人禮

女子發育有一個明顯的特徵，就是月經來潮。在古代，人們看待這件事是很嚴肅的，就是在女子來月經的第一天給她行成人禮。有一些地方現在仍然給女孩子過成人禮。所謂「成人禮」是什麼？小孩子七、八歲時的髮型是一樣的，都是前面有劉海，兩邊有兩個抓鬏，等到女子到了二七一十四歲來月經以後，就把頭髮盤上去。外人一看就知道這家的女孩已經成熟了，這樣的話就可以到她家來求婚，或者可以派媒人來提親了。無論她是十六歲或者十八歲來月經，都是從那天開始算為「二七」。

名詞小辭典

數齒

女子「二七」（14歲）以後，頭上就要插一根簪子，等第二年就插兩根簪子，以此類推，等到婆家來求婚的時候，人家就看女子頭上插了幾根簪，就知道她成熟幾年了，這就叫做「數齒」。古人根據這個可以知道這個女子的真實年齡，進而知道她的身體現狀是怎樣的。

「二七」以後，女子的頭上就要插一根簪子，等第二年就插兩根簪子，以此類推，等到婆家來求婚的時候，人家就看女子頭上插了幾根簪，就知道她成熟幾年了，這就叫做「數齒」。古人根據這個可以知道這個女子的真實年齡，進而知道她的身體現狀是怎樣的。在古人看來，娶妻只不過是為了生子，女方的這個標誌是至關重要的。

「三七，腎氣平均，筋骨強勁，故真牙生而長極」，三七二十一歲時腎氣開始平均了，筋骨也很強勁，故「真牙生而長極」。「真牙生」指腎的密固達到一個很高的頂點，「長極」就是頭髮長到一個極致。「腎氣平均」，就是生發和收藏是平均的。

舉一個例子，古人為什麼把一年叫做「春秋」，而不叫「冬夏」？為什麼孔子寫《春秋》，而不寫《冬夏》呢？這是因為春秋代表著陰氣、陽氣比較平均，而冬夏都是有長有短的，陰陽是不平衡的。在這兒，腎氣平均指的就是陰陽平衡的意思。

❖女人最佳的生育時間—在二十八歲之前

四七二十八歲時，「筋骨堅，髮長極，身體盛壯」。筋為肝所主，骨為腎

為什麼一年叫「春秋」而不叫「冬夏」？

古人為什麼把一年叫做「春秋」，而不叫「冬夏」？為什麼孔子寫《春秋》，而不寫《冬夏》？這是因為春秋代表著陰氣、陽氣比較平均，而冬夏都是有長有短的，陰陽是不平衡的。

所主，筋骨堅是指肝氣特別盛，腎氣也特別盛。「髮長極」，就是頭髮長到最長的那個程度了。女子在二十八歲的時候，身體可以到達一個巔峰狀態。古人要求女子二十而嫁，是因為二十歲離二十八歲還有幾年的時間，最好在這段時間內生一個孩子。因為女子在二十八歲之後，衰老得快。女人最佳的生育時間是在二十八歲之前。

到了五七三十五歲時，「陽明脈衰」。陽明脈就是胃經，它起於我們鼻子旁邊的一個穴位迎香穴，到山根然後再到額頭，同時有另外一支是走臉面的。「陽明脈衰」指的是胃經、胃氣衰敗了，女人的顏面開始憔悴。因為胃主血，我們吃的東西最後有一部分精華要生成血，胃經衰老，人體的氣血也就衰弱，血就不能榮於面，女子在這個時候顏面就開始變得憔悴了，容易長魚尾紋和抬頭紋，顯出老相。「髮始墮」，就是說這個時候頭髮也開始脫落了。

女子六七四十二歲時，「三陽脈衰於上」。「三陽」是指太陽、少陽、陽明這三根經脈，三根陽經都受傷了。太陽是指膀胱經，膀胱氣衰老了，後腦勺的頭髮就開始變白了；少陽是指膽經，膽氣衰老了，兩鬢就開始變白；陽明經是胃經，胃氣衰老了，前額的頭髮也開始變白。因為陽氣沖不上來，不能上榮於腦，顏面開始出現憔悴之相，並且女人從這時候開始健忘，三陽脈衰，開始

名詞小辭典

更年期

醫學上指男、女性機能進入衰退的時期。女性一般多在四十至六十歲之間，其特徵是排卵停止（停經）、生育期結束、內分泌產生變化的時期。由於此時雌激素和卵巢機能衰退、月經週期不規則或停止，使女性在生理及心理上產生不適症狀。男性的更年期通常發生在約五十歲，其症狀特徵是出現容易倦怠、腰骨痠痛、肌肉僵硬等。

出現衰老的現象。婦女要從四十二歲開始就要特別注意身體。不過，不一定每個女人到了四十二歲的時候都會這樣。四十二歲只是一個生理變化的年齡，如果你很注重養生，就可以延緩衰老。

❖七七四十九歲就是女人的更年期

到七七四十九歲的時候，「任脈虛」，就是整條陰經脈全都虛了，同時太衝脈衰傷，那根伴隨著陰經任脈起來的陽經也開始出現衰退，這就是陰陽俱虛。七七四十九歲時天癸竭，創造力基本上就枯竭了。

一般認為，七七四十九歲就是女人的更年期，最顯著的特徵就是停經。有一點大家要特別注意，現在很多婦女都有子宮肌瘤。子宮肌瘤會在體內形成一個淤阻，但人體有自保功能，會經常地調氣血去破這個淤阻。如果停經以後，還會出現流血的現象，那就可能是因為子宮肌瘤造成的。

我們所說的女子從七歲發育到七七四十九歲衰老，是指人在沒病的情況下一種正常發展、壯大直到衰老的過程。

下面我們來看看男子，看看「陽」發展、壯大直至衰老的過程。

養生智慧精華

1. 女子的生長週期是跟七相關的，男子的生長週期是跟八相關的。同時，女子又是陰的代名詞，男子又是陽的代名詞。
2. 剛開始發育時，女子是七歲，男子是八歲。女子到了七七四十九歲的時候就是更年期了，男子八八六十四歲的時候就進入更年期了。
3. 頭髮在中醫裏邊是一味中藥，叫「血餘」。血餘就是血剩餘的東西，血足了以後長出來的東西叫「頭髮」。肝主生髮，肝主藏血，我們頭髮的生長速度跟肝氣相關。
4. 女子收斂在前，生發在後，這也是「陰」的特性之一。男子生發在前，收斂在後，這也是「陽」的特性之一。表現在生殖器上，女子的生殖器全部內收；男子生發在前，生殖器就全長在外面了。
5. 女子的第二性徵之一就是乳房變大，男子的第二性徵之一就是長鬍鬚。
6. 因為女子在二十八歲之後，衰老得快。女人最佳的生育時間是在二十八歲之前。
7. 七七四十九歲就是女人的更年期，最顯著的特徵就是停經。現在很多婦女都有子宮肌瘤要特別注意，子宮肌瘤會在體內形成一個淤阻，但人體有自保功能，會經常地調氣血去破這個淤阻。如果停經以後，還出現流血的現象，那就可能是因為子宮肌瘤造成的。
8. 古人為什麼把一年叫做「春秋」，而不叫「冬夏」？為什麼孔子寫《春秋》，而不寫《冬夏》呢？這是因為春秋代表著陰氣、陽氣比較平均，而冬夏都是有長有短的，陰陽是不平衡的。

丈夫八歲，腎氣實，髮長齒更；二八，腎氣盛，天癸至，精氣溢瀉，陰陽和，故能有子；三八，腎氣平均，筋骨勁強，故真牙生而長極；四八，筋骨隆盛，肌肉滿壯；五八，腎氣衰，髮墮齒槁；六八，陽氣衰竭於上，面焦，髮鬢斑白；七八，肝氣衰，筋不能動，天癸竭，精少，腎藏衰，形體皆極；八八，則齒髮去。

男子的生長週期

	年　　齡	男性生理特徵
男子的生長週期（是跟八相關）	8歲（八）	腎氣實，髮長齒更
	16歲（二八）	腎氣盛，天癸至，精氣溢瀉，陰陽和，故能有子
	24歲（三八）	腎氣平均，筋骨勁強，故真牙生而長極
	32歲（四八）	筋骨隆盛，肌肉滿壯
	40歲（五八）	腎氣衰，髮墮齒槁
	48歲（六八）	陽氣衰竭於上，面焦，髮鬢斑白
	56歲（七八）	肝氣衰，筋不能動，天癸竭，精少，腎藏衰，形體皆極
	64歲（八八）	齒髮去

「丈夫八歲，腎氣實，髮長齒更」。前面已經說過，陽生發在前、收斂在後。民間有一句話，叫做「七、八歲狗都嫌」。小孩子到了七、八歲的時候，很淘氣，特別惹人厭。你不要以為這小孩怎麼突然變了，不是他變了，而是他的生理結構決定了他會出現這樣的變化。拿破崙曾經說過一句話：「人的性格即命運」。後來又引申為：「人的身體結構即命運」。學習了《黃帝內經》以後，我們可以把這句話重新理解一下，就是：「人的生理結構及功能即命運」。一個人的生理結構及功能，決定了他的性情。

男子到了二八一十六歲時，「腎氣盛，天癸至，精氣溢瀉，陰陽和，故能有子」。男子在十六歲的時候，第二性徵就都顯現出來了。

三八二十四歲時，「腎氣平均」。在這個時候，陰陽生發、收斂都處在一個平均狀態。這個跟前面是一樣的，筋骨勁強，故真牙生而長極。

四八三十二歲時，「筋骨隆盛，肌肉滿壯」。肌肉這時候會很發達，體格的功能也會達到一個頂點。古人認為，男子要三十而娶，如果男子早娶的話，就等於過早地破精。「欲不可早」，這樣對身體不好。

成語小辭典

待字閨中

古代女子要到成年父母許嫁才能夠命字，「待字閨中」是說女子尚未有婚嫁之約。

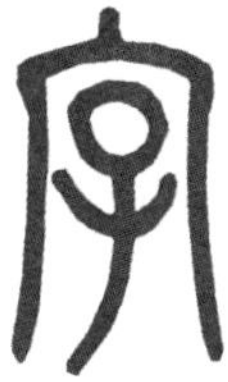

字

男子二十歲行冠禮、起字

男子成人是沒有明顯特徵的，你也不知道哪天是他的「二八」。於是，古人就硬性地規定了一個禮節，叫「冠禮」。男子二十歲，家人就開始給男孩子行冠禮，就是用一根簪子把頭髮簪起來了，看上去就像丈夫的「夫」字。男子成人禮節的意義是什麼呢？是要透過行冠禮告訴該男子，你要開始承擔社會職責了，行為應該有所約束了。在這一天，古人還會做一件事，就是給該男子起一個「字」，在這之前古人是只有「名」，沒有「字」的。所謂「字」是什麼意思？那就先看看這個字的寫法（如上所示）。

「宀」是一個房子，裏面是一個小孩子，「字」就是在家裏養孩子的意思。古代人彼此稱呼時都稱其「字」，而不能稱其「名」。如果稱呼其名，是對別人的不尊重。從行冠禮這一天起，男子就應該承擔起社會責任，就其個人而言，已經開始承擔起傳宗接代的責任了。中國古代有一個成語叫做「待字閨中」，就是說女子在閨房裏等待生孩子。中國古代這些禮儀都不是亂來的，都是與人體的生理和整體狀態緊密關聯的。這些禮儀不是把所有的重點都放在生理上，而是要放在道德層面上，放到心性的修煉層面。

名詞小辭典

弱冠

古代男子年滿二十歲時加冠，稱為「弱冠」。後泛指男子二十歲的年紀，「年方弱冠」是說剛滿二十歲。

三十二歲叫「壯」

二十歲的時候，叫「弱冠」，因為你還沒有到三十二歲，身體還不夠強。到了三十二歲，叫「壯」。二十歲的時候你還很弱，不要去完成你身體做不到的事情，不要過早地去消耗自己，而要培養自己的心性，培養自己承擔起社會義務的能力和心態，這才是最重要的。

到三十二歲的時候，男子的身體已經很盛壯了，「筋骨隆盛，肌肉滿壯」。這個時候才能娶妻，然後生子，完成人生的「大事」。

五八四十歲的時候，男子開始出現衰老之相。男人的腎氣開始衰敗了，生發和收斂功能也都衰敗了，頭髮開始脫落，牙齒開始鬆動。

六八四十八歲的時候，「陽氣衰竭於上，面焦，髮鬢斑白」。陽氣衰敗，臉上就開始出現憔悴之相，兩鬢也開始斑白了。

男性病從腎治

七八五十六歲的時候，「肝氣衰，筋不能動」。在中醫看來，筋從竹、從肉、從力，肝主筋，太陽膀胱經也主筋。筋的問題，就是指彈性的問題。人體

裏凡是跟彈性這個概念相關的東西，都與肝和陽氣相關。在男人身上，表現出來的最大一根筋就是男性生殖器。針對現在男性病，有的中醫是從肝去治，因為肝主筋，肝這條經脈是環繞著男性生殖器。「水生木，木為肝」，肝這裏出了問題，實際上是腎水出了問題。另外一種治法就是從腎治。

總而言之，五十六歲的時候筋不能動，這個時候有可能出現類似陽痿的現象，就是你身體不行了，你歇著就可以了，沒必要去強迫自己。這個時候叫「天癸竭」，你的創造力也不足了，然後「精少，腎藏衰，形體皆極」，形體皆極，就是說外形和裏邊都達到一個過分疲勞的狀態。

八八六十四歲的時候，「齒髮去」。齒就是收斂，這不是單純的講牙齒掉了、頭髮也掉了，從根本上說，是指你的收藏和生發功能衰竭了。我們在臨床上要注意，如果你的生長、生發和收斂功能都不具備了，這說明你人體的精嚴重不足，創造力已經非常低下了，這個時候得病就很難治癒了。人到這個時候，能收藏就收藏，不能收藏就歇著，盡可能地維持著自己的這種運化和收藏的能力。

養生智慧精華

❶民間有一句話，叫做「七、八歲狗都嫌」。小孩子到了七、八歲的時候，很淘氣，特別惹人厭。你不要以為這小孩怎麼突然變了，不是他變了，而是他的生理結構決定了他會出現這樣的變化。

❷人的生理結構及功能即命運。一個人的生理結構及功能，決定了他的性情。

❸古人認為，男子要三十而娶，如果男子早娶的話，就等於過早地破精。「欲不可早」，這樣對身體是不好的。

❹男子二十歲，家人就開始給男孩子行冠禮，就是用一根簪子把頭髮簪起來了，看上去就像丈夫的「夫」字。男子成人禮節的意義是什麼呢？是要透過行冠禮告訴該男子，你要開始承擔社會職責，行為應該有所約束。

❺在男子二十歲行冠禮這一天，古人還會做一件事，就是給該男子起一個「字」，在這之前古人是只有「名」，沒有「字」的。

❻古代人彼此稱呼時都稱其「字」，而不能稱其「名」。如果稱呼其名，是對別人的不尊重。

❼二十歲的時候，叫「弱冠」，因為你還沒有到三十二歲，身體還不夠強。到了三十二歲，叫「壯」。

❽針對現在男性病，有的中醫是從肝去治，因為肝主筋，肝這條經脈是環繞著男性生殖器的。「水生木，木為肝」，肝這兒出了問題，實際上是腎水出了問題。另外一種治法就是從腎治。

第七章

情志病的中醫對治法

聖人告訴我們：生存之道才是解決心靈之痛的一劑良方。

情志病，是因七情而致腑臟陰陽氣血失調的一種疾病。

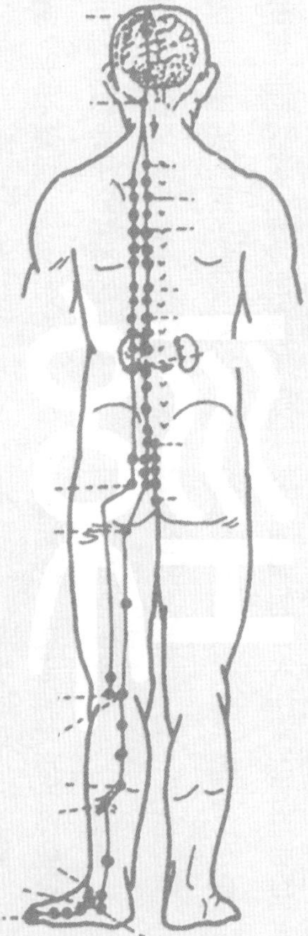

1 女子傷春、男子悲秋和生活對治法

在中醫看來，過度的情志狀況會引發生理的病變

在古代有一種說法，叫做「女子傷春，男子悲秋」。在中醫看來，過度的情志（情感、心志）狀況會引發生理的病變。一般說來，在春天，女子容易憂鬱和情志不舒。女子屬陰，容易跟春天的生發之氣相感。在這個萬物生長發育的時候，就容易誘發女子對生育本能的衝動，其主要反應在肝腎。男子屬陽，他比較容易跟秋冬的陰氣相感。秋天的時候，萬物都結果實了，男人到這個時候看到自己還一事無成的話，就會悲從心來，容易焦慮或煩躁，其主要反應在心肺。而往往這些病症是不容易用藥來解的，於是聰明的古人採取生活對治的方法。

❖傷春悲秋生活對治法：徵兵、訂婚

第一種方法：在秋天的時候徵兵，把男青年們聚集在一起，讓他們到邊

古人訂婚為什麼聘禮送大雁？

古人訂婚送給女子的聘禮，是用白茅包著的大雁。大雁是只有秋天才有的東西，而射大雁是需要力氣和眼力的。有力氣是腎氣足、肺氣足的體現，眼力好是肝經旺的體現，透過這一舉動，女子就能判斷出男子的基本素質。我們現代很多女性結婚，要看對方是否有房子、有車，這是一個人能力和實力的體現。而古人則更為本能一些，比起財物，他們更加重視男子的身體狀況。

闗去打仗，以建功立業來化解他們的悲情；或者在秋天的時候給男子訂婚。其實，在秋天的時候讓男子去打仗，或給他們訂婚，都是為了平息他們身上的肅殺之氣。用這些方法鼓勵成年男子，讓其明確社會職能及責任感，使他不放任自己的情感。

❖古人訂婚為什麼聘禮送大雁？

還有一個有意思的現象：古人訂婚送給女子的聘禮是用白茅包著的大雁。大雁是只有秋天才有的東西，而射大雁是需要力氣和眼力的。有力氣是腎氣足、肺氣足的體現，眼力好是肝經旺的體現，透過這一舉動，女子就能判斷出男子的基本素質。我們現代很多女性結婚，要看對方是否有房子、有車，這是一個人能力和實力的體現。

而古人則更為本能一些，比起財物，他們更加重視男子的身體狀況。男子一訂婚，就相當於他的人生大業有了新的進展，他的不平之「氣」得到平復，就可以安心來好好勞作，好好地去秋收和冬藏。當盛大的年終祭祀結束後，便可以利用冬閒來舉辦婚禮。如果幸運的話，來年春天年輕的新娘便可以懷上可愛的寶寶。

就這樣，用結婚這一件事，既治了女子「傷春」，又治了男子「悲秋」，真可謂一舉兩得。聖人告訴我們：生存之道才是解決心靈之痛的一劑良方。只可惜，現在的年輕人太自負、太自信，甚至敢於反季節去行事。比如，該結果時偏偏才去開花（臨近40歲了才想起娶妻生子），該開花時偏偏要去結果（早戀、早孕），全然不顧「因天之序」，生理、心理自然百病叢生。

養生智慧精華

❶在古代有一種說法，叫做「女子傷春，男子悲秋」。在中醫看來，過度的情志狀況會引發生理的病變。

❷一般說來，在春天，女子容易憂鬱和情志不舒。女子屬陰，容易跟春天的生發之氣相感。在這個萬物生長發育的時候，就容易誘發女子對生育本能的衝動，其主要反應在肝腎。

❸男子屬陽，他比較容易跟秋冬的陰氣相感。秋天的時候，萬物都結果實了，男人到這個時候看到自己還一無所成的話，就會悲從心來，易於焦慮或煩躁，其主要反應在心肺。

❹過度的情志狀況會引發生理病變，聰明的古人採取生活對治的方法。在秋天的時候讓男子去打仗，或給他們訂婚，都是為了平息他們身上的肅殺之氣。用這些方法鼓勵成年男子，讓其明確社會職能及責任感，使他不放任自己的情感。

❺古人訂婚送給女子的聘禮是用白茅包著的大雁。大雁是只有秋天才有的東西，而射大雁是需要力氣和眼力的。有力氣是腎氣足、肺氣足的體現，眼力好是肝經旺的體現，透過這一舉動，女子就能判斷出男子的基本素質。我們現代很多女性結婚，要看對方是否有房子、有車，這是一個人能力和實力的體現。而古人則更為本能一些，比起財物，他們更加重視男子的身體狀況。

❻用結婚這一件事，既治了女子「傷春」，又治了男子「悲秋」，真可謂一舉兩得。聖人告訴我們：生存之道才是解決心靈之痛的一劑良方。

2 人為什麼會有煩惱？

煩惱是因為我們的欲望太過於強盛

人為什麼會有煩惱？
❶ 煩惱是因為我們的欲望太過於強盛
❷ 煩惱是因個人無法控制的事太多

人為什麼會有煩惱呢？首先，煩惱是因為我們的欲望太過於強盛。君子沒煩惱，因為君子重身內之事，重內修，做事精益求精，不跟別人比，所以煩惱少；小人重身外之事，總和別人比，這一比就煩惱無窮。

其次，煩惱是因個人無法控制的事太多。人不能控制外界的事，就找一些自己能控制的東西來控制。人們戒心太重，不善於交往，只好養寵物，因為寵物聽話，好控制。還有，現在的男人特別愛自己的車，這是因為跟自己能控制的東西交流沒有壓力。

❖四大發明全在中國

再者，現在重科技不重文化，人的情趣越來越少，造成人的煩惱很多。按老子的話來理解，中國古代不是不能發明機器，而是「不為也」。你看中國古

中國四大發明
1. 指南針
2. 造紙
3. 火藥
4. 印刷術

代人多聰明啊！指南針、造紙、火藥、印刷術四大發明不是全在中國嗎？西方人怎麼也弄不清楚的一件事是：中國人發明這些東西後，為何不往科技上面發展？比如發明指南針卻不往造船業方向發展，而用它去看風水了！火藥沒用來打仗，卻用來放煙火了！

這一方面表現中國人愛好和平、喜歡享樂的天性，更重要的是：中國古人對這種事是「不為也」，是故意不要往科技那邊發展。因為有了機械，人就有「機心」，人的心就會變複雜，變複雜了人就會變壞，要盡量保持自己心性的單純才好。水能拿手捧著喝，就別去造一個水桶。這個話題就是西方人經常談論的人的異化問題。

實際上，古代人講究儒道互補，興趣廣泛，琴棋書畫全都會。治療孤獨、網癮這些疾病，一定要把孩子導向文化層面，這是很重要的一個原則。

從中醫的角度講，「煩惱」、「煩躁」在生理上的反應有特定內涵。「煩」是心病，「躁」是腎病，在中醫裏都屬少陰證。「躁」從足字邊，是什麼意思呢？就是亂動，像現在的兒童過動症，這些都是少陰的收斂功能出問題了。比如中醫在望診時，發現病人舌頭一伸出來就亂抖，這種現象就是明顯的心精不足；還有手抖，這都是腎出了問題，是腎寒造成的。

為什麼有煩惱頭髮會變白？

中醫這樣解釋：髮為腎之華。華，就像花朵一樣，頭髮是腎的外現，是腎的花朵。頭髮的根是在哪兒呢？在腎。如果你的頭髮白了，就屬於腎虛。同時，頭髮又為「血之餘」，頭髮乾枯跟肝血有關。如果是少陽火偏旺，就會兩鬢斑白；如果太陽經氣虛、膀胱經氣虛的話，後腦勺的頭髮就會變白。還有一種人就是花白頭髮，這種人大多屬於情緒比較容易激動的，這種人比較聰明，但是他控制自己情緒的能力較差，煩惱會在頭髮上有些顯現。

❖為什麼有煩惱頭髮會變白？

這裏涉及中醫的很多問題，我們再舉頭髮的例子來談一談。有一句古語叫「煩惱白髮生」。為什麼人有煩惱頭髮就會白呢？中醫這樣解釋：髮為腎之華。華，就像花朵一樣，頭髮是腎的外現，是腎的花朵。頭髮的根在哪兒呢？在腎。如果你的頭髮白了，就屬於腎虛。

但有的人狀況很奇怪，頭髮白了，鬍鬚沒有白，這怎麼解釋呢？《黃帝內經》第一篇裏説，鬍鬚主要是由奇經八脈所主。如果腎虛但奇經八脈沒傷的話，鬍鬚就不白。如果是鬍鬚白了，頭髮沒白，這就是任督沖已經傷了，元氣已經受傷了。

同時，頭髮又為「血之餘」，頭髮乾枯跟肝血有關。如果是少陽火偏旺，就會兩鬢斑白。如果太陽經氣虛、膀胱經氣虛的話，後腦勺的頭髮就會白。還有一種人的頭髮長得特別奇怪，就是花白頭髮，這是什麼原因呢？這種人在生活中大多屬於情緒比較容易激動的那種人。用陰陽來講，就是他腦子一會兒陰一會兒陽，轉動比較靈活。這種人比較聰明，但是他控制自己情緒的能力較差，煩惱會在頭髮上有些顯現。而要想解除煩惱，就要認真地學習傳統文化，學會調節我們的生活。

養生智慧精華

❶煩惱是因為我們的欲望太過於強盛。君子沒煩惱，因為君子重身內之事，重內修，做事精益求精，不跟別人比，所以煩惱少；小人重身外之事，總和別人比，這一比就煩惱無窮。

❷煩惱是因個人無法控制的事太多。人不能控制外界的事，就找一些自己能控制的東西來控制，如養寵物、養車。

❸因為有了機械，人就有「機心」，人的心就會變複雜，變複雜了人就會變壞，要盡量保持自己心性的單純才好。

❹古代人講究儒道互補，興趣廣泛，琴棋書畫全都會。治療孤獨、網癮這些疾病，一定要把孩子導向文化層面，這是很重要的一個原則。

❺從中醫的角度講，「煩惱」、「煩躁」在生理上的反應有特定內涵。「煩」是心病，「躁」是腎病，在中醫裏都屬少陰證。「躁」從足字邊，就是亂動，像現在的兒童過動症，這些都是少陰的收斂功能出問題了。

❻髮為腎之華。華，就像花朵一樣，頭髮是腎的外現，是腎的花朵。頭髮的根在腎，如果你的頭髮白了，就屬於腎虛。

3 人生四惑—酒、色、財、氣

酒在中藥裏是好東西，適量飲用可以通行經脈

在中國還有一種說法叫做「人生四惑—酒、色、財、氣」。這四項對人的傷害一個比一個重。酒傷身，亦能亂性，它可以讓人喪失理智。但許多人一旦意識到這一點，就能做到不喝酒。其次是色。對有些人來說，也可以不沾。再其次是財。俗語說「鳥為食亡、人為財死」，但是實際上，有人也是不貪財的。人人都躲不過去的一件事是：氣。人難免會生氣。生活中有些老人什麼都有了，錢也夠花，兒女也夠孝順，但是他還是會生氣，還是會鬱悶。這個「氣」到最後傷人最重。

❖喝酒可以壯膽

古代中醫認為：喝酒可以壯膽。酒的氣是很剽悍的。酒到了胃裏，它的氣就往上走。酒氣往上一走，肝膽就橫起來了。這時候的人，膽子就特別壯，就

古代形容行房的俗語

1. 年過二十不宜連連（不可太過）
2. 年過三十不宜天天（不可天天行房）
3. 年過四十要像數錢（古代數錢以五為基數，指五天一次）
4. 年過五十進山拜廟（拜廟為初一、十五，指一月兩次）
5. 年過六十要像過年（指一年一次）

敢胡說八道。但一朝酒醒，他就會後悔。

酒在中藥裏是好東西，適量飲用可以通行經脈。少飲，可以養脾扶肝、通血脈、厚腸胃、禦風寒，還可以消愁、宣言。飲酒過量，則亂性情、損身體、爛胃腐腸。腎精足的人喝酒不易醉，喝酒容易臉紅，但全身紅的人是肝有病，屬厥陰收斂不住。

古人強調房事要節制

中國有句古話叫「萬惡淫為首」。在中國古代養生理論裏，反覆強調「欲不可早，欲不可縱」這句話。人從出生、成長、壯大，然後到死亡，是一個過程。在這個過程當中，人也自然會耗精。從生理學的角度來講，男人耗的是精，女人耗的是血。腎主精，肝主血，女人得病傷的是肝，而男人得病就會直接傷腎。

古代中醫認為：房事對元氣的消耗最大。古人強調房事不可過分，要保持一種節制的態度。古代形容行房有句俗語：「年過二十不宜連連，年過三十不宜天天，年過四十要像數錢（古代數錢以五為基數），年過五十進山拜廟（初一和十五），年過六十要像過年」。從中醫的角度講，就叫做「御精先御

中醫看房事禁忌
1. 欲不可早
2. 欲不可縱
3. 欲多就損精
4. 欲不可強
5. 不可酒醉後行房

心」，必須先要能掌控自己的心。只有掌控了自己的心，才能掌控自己的精。只有能很好地控制自己的人，才能控制別人。

在很大程度上，女子的乳腺增生、乳腺結核跟情志不舒、愛生氣和性生活不和諧有關；而男子的前列腺（攝護腺）病，與忍精不泄有關。男人如果早洩的話，則會造成女人子宮方面的毛病。因為女人沒有得到徹底的宣洩，一些積滯物就會淤積在子宮裏邊，久而久之會造成子宮肌瘤。

另外，男人也不應過分地宣洩自己，因為在這件事情上，男人最終耗不過女人。為什麼呢？因為女人屬陰，為靜，靜可以長久；而男人屬動，就像跑步，總不能跑一天吧？動的東西永遠抵不過靜的東西，這是古代房中術的一個要點。

欲多就損精

欲多就損精，損精的一個現象就是兩眼昏花、眼睛無神、肌肉消瘦，還會牙齒脫落。腎精不固就會表現在牙齒的脫落，尤其是後邊槽牙的脫落。從中醫上來講，後邊槽牙叫腎齒，腎精損耗過度腎齒就會脫落。

古代中醫還認為「欲不可強」。這個「強」，是勉強的意思。如果沒有欲

望勉強行房的話，會出現腰痛體瘦、驚悸、便濁（小便渾濁）、陽痿、腹痛、面黑、耳聾這些病症。古代的房中術還特別提出：如果陽痿以後透過服壯陽藥以助行房的話，後果會更嚴重。因為這是提前調元氣上來，元氣一空，人就會暴斃。古代的醫學家，是堅決反對服用壯陽藥的。

同時，中醫也反對「大醉入房」，就是喝醉了酒千萬不能行房。因為這樣特別傷肝，同時會導致男子的精子減少。其實，陽痿在相上就能看得出來，這種人腰都挺不起來，總是塌著腰或腰部是僵的。我們古代文化一般都強調男人一定要氣宇軒昂，實際上不只是說氣質、風度的問題，而是說這樣的男人從生命根本上精就是足的。

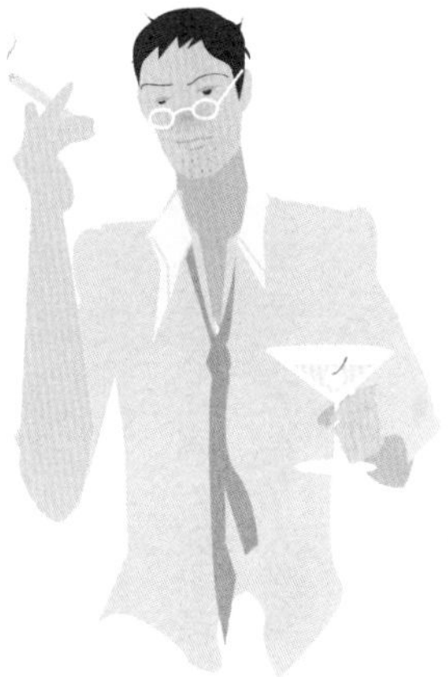

養生智慧精華

1. 酒在中藥裏是好東西，適量飲用可以通行經脈。少飲，可以養脾扶肝、通血脈、厚腸胃、禦風寒，還可以消愁、宣言。
2. 飲酒過量，則亂性情、損身體、爛胃腐腸。腎精足的人喝酒不易醉，喝酒容易臉紅，但全身紅的人是肝有病，屬厥陰收斂不住。
3. 從生理學的角度來講，男人耗的是精，女人耗的是血。腎主精，肝主血，女人得病傷的是肝，而男人得病就會直接傷腎。
4. 古人強調房事不可過分，要保持一種節制的態度。古代形容行房有句俗語：「年過二十不宜連連，年過三十不宜天天，年過四十要像數錢（古代數錢以五為基數），年過五十進山拜廟（初一和十五），年過六十要像過年。」
5. 欲多就損精，損精的一個現象就是兩眼昏花、眼睛無神、肌肉消瘦，還會牙齒脫落。腎精不固就會表現在牙齒的脫落，尤其是後邊槽牙的脫落。從中醫上來講，後邊槽牙叫腎齒，腎精損耗過度腎齒就會脫落。
6. 中醫也反對「大醉入房」，就是喝醉了酒千萬不能行房。因為這樣特別傷肝，同時會導致男子的精子減少。

4

百病生於氣

過喜或過恐都會導致人突然死亡

怒則氣上，喜則氣緩，悲則氣消，恐則氣下，寒則氣收，炅則氣泄，驚則氣亂，勞則氣耗，思則氣結。

《黃帝內經．素問．舉痛論》中這樣記載：怒則氣上。意思是說，人一發怒，氣就會往上走。有腦梗塞類病的人尤其忌諱發怒。發怒的話，怒氣就會往上沖，腦血管就會破裂。應對這種情況，中醫有一個簡單有效的方法，就是「十宣放血」。我們可以用針把十個手指尖挑破，把血擠出來，這樣就能夠緩釋一下頭部的壓力。把井穴宣開了，就可以減輕頭部的壓力。

「怒則氣上」還會導致什麼樣的病呢？由於氣往上走而胃氣不降，這個時候人就會出現嘔血的現象。如果怒氣全在上邊，下面出現的病症就是「飧泄」。「飧泄」就是大便不成形，或者食穀不化，就是吃什麼拉什麼。因為氣

全在上面壅著，而下焦的氣虛掉了，就沒有力量去讓大便成形了。這是「怒則氣上」在我們人身上的一種表現。

大笑而亡樂極生悲

「喜則氣緩」，這是什麼意思呢？緩是一個通假字，在這裏通「渙」字，是渙散的意思。過喜則心神渙散。喜樂超過正常限度，氣就散掉了。過喜或過恐都會導致人突然死亡，這兩種情志會嚴重影響人的生命。在中國古代歷史上就有大笑而亡的人。傳說宋代的抗金名將牛皋聽到金兀朮被殺以後，就大笑而亡了。這就是他的氣一下子散掉了。我們要注意，在日常生活中，心肌梗塞病人在犯病之前，都有心氣外散的象。表面上很高興的樣子，實際上可能他的生命很快就要終結了。

老年人最容易「喜則氣緩」。例如，老人一年到頭見不到兒女，逢年過節突然見到了就容易「喜則氣緩」，氣往外散，再加上過年吃點好東西，他脾胃的氣就不夠了，心臟病就很容易發作。我們為人子女要常回家看看，不要到了逢年過節的時候才回家。

「悲則氣消」，中醫認為，一哭就神魂散亂，氣就會短。哭的時候，越哭氣越短，這叫「悲則氣消」。

為什麼會嚇到大小便失禁？

「恐則氣下」，即受到驚嚇或過於恐懼時，氣就會下陷。這時上焦完全閉住了，下焦整個打開。在人身上會出現什麼樣的象呢？我們常說有人嚇得尿褲子，或大便失禁，這都是因為氣往下走，人體一下子固攝不住，一下子全泄了。

❖為什麼會嚇到大小便失禁？

「恐則氣下」，即受到驚嚇或過於恐懼時，氣就會下陷。這時，上焦完全閉住了，下焦整個打開。在人身上會出現什麼樣的象呢？我們常說有人嚇得尿褲子，或大便失禁，這都是因為氣往下走，人體一下子固攝不住，一下子會全泄了。

在中醫文化裏還曾經流傳過這樣的小故事：清朝有一個孕婦要生產了，可是一直生不下來。當時的名醫葉天士到了那個人家裏以後，抓起一把銅錢往牆上一扔，那個婦女就把孩子生下來了。有人就問那個名醫是怎麼回事，醫生是這樣解釋的：「人都是為了抓錢而來的，小孩一聽見錢聲，就趕快出生了。」實際上這是笑談。根本的原因是什麼呢？就是「恐則氣下」，那個孕婦聽見「嘩啦」一響，一緊張，氣往下一走，就把孩子給推出來了。

為什麼天冷會手腳冰冷？

「寒則氣收」，意思是如果天氣過冷的話，人體的氣就會往裏收。人體都有自保功能，自保功能首先要保五臟，天氣一冷，人的肌膚腠理就會馬上關閉。氣要先回到中焦來，就是都要回到身體上來，就會出現四肢冰冷的象。

為什麼天冷會手腳冰冷？

「寒則氣收」，意思是如果天氣過冷的話，人體的氣就會往裏收。人體都有自保功能，自保功能首先要保五臟，天氣一冷，人的肌膚腠理就會馬上關閉。氣要先回到中焦來，就是都要回到身體上來，就會出現四肢冰冷的象。

「炅則氣泄」，「炅」是熱的意思。如果過熱的話，我們人體的氣機就會宣散出去，氣就會散掉，就會使人汗大泄。汗為心液，汗是從心這裏變現出來的，同時也是由血變現出來的。過熱就會出大汗，這也是對身體非常有害的。

「驚則氣亂」，關於受到驚嚇這個問題，在《黃帝內經》裏有好幾篇都涉及了。比如說得了胃病的人就會出現一個症狀，叫做「聞木聲則惕然而驚」，就是說一聽到木頭的聲響就會嚇一跳。這是什麼原因呢？從五行生剋角度來說，木剋土，土為中焦脾胃，聽到響聲就會害怕，這是胃病的一個象。其實，凡是驚恐方面的病症，都跟兩個經脈有關：一是胃經，一是腎經。有一種人的狀況是「心竭惕如人將捕之」，他老覺得後面有人想抓他，這實際上是腎精不足造成的恐懼。

現在所說的很多精神症狀，在中醫看來都表現在胃、腎兩經上。如果得了

五臟和五聲的對應關係表

五臟	肺	肝	腎	心	脾
五聲	哭	呼	呻	笑	歌

胃經病實症的話，就叫「登高而歌，棄衣而走」。「登高而歌」，就是精神病人跑到高處就使勁地喊叫。現在大家這麼愛唱卡拉OK的原因，一是鬱悶，二是或輕或重有胃病。中醫是講五聲的，唱歌的聲音屬脾胃，呻吟的聲音屬腎，哭聲屬肺，笑聲屬心，呼喊屬肝，肝鬱的人就喜歡到大山頂上呼喊。然後再繼續發展下去，那就是「棄衣而走」，就是脫光了衣服滿大街亂跑。實際上這些人是脾胃受到了極大的損傷，可能中醫能把這個問題解決得不錯。

「勞則氣耗」，古代只要提到「勞」，就是指房事、房勞，而不是指勞動。房勞在古人看來是耗氣最厲害的。房勞會喘息出汗，實際上是動了五臟六腑。所以，房勞對人的損傷很大。

「思則氣結」，意思是如果思慮過度的話，我們的氣就會凝聚而不通暢。氣凝聚在那裏，就會影響消化，久而久之，脾胃都會出現問題。

養生智慧精華

❶人一發怒，氣就會往上走。有腦梗塞類病的人尤其忌諱發怒。發怒的話，怒氣就會往上沖，腦血管就會破裂。

❷發怒的話，怒氣就會往上沖，腦血管就會破裂。應對這種情況，中醫有一個簡單有效的方法，就是「十宣放血」。我們可以用針把十個手指尖挑破，把血擠出來，這樣就能夠緩釋一下頭部的壓力。把井穴宣開了，就可以減輕頭部的壓力。

❸老年人最容易「喜則氣緩」。例如，老人一年到頭見不到兒女，逢年過節突然見到了就容易「喜則氣緩」，氣往外散，再加上過年吃點好東西，他脾胃的氣就不夠了，心臟病就很容易發作。

❹「飧泄」就是大便不成形，或者食穀不化，就是吃什麼拉什麼。因為氣全在上面壅著，而下焦的氣虛掉了，就沒有力量去讓大便成形了。這是「怒則氣上」在我們人身上的一種表現。我們常說有人嚇得尿褲子，或大便失禁，這都是因為氣往下走，人體一下子固攝不住，一下子全泄了。

❺人體都有自保功能，自保功能首先要保五臟，天氣一冷，人的肌膚腠理就會馬上關閉。氣要先回到中焦來，就是都要回到身體上來，就會出現四肢冰冷。

❻凡是驚恐方面的病症，都跟兩個經脈有關：一是胃經，一是腎經。有一種人的狀況是「心竭惕如人將捕之」，他老覺得後面有人想抓他，這實際上是腎精不足造成的恐懼。

❼現在大家這麼愛唱卡拉ＯＫ的原因，一是鬱悶，二是或輕或重有胃病。中醫是講五聲的，唱歌的聲音屬脾胃，呻吟的聲音屬腎，哭聲屬肺，笑聲屬心，呼喊屬肝。

❽古代只要提到「勞」，就是指房事、房勞，而不是指勞動。所以房勞在古人看來，是耗氣最厲害的。房勞會喘息出汗，實際上是動了五臟六腑。所以，房勞對人的損傷很大。

5

情志生剋法

大怒可以傷肝，大喜容易傷心

怒傷肝，喜傷心，思傷脾，憂傷肺，恐傷腎。

情志失調，一定會對五臟造成損傷，中醫裏叫做「怒傷肝，喜傷心，思傷脾，憂傷肺，恐傷腎」。前兩句是説，大怒可以傷肝，大喜容易傷心。在日常生活當中，我們一定要控制自己的情緒，不能夠讓它任意地氾濫。

「思傷脾」，意思是過度思慮就會傷及脾胃。吃不好、睡不香，長此以往就會逐漸消瘦。「憂傷肺」，如果過度憂慮的話，就會傷肺。《紅樓夢中》林黛玉的病態，就屬於「憂傷肺」。「恐傷腎」，過分恐懼就會傷到我們的腎。

喜勝悲；悲勝怒；恐勝喜；怒勝思；思勝恐。

情志生剋法

喜勝悲—**高興就能夠戰勝悲傷**
悲勝怒—**用悲傷來戰勝大怒**
恐勝喜—**恐懼可以戰勝過喜過散的心**
怒勝思—**思慮太過的人就激怒他**
思勝恐—**思慮是可以戰勝恐懼**

中醫認為，情志的病是不可以用藥治癒的。針對情志病，中醫基本上採取情志生剋法。情志生剋原理實際上還是五行相剋。

高興就能夠戰勝悲傷

「喜勝悲」，高興就能夠戰勝悲傷。喜是火，悲是金。用五行的說法就是火剋金，火是可以把金屬熔化開的。火又是散，悲又是氣結、凝聚，因此悲要用散法。在什麼情況下會喜勝悲呢？比如說我們白天工作非常辛苦，又受到了老闆的訓斥，心裏就會很鬱悶。有的人就會選擇在下班後出去喝酒，以此來化解心中的鬱悶。其實喝酒只是能讓你暫時把煩惱忘記而已。

在中國古代詩仙李白有句詩：「抽刀斷水水更流，舉杯澆愁愁更愁」，古人並不提倡用這樣借酒澆愁的方式去化解憂愁。古人有他們自己的調節方法，他們會去聽相聲，或者去看或親自去唱東北的二人轉（見292頁「名詞小辭典」）等，以此來調節心情，這就叫喜勝悲。

其實，說相聲和唱二人轉，在古代都是很講究的。它基本上是在開玩笑，插科打諢，甚至包括說一些下流的話。目的就是讓你開心，把鬱悶和悲憤紓解開來。在古代說相聲這類活動，一般不允許大家閨秀參加，這基本是男人調節心情的方式。

名詞小辭典

儒林外史

這本小說是清代吳敬梓撰，共五十五回。內容刻劃科舉時代人追求功名的醜態，是諷刺性章回小說之傑作。

用悲傷來戰勝大怒

什麼叫「悲勝怒」呢？就是用悲傷來戰勝大怒，就是金剋木。肝主怒，大怒則肝火不能收斂，因此用肺金收斂的方法來降肝火。在人大怒的情況下，告訴他一個很壞的消息，讓他突然悲傷，這樣就能把他的怒火給熄滅了。

恐懼可以戰勝過喜過散的心

「恐勝喜」的意思是，恐懼可以戰勝過喜過散的心。大家都知道《儒林外史》范進中舉的故事，范進考了多年的科舉都沒有考上，有一天一下子他聽說自己中舉了，高興得心神「嘩」地一下散掉了。他像瘋了似地滿大街跑，他的老岳父過來一個大巴掌就給他搧清醒了。這就叫做「恐勝喜」。一定要找到一個病人平常見到覺得很怕的人，才可以做到這一步。

思慮太過的人就激怒他

「怒勝思」，一個人思慮太過的話，激怒他就可以了，這是一個很好的辦法。《華佗傳》裏就記載了這樣的一個病例：有一個郡守因為思慮過度，造成

了身體裏有淤血。華佗收了這個郡守很多禮，但不給他治病，還寫了一封信來罵他，說他不仁不義，其實，這就是華佗的治療方法。那個郡守是因為思慮太過而得的病，華佗一下子把他激怒了，怒則氣上，這樣就把他胃中的淤血一下子全壅上來了。他吐了幾口血，病從此就痊癒了，這就是「怒勝思」。

❖思慮是可以戰勝恐懼

「思勝恐」，思慮是可以戰勝恐懼的。就是你如果把問題想清楚了，一般來講也就不害怕了。大家要記住，一定要把事情想清楚，不想清楚的話永遠害怕。這用的是什麼方法呢？這就是五行裏說的「土剋水」。因為恐屬水，土是脾，而脾主思。

古代張子合就曾經治過一個病人。有家人半夜突然出現了一夥強盜搶東西，從此以後，這家女主人夜裏一聽到一點輕微的聲響都非常害怕，整夜都睡不著。張子合怎麼給她治這病呢？就是她在屋子裏的時候，張子合就用木棍敲她家的窗戶。第一次她害怕，然後再反覆地敲，十幾次之後她慢慢地習慣了，就不再恐懼了，覺也睡得安穩了，因為她那個警惕的心放下了。

用情志對治法，也就是用生活來解除人的疾病。在現實生活中，很多人有這方面的問題。比如，在工作中過分地考慮人際關係就會傷脾。如果不能及時化解的話，就會逐漸出現焦慮、抑鬱的症狀，進而引發皮膚斑疹、脫髮或其他一些更嚴重的病症。我們一定要在問題出現前就盡快地化解它，而用情志生剋的方法來解決，無疑是最經濟的方法。

名詞小辭典

什麼是「二人轉」？

1. 有著三百年歷史的東北二人轉，最早流傳於15世紀初，早期稱「蹦蹦」戲，也稱秧歌、對口、雙玩藝兒、棒子戲。蹦蹦戲是在秧歌和蓮花落的基礎上形成，發展過程中，又吸收大鼓、皮影、太平鼓、霸王鞭和河北梆子等藝術形式的唱腔與表演手法。
2. 過去表演蹦蹦戲的藝人大多是農民，表演通俗易懂，淳樸原味，鄉音動聽。跳蹦蹦的舞蹈，源於秧歌，為農民所喜聞樂見；蹦蹦的故事和表演，充分反映農民的思想情感、興趣愛好，反映其生活方式和風俗習慣，深受大眾喜愛。東北的民間就流傳著一句諺語，叫做「寧捨一頓飯，不捨二人轉」，可見其表演之精彩。

養生智慧精華

1. 如果是過度憂慮的話，就會傷肺。《紅樓夢中》林黛玉的病態，就屬於「憂傷肺」。
2. 在工作中過分考慮人際關係就會傷脾。如果不能及時化解，就會逐漸出現焦慮、抑鬱症狀，進而引發皮膚斑疹、脫髮或其他一些更嚴重的病症。
3. 中醫認為，情志的病是不可以用藥而癒的。針對情志病，中醫基本上採取情志生剋法，情志生剋原理實際上還是五行相剋。
4. 喜是火，悲是金。用五行的說法就是火剋金，火是可以把金屬熔化開的。
5. 肝主怒，大怒則肝火不能收斂，因此用肺金收斂的方法來降肝火。在人大怒的情況下，告訴他一個很壞的消息，讓他突然悲傷，這樣就能把他的怒火給熄滅。
6. 大家一定要把事情想清楚，不想清楚的話永遠害怕。這用的是什麼方法呢？這就是五行裏說的「土剋水」。因為恐屬水，土是脾，而脾主思。
7. 用情志對治法，也就是用生活來解除人的疾病。

第八章

中醫如何對治亞健康？

人得病，是身體與精神的雙向選擇，而病是否能治好，實際上也是身體和精神上的一種雙向選擇。

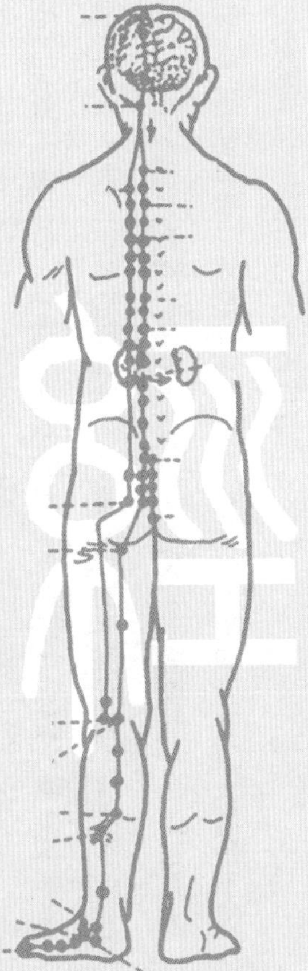

1 健康的定義

健康包括三個方面：身體、精神、社交

目前，許多人只把身體出了問題叫做不健康。實際上，「健康」的定義不是這樣的。人的精神出問題了，或者人的社會交往出問題了，也是不健康。

「世界衛生組織（WHO）」關於健康的定義有這樣一句話：健康不僅僅是疾病或羸弱之消除，而且是體格、精神和社會交往的健康狀態。這就是說，健康包括三個方面：一個是身體，一個是精神，一個是社會交往，就是跟別人相處得怎麼樣。三者都具備，才是健康的正常狀態。所謂的亞健康，就是不健康，只是在西醫的生理指數上尚無明確指證。

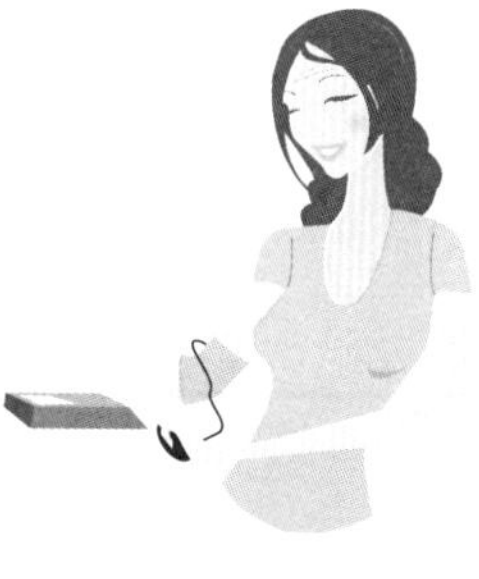

健康的定義

「世界衛生組織（WHO）」關於健康的定義有這樣一句話：健康不僅僅是疾病或羸弱之消除，而是體格、精神和社會交往的健康狀態。這就是說健康包括三個方面：一個是身體，一個是精神，一個是社交，就是跟別人相處得怎麼樣。三者都具備，才是健康的正常狀態。

什麼是「亞健康」？

80年代蘇聯學者布赫曼提出「亞健康」理論，所謂的「亞健康」就是處於健康和疾病之間，可以往好的方向恢復健康，也可能轉變成各種疾病，提醒大家重視身體發出的警訊。西醫認為，全世界真正的健康者只有5%，找醫生看病的有20%，其餘的75%都屬於亞健康。所謂的亞健康，就是不健康，只是在西醫的生理指數上尚無明確指證。

75%的人都屬於亞健康

目前，西醫認為，全世界真正的健康者只有5%，找醫生看病的有20%，其餘的75%都屬於亞健康。比如，白天上班感到很鬱悶，晚上又失眠，到醫院去檢查，醫生又說你沒有什麼問題。但自己仍感覺到身體不適的話，就要格外注意了。

中醫認為：一個人有沒有病，自己的感覺是非常準確的。人要靠感覺活著，而不是靠指數活著。如果不去醫院檢查，就不會知道自己的某項疾病指數偏高或偏低。有人去醫院檢查，根據測出的結果，醫生就認為他就是高血壓了，但是他感覺沒什麼不適，也許血壓低下來反而還覺得難受。我們一定要記住，人是靠感覺活著的，不是靠指數活著的。

很多人也許認為健康跟精神沒有太大關係，其實這是一個錯誤的觀點。我們先前談到情志病：人得病，是身體和精神的雙向選擇，而病是否能治好，實際上也是身體和精神上的一種雙向選擇。中醫有句話就是：沒有治不了的病，只有治不了的人。現在臨床上會看到很多這樣的病人，白天只要有事，他就能跑出去工作，一點問題都沒有；回到家就不行了，就覺得身上哪裡都不舒服。我們經常稱這種人為靠工作活著的人、靠精神活著的人。

養生智慧精華

❶西醫認為，全世界真正的健康者只有5%，找醫生看病的只有20%，其餘的75%都屬於亞健康。

❷「世界衛生組織（WHO）」關於健康的定義：健康不僅僅是疾病或羸弱之消除，而且是體格、精神和社會交往的健康狀態。

❸健康包括三個方面：一個是身體，一個是精神，一個是社會交往，就是跟別人相處得怎麼樣。三者都具備，才是健康的正常狀態。

❹人得病，是身體和精神的雙向選擇，而病是否能治好，實際上也是身體和精神上的一種雙向選擇。

人為什麼會得病？

❶ 人如果不恬淡、欲望過強，就會生病

❷ 由於天地自然的影響會造成人體得病，比如說天地之氣出現不正常的狀態，就會造成人體生病

❸ 自身情志會導致自己生病

2 中醫論人為什麼會得病？

人體得病，就是人的自保功能開始發揮作用

人為什麼會得病呢？中醫對此有幾種說法：一是認為人如果不恬淡、欲望過強，就會生病；二是由於天地自然的影響，會造成人體得病，比如說天地之氣出現不正常的狀態，就會造成人體生病；三是自身情志會導致自己生病。

人得病的原因其實很多。但在中醫理論上，不外乎就是「外感寒邪」、「內傷七情」或外傷。佛、道兩家還講業障和鬼神。「外感寒邪」，就是天地之氣出現了不正常的狀態，而人的自體免疫因為太過長久的磨損，無法承受這強大的外部刺激，最後就會生病；「內傷七情」而導致疾病也是中醫論治的特色之一。其實，人活著就是活個心態。人的性格、心態、習性、弱點等早已經決定會得哪類疾病……因此，疾病也分好多種，有可以不藥而癒的，也有無藥可醫的，這需要對生命及心靈有著非常透徹的認識。

人體得病，就是人的自保功能開始發揮作用。比如，高血壓就是人體調節

自身功能的正常反應，是人體自動透過加大血液壓力和流量，來解決心、腦、腎對血液能量的需求，是人體元氣虛弱、臟腑功能衰退的表現，是提醒你該對自身進行調整和休息。

人有時會犯傻，可是五臟不傻，它們可不像我們人那樣傻傻地超過負荷勞作。超過了五臟所能承受的範圍，它就會做出一些相關的反應。

養生智慧精華

1. 人為什麼會得病呢？中醫對此有幾種說法：一是通常認為人如果不恬淡、欲望過強，就會生病；二是由於天地自然的影響會造成人體得病，比如說天地之氣出現了不正常的狀態，就會造成人體生病；三是自身情志會導致自己生病。
2. 人得病的原因其實很多。但在中醫理論上，不外乎就是「外感寒邪」、「內傷七情」或外傷。
3. 「外感寒邪」，就是天地之氣出現不正常的狀態，而人的自體免疫因為太過長久的磨損，無法承受這強大的外部刺激，最後就會生病。
4. 高血壓就是人體調節自身功能的正常反應，是人體自動透過加大血液壓力和流量，來解決心、腦、腎對血液能量的需求，是人體元氣虛弱、臟腑功能衰退的表現，是提醒你該對自身進行調整和休息。

3

「五勞」和「七傷」

中醫形容人身體虛弱多病

中醫裏用「五勞七傷」來形容人身體虛弱多病。所謂「五勞」，就是《黃帝內經．素問．宣明五氣篇》中說的「久視傷血，久臥傷氣，久坐傷肉，久立傷骨，久行傷筋，是謂五勞所傷」。中醫裏特別忌「久」，強調任何事情不能過度，就是做任何事情不能淫，「淫」就是過度的意思。

什麼是「五勞」？

❖久視傷血

「久視傷血」，是指人長時間用眼視物，不僅會雙眼疲勞，視覺能力下降，會導致人體「血」的損傷。中醫理論認為肝主血，由於肝臟的經脈聯繫於目，人的視力又有賴於肝氣疏泄和肝血滋養，故有「肝開竅於目」、「目為肝

什麼是「五勞」？
1. 久視傷血
2. 久臥傷氣
3. 久坐傷肉
4. 久立傷骨
5. 久行傷筋

之外候」、「心主血脈」之說。因此，眼睛過度疲勞會傷肝，進而影響血的調節，這就是「久視傷血」。比如說天天上網，盯著電腦看，就會造成肝和心的損傷。

久臥傷氣，久坐傷肉

「久臥傷氣」，老躺著不運動，氣脈就運行不起來，就會傷人的肺氣。

「久坐傷肉」，傷肉其實傷的是脾。在現實生活當中我們經常會看到一種人，就是所謂的懶人，他坐著都覺得累，能坐著絕不站著，能躺著絕不坐著。中醫認為這種人脾濕特別重，由於缺乏運動，他的脾的運化功能也很弱，才會出現這種現象。對於每天久坐辦公室的人來說，那樣會對身體造成很大的傷害，也就是對脾的傷害。脾主運化，如果運化不好，就帶不走「水穀精微」，這樣就造成了脾虛或者脾濕氣太重，然後逐漸會感覺吃飯也不香了。

久坐就是長時間地坐著，這實際上也在消耗元氣。有人會問，我們沒動怎麼也耗散元氣？其實，天天坐在那兒不鍛鍊也會損傷元氣，這叫暗耗元氣。但是，古人不主張過分鍛鍊。久坐傷肉實際上是傷了脾，脾傷了以後會有兩種表現：越來越胖或者越來越瘦。

思傷脾，思慮過度人就會瘦。如果脾老不運化，人體內的垃圾和毒素就會逐漸堆積，人就越來越胖。糖尿病是大家公認的一個很難治的病，人們稱這種病叫富貴病。因為糖尿病患者大多不太活動，導致吃的東西帶來營養過剩。如果想把這些東西代謝掉的話，還會很傷脾。

❖久立傷骨，久行傷筋

「久立傷骨」，如果老站著，就會傷骨。傷骨實際上就是傷腎。如果總站著的話，就會傷到腰、腿、脛這些部位，這叫久立傷骨。

「久行傷筋」，久行的話就會傷筋。傷筋就是傷了肝。如果人體過分勞動，過分地鍛鍊就會傷肝。

「五勞」發展到極致，並且長時間地難以治癒，漸漸地就成了癆病。

中醫之所以叫中醫，實際上就是暗示人們應該行一個中道。它告訴大家：所有的疾病都跟太過與不及有關，把握適度才是最關鍵。

中醫說「五勞」所傷

❶ **久視傷血**：指人長時間用眼視物，不僅會雙眼疲勞，視覺能力下降，會導致人體「血」的損傷。

❷ **久臥傷氣**：老躺著不運動，氣脈就運行不起來，就會傷到人的肺氣。

❸ **久坐傷肉**：傷肉其實傷的是脾。久坐缺乏運動的人，中醫認為這種人脾濕特別重，脾的運化功能也很弱。

❹ **久立傷骨**：如果老站著，就會傷骨。傷骨實際上就是傷腎。如果總站著的話，就會傷到腰、腿、脛這些部位。

❺ **久行傷筋**：久行的話就會傷筋。傷筋就是傷肝，如果人體過分勞動，過分地鍛鍊就會傷肝。

養生智慧精華

❶ 所謂「五勞」，就是《黃帝內經・素問・宣明五氣篇》中說的「久視傷血，久臥傷氣，久坐傷肉，久立傷骨，久行傷筋，是謂五勞所傷」。

❷ 中醫裏特別忌「久」，強調任何事情不能過度，就是做任何事情不能淫，「淫」就是過度的意思。

❸ 眼睛過度疲勞會傷肝，進而影響血的調節，就是「久視傷血」。比如說你天天上網，盯著電腦看，就會造成肝和心的損傷。

❹ 脾傷了以後會有兩種表現：越來越胖或者越來越瘦。思傷脾，思慮過度人就會瘦。如果脾老不運化，人體內的垃圾和毒素就會逐漸堆積，人就越來越胖。

❺ 「五勞」發展到極致，並且長時間難以治癒，漸漸地就成了癆病。

❻ 中醫之所以叫中醫，實際上就是暗示人們應該行一個中道。它告訴大家：所有的疾病都跟太過與不及有關，把握適度才是最關鍵。

什麼是「七傷」？

《黃帝內經》中是這樣描述「七傷」的：太飽傷脾，大怒氣逆傷肝，房勞過度、久坐濕地傷腎，過食冷飲傷肺，憂愁思慮傷心，風雨寒暑傷形，恐懼不節傷志。

太飽傷脾，大怒氣逆傷肝

「太飽傷脾」，這是我們日常生活當中應該要很注意的問題。如果你吃得太飽，就會傷脾。因為這樣會增加脾的運化負擔，讓它無形中又調出很多的精氣來。

「大怒氣逆傷肝」，人在大怒的時候對肝臟損傷很大。大怒會傷肝，憋著、忍著也會傷肝。而凡事不動情，又不可能。人活著確實很辛苦，靠修為才可以化解這一切。

房勞過度、久坐濕地傷腎

「房勞過度、久坐濕地傷腎」，房勞過度就是說房事過多，這樣就會傷腎。「久坐濕地傷腎」，如果長期坐著，臀部都出汗了，那就是久坐濕地。坐

辦公室的人，平常沒事哪怕伸伸懶腰都對身體有好處，但一定要清楚伸懶腰到底伸哪兒效果最好。其實，兩臂往上舉的時候伸拉的是膽經，膽經正好是生發之機。雙臂向上多停留一會兒的話，就把膽經伸起來了，伸起來以後對人的生發之機就很有好處。

現在還有一種說法叫做「拍膽經」，就是從腿的環跳穴開始拍整個腿的側面。因為膽經是一條從頭到腳的經絡，要想讓自己的生發之機全起來的話，就不能只活動上面而不活動下面。拍膽經和我們原先說到的撥心包經一樣，對人體都是很有幫助的，如果天天練習，久而久之一定會有作用。

❖過食冷飲傷肺

「過食冷飲傷肺」，我們現在很多人動不動就大口大口地喝冷飲，這對肺氣的傷害是很大的，而且也傷胃。有一些小孩子臉上有痤瘡（青春痘），就是因為過分喝冷飲造成的。還有些小孩子也天天喝冷飲，但是他們的痤瘡卻不明顯。這是為什麼呢？就是說其胃經的（陽明）燥火都已經生不出來了，不是說明他沒有胃寒，而是他攻出的燥火不夠。

目前還有一個西醫難治療的病症叫「潰瘍性結腸炎」，這種病也與「過食

什麼是「七傷」？

1. 太飽傷脾
2. 大怒氣逆傷肝
3. 房勞過度、久坐濕地傷腎
4. 過食冷飲傷肺
5. 憂愁思慮傷心
6. 風雨寒暑傷形
7. 恐懼不節傷志

冷飲傷肺」有關。因為「肺與大腸相表裏」，如果過度食用冷飲，先是傷肺，然後就傷到大腸。這個病讓西醫很傷腦筋。這時候用抗生素，只會越來越造成大腸菌群的紊亂，到最後只好用激素（荷爾蒙）。可是用了激素後，又會造成骨頭的病變，結果就會越來越糟。

激素為什麼會傷骨頭呢？在中醫看來，激素就是提前抽調元氣。如果病人元氣尚足的話，還是能有一定效果的。但如果元氣大虛，就會出現一系列的問題，因為元氣就藏於腎，而「腎主骨」，調著調著就調空了，不是股骨頭壞死，甚或是暴斃，比如一些常年服用激素的運動員就是這樣。在這個問題上我們應該慎之又慎。

❖怎樣過不生病的生活？

《黃帝內經》的主旨是，讓我們知道怎樣建立起良好的生活習性，怎樣保精養氣，怎樣做到不得病。因為只要一得病，就要耗散我們的元氣，就會影響我們的生活品質。「人活一口氣」，這口氣是要養的，養成「浩然之氣」，就百毒不侵了。

「憂愁思慮傷心」，過分憂愁思慮的話就會傷心神。

「風雨寒暑傷形」，如果在穿衣服方面，不知道調適的話，就會把形體傷了。傷形對身體的危害也是很大的。

「恐懼不節傷志」，如果成天到晚害怕，不知道節制，這樣就會傷了腎，就是把志氣給傷了。

養生智慧精華

1. 《黃帝內經》描述「七傷」：太飽傷脾，大怒氣逆傷肝，房勞過度、久坐濕地傷腎，過食冷飲傷肺，憂愁思慮傷心，風雨寒暑傷形，恐懼不節傷志。
2. 人在大怒的時候對肝臟損傷很大。大怒會傷肝，憋著、忍著也會傷肝。
3. 兩臂往上舉的時候伸拉的是膽經，膽經正好是生發之機。雙臂向上多停留一會兒的話，就把膽經伸起來了，伸起來以後對人的生發之機就很有好處。
4. 我們現在很多人動不動就大口大口地喝冷飲，這對肺氣的傷害是很大的，而且也傷胃。有一些小孩子臉上有痤瘡，就是因為過分喝冷飲造成的。
5. 《黃帝內經》的主旨是，讓我們知道怎樣建立起良好的生活習性，怎樣保精養氣，怎樣做到不得病。因為只要一得病，就要耗散我們的元氣，就會影響到我們的生活品質。

4 中醫解讀亞健康

亞健康就是不健康

什麼是亞健康？中醫是如何解釋的呢？

我們先來看一張流傳於網路上關於亞健康的自我評量表：

亞健康自我評量表

項目／序號	症　　狀	經常（5分）	偶爾（3分）	很少（1分）
1	經常打哈欠			
2	失眠			
3	喜歡把腿放在高處			
4	星期天的晚上會有上班恐懼症			
5	不願意跟老闆或熟人見面			
6	早上能睡多晚就多晚			
7	經常坐著發愣、發呆			
8	爬樓梯時常絆到腳			
9	不是很渴就不會想到去喝水			
10	怎麼也想不起朋友的名字，或者到嘴邊的地名突然忘了			
11	體重突然下降或上升，覺得無所謂			
12	便祕，或者經常肚子不舒服			

說明：

表中的測試結果是按照得分數來算的。如果經常這樣，你的分數愈高，說明已經是深度亞健康狀態。

其實亞健康這個詞的定義並不準確。按中醫觀點，所謂的「亞健康」就是說西醫指數上查不出來，但是人的健康已經出問題。而中醫可以透過脈診發現人體內邪氣的積聚。「脈」就是人的氣脈，當這個氣脈出現問題的時候，中醫可以透過脈象診斷出人的病症。而現在的CT（斷層掃描），只能掃描出有形的疾病，掃描不出無形的疾病。從中醫角度來講，一個人氣血的變化，是可以透過把脈檢查出來的。

❖症狀1：經常打哈欠

我們來討論這幾個問題。第一種情況：經常打哈欠。中醫認為打呵欠是胃部的病症，就是中醫所說的「善伸數欠」。經常打哈欠就是胃經的病，即胃氣不舒。因為老是覺得胃寒，就容易不自覺地彎曲著身體。可是人體有自癒力，要想把胃氣舒展開，就會經常地「善伸數欠」，使勁打哈欠，這樣使得胃氣能夠振奮一下。

另外一種病叫做「但欲寐」。「但」是「只是」的意思，就是老想睡覺卻又睡不著。《傷寒論》裏把「但欲寐」歸類為少陰症，也就是心腎方面的毛病。《傷寒論》裏把病分為六層：太陽、陽明、少陽、太陰、少陰、厥陰，病到少陰已經是很重的病了。

亞健康的12個症狀

1. 經常打哈欠
2. 失眠
3. 喜歡把腿放在高處
4. 星期天的晚上會有上班恐懼症
5. 不願意跟老闆或熟人見面
6. 早上能睡多晚就睡多晚
7. 經常坐著發愣、發呆
8. 爬樓梯時常絆到腳
9. 不是很渴就不會想到去喝水
10. 記憶力出問題
11. 體重突然下降或上升
12. 便祕、肚子經常不舒服

症狀2：失眠

第二種情況：失眠。中醫認為失眠就是心腎不交、腎精不足，不能收斂虛火或虛火擾頭，因此無法安眠。如果這種病長期發展下去就會很難治療，此病症也被中醫歸為少陰，也是很嚴重的病症了。

症狀3：喜歡把腿放在高處

第三種情況：喜歡把腿放在高處。為什麼會有人喜歡把腿放在高處呢？這是因為我們的腿出現發沉的現象。中國有句古話說得很好：「人老腿先老」。人老了，就會覺得腿特別的沉。大家一定要記住，我們大腿的前側基本上是胃經所主，大腿的後側沿著腿部的正中線後側直到頭部的那條經脈叫膀胱經。膀胱經為太陽層面，是表。如果小腿肚經常發沉的話，這在中醫裏就叫做「陽虛」。

陽虛，說明太陽膀胱經出現問題了。如果經常感到腰痠、背痛、腿抽筋，那也是陽虛的症狀。我們都知道，腰是跟腎相關的，與背部相關的是膀胱經。膀胱與腎相表裏，如果陽虛的話，腰痠背痛的現象都會出現。我們人體所有功

病症小辭典

憂鬱症

因環境壓力或個人心理因素所造成的心理疾病，依形成原因可分為內因型憂鬱症及反應型憂鬱症。表現症狀多為悲觀、抑鬱、情緒低落，病情嚴重者甚至會陷入思想錯亂、絕望、自責等情況，生理上的症狀會出現食慾不振或暴飲暴食，失眠或嗜睡、頭痛、心悸、兩眼無神、嘴角下陷等。

能的運轉全靠陽，陰虛還可以補，陽虛是不可以補的，陽虛也是一個層次很深的病。

症狀4：星期天的晚上會有上班恐懼症

第四種情況：星期天的晚上會有上班恐懼症。其實這和第五種情況「不願意跟老闆或熟人見面」都是歸屬於《黃帝內經》裏邊的胃病、腎病。在臨床上，我們會遇到這樣的病人，他老是感覺屋子裏特別的亮，光線特別的刺眼。事實上，這個人很有可能患有憂鬱症。

症狀5：不願意跟老闆或熟人見面

第五種情況：他害怕光亮，也害怕接觸別人，不願意跟陌生人見面，這在中醫裏就叫「畏人和火」。這種害怕，就是源於胃經的病症。恐懼和害怕這兩個症狀加起來，實際上就是憂鬱症的前期，甚至已經是憂鬱症了。像這種人肯定會有失眠的現象，就算是不失眠，在日常生活中，他也會出現多夢的症狀。夢特別多，也是虛火擾頭的象，這在中醫裏也是很嚴重的病。

症狀6：早上能睡多晚就睡多晚

第六種情況：早上能睡多晚就睡多晚。這是什麼樣的病呢？其實能睡多晚就睡多晚，是現代人的生活不規律造成的，這在中醫裏叫做「陰陽顛倒」。作息時間的陰陽顛倒，最後會造成人的心智混亂，心智的混亂會導致一些極端問題的產生。很多有網癮的孩子最後都有可能患上憂鬱症，他們會做出極端的行為，因為他已經控制不了自己了。

這些孩子大多都有一個問題，就是不願意跟別人接觸，喜歡沉醉在自己的小世界裏。這是一種需要醫治的病，治療者需要從他的心理角度出發去關心他，還要強壯他的身體。像這種小孩子，一定要帶他多出去玩，讓他多見世面，多讀聖賢的書，培養他們養成讀書的習慣。

症狀7：經常坐著發愣、發呆

第七種情況：經常坐著發愣、發呆。中醫裏認為這種人是「神不足」。神不足，實際上是腦子不夠用，陽氣上不來，不知道該幹什麼，這也是陽虛症。

症狀8：爬樓梯時常絆到腳

第八種情況：很多人爬樓梯的時候會覺得腳已經搆到樓梯了，可是實際上沒有搆到，這是什麼問題呢？一方面，上樓和下樓時如果出現腿痛是不同的經脈在痛，如果上樓腿疼就是胃氣虛的問題，腿的前側都是胃經所主，你的腿抬不高，實際上是胃氣不足；下樓的時候如果出現後腿痛，就是膀胱經的問題。

症狀9：不是很渴就不會想到去喝水

第九種情況：不是很渴就不會想到去喝水。關於是否口渴的問題，中醫是這樣解釋的：口不太渴屬於太陰症，屬於脾的病。特別口渴，那就是少陰症。在古代沒有糖尿病這個詞，只有一個詞叫「消渴症」。糖尿病最初的症狀，就是容易口渴。關於口渴與不渴的問題，大家一定要記住，不渴和特別渴實際上也是身體出問題了。

症狀10：記憶力出問題

第十種情況：怎麼也想不起朋友的名字，或者到嘴邊的地名突然也忘了。

這是為什麼呢？這其實就是記憶力出問題了。中醫裏認為這也是陽虛的表相。記不住事，記憶力逐漸衰退，特別有些人到四、五十歲，會突然出現記憶力急劇衰退的現象。這種情況基本是屬於三陽經的問題，陽明胃經、太陽膀胱經、少陽膽經可能都出問題了。

症狀11：體重突然下降或上升

第十一種情況：體重突然下降或上升，覺得無所謂。照理說這是脾的問題，因為脾主肌肉。肌肉一下子消失很多或者一下子增加很多，都是脾出問題的表相。從更深層地說，這表明人對自己的身體已經沒有能力關心了。也就是說，我們對自己身體的認知程度很差，無論是胖了瘦了好像都沒什麼感覺了。

症狀12：便祕、肚子經常不舒服

第十二種情況：便祕，或者一有風吹草動，肚子就不舒服。這其實是身體很虛弱的象，就是中焦氣不足。我們曾經講過，便祕是因為「津」的功能出了問題，也是元氣大傷。

以上這些在《黃帝內經》裏，都不是亞健康，而是已經出現健康問題。在很大程度上，都說明人的身體、體格、情志、精神，還有人際關係的處理都有問題。目前，社會上發生的很多事，都是跟這些有關聯的。比如說校園暴力事件，這些問題實際上都需要我們重新思索。這是一個教育問題，一個精神的心理衛生的問題，最關鍵的是人的身體健康已經出現某種缺失。

關於亞健康，中醫是分不同層面來對治的。身體的病，當然要用藥來醫治。同時，中醫認為：藥不是萬能的，最關鍵的是要從情志上、生活習慣上改變自己。

亞健康的12個症狀

1. 經常打哈欠
2. 失眠
3. 喜歡把腿放在高處
4. 星期天的晚上會有上班恐懼症
5. 不願意跟老闆或熟人見面
6. 早上能睡多晚就睡多晚
7. 經常坐著發愣、發呆
8. 爬樓梯時常絆到腳
9. 不是很渴就不會想到要去喝水
10. 記憶力出問題
11. 體重突然下降或上升
12. 便祕、肚子經常不舒服

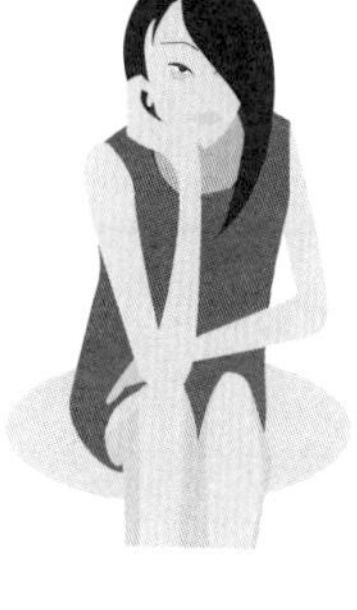

養生智慧精華

❶ 中醫認為打哈欠是胃部的病症，就是中醫所說的「善伸數欠」。經常打哈欠就是胃經的病，即胃氣不舒。

❷ 《傷寒論》裏把病分為六層：太陽、陽明、少陽、太陰、少陰、厥陰，病到少陰已經是很重的病了。

❸ 中醫認為「失眠」就是心腎不交、腎精不足，不能收斂虛火或虛火擾頭，因此無法安眠。

❹ 中國有句古話說得很好：「人老腿先老。」人老了，就會覺得腿特別的沉。

❺ 「陽虛」說明太陽膀胱經出現問題，如果經常感到腰痠、背痛、腿抽筋，那是陽虛的症狀。

❻ 恐懼和害怕這兩個症狀加起來，實際上就是憂鬱症的前期，甚至已經是憂鬱症了。

❼ 作息時間的陰陽顛倒，最後會造成人的心智混亂，會導致一些極端問題的產生。

❽ 糖尿病最初的症狀，就是容易口渴。不渴和特別渴，實際上是身體出問題。

❾ 記不住事，記憶力逐漸衰退，特別有些人到四、五十歲，會突然出現記憶力急劇衰退的現象。這種情況基本是屬於三陽經的問題，陽明胃經、太陽膀胱經、少陽膽經可能都出問題。

❿ 中醫認為：藥不是萬能的，最關鍵的是要從情志、生活習慣上改變自己。

第九章

醫道總綱

中國的經典都是智慧之書，而不是知識之書，是可以讓一個民族懷著隱祕的熱情世世代代、反反覆覆去閱讀的書。

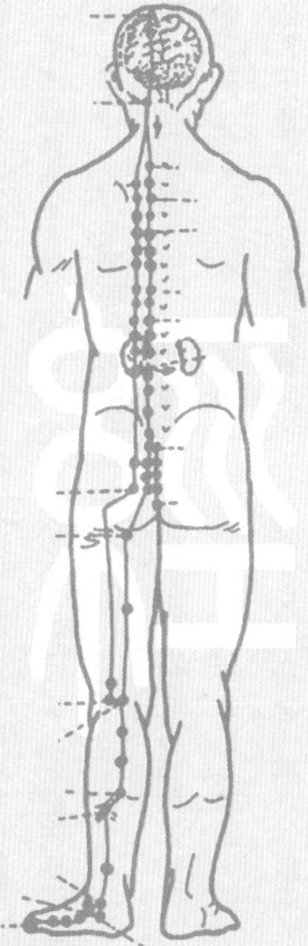

醫學是人類學中最高深的學問之一，因為只有醫學能讓我們瞭解到人體與自然是否和諧。人體與自然的和諧程度越高，就越接近「至善」。

中國的聖人為了說清楚其中的道理，統統採取了「打比方」的方法。他不去說這個概念「是」什麼，而是說它「象」什麼，在《易經》裏，他畫出卦來讓你看它「象」什麼，然後去感悟真理；在《詩經》裏，他用比、興的方法來描述人心；在歷史書裏，他講故事；在醫書裏，他說東西南北、春夏秋冬……，他從來都不用大概念壓人，而是發掘生活中的點滴來映照我們的心靈。因此，中國的經典都是智慧之書，而不是知識之書，是可以讓一個民族懷著隱祕的熱情世世代代、反反覆覆去閱讀的書。

古代聖賢強調「以醫入道」，在求道的過程中以「近取諸身，遠取諸物」為原則。他們認為，認識生命本身與認識宇宙同樣寶貴，甚至是更為重要、更為基礎的。學習中醫者一定要懂得傳統文化，一定要參悟中華之「道」的根本所在。

總之，道以醫顯，即醫道是中國文化最集中的體現，對習醫者而言，從醫入道又是一條必不可少的捷徑。

1 《黃帝內經》和《傷寒論》

中國有關中醫的書最重要的兩部經典

中國古代有關中醫的書很多，但最重要的經典只有兩部：一部是《黃帝內經》，另一部就是《傷寒論》，這兩部經典是中國非常重要的中醫著作。

❖《黃帝內經》代表貴族醫學

首先，我來介紹一下什麼叫「經」。經是由什麼組成的呢？古代的經是這樣寫的（如上所示）。

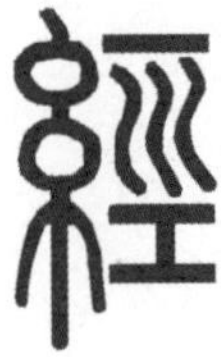

經

經是絲線，絲線的原始意象是臍帶。臍帶是我們的生命中很重要的一個東西，它是連接先天和後天的根本，它也是我們人的根本。「經」的第一個含義是「根本」的意思。另外，我們如果看過織布，或者是看過地球儀，都會知道南北為經的概念。織布時先拉過來的這條線叫做經，經線有一個特性，就是只要一旦被拉過來，它就永遠不許再動。經書都有亙古不變的特性，這是「經」

的又一個含義。「經」是講根本、講本質的東西，具有亙古不變的特性。相對於經線而言，要想把布織成，還需要緯線。緯是橫著的線、不斷變化的線，古代有經書、有緯書，而緯書是講變化的書。

在中國的經書裏，《黃帝內經》這本書作者不詳、寫作年代不確定，最後人們決定用「黃帝」來為代言。「黃帝」之名彰顯古代醫家一統天下醫學的決心，同時避免醫學觀念有如春秋戰國時代的紛爭與不和諧。為了保衛一個偉大的生命理念，各門各派犧牲或放棄自己的某些自由，而讓自己歸順於「黃帝」的旗下，去謀求中庸之道和陰陽的諧和……它的慈悲在於用「黃帝」的權威，確保這本經典可以萬代流傳，並因此而惠及我們千萬民眾。

《傷寒論》代表平民醫學

中國還有一本特別著名的醫書叫《傷寒論》。什麼叫「論」呢？所有發「侖」聲的，都表次序和次第。比如說我們說話有次序，就叫「言論」；做人的行為有次序，這就是「人倫」；水也有次序，一個個散開的波紋代表水的次序，就是「淪」。

《傷寒論》這本書實際上是涉及治療學的一本書。它在講人得病的次序：

經緯

1. 織物的直線與橫線
2. 地球的經線與緯線
3. 常法（名詞）
4. 規劃、治理（動詞）

太陽、陽明、少陽、太陰、少陰、厥陰。這應該如何理解呢？所謂太陽，指的是人的表層。如膀胱經和小腸經，都屬於太陽，這是人的表。胃經屬於陽明。比如你感冒發燒，先是體表受寒，如果加深了就會出現陽明的問題，就會吃不下飯，這是胃經的問題。再往下走就會到少陽，就是靠發燒往外趕的勁都不足，半表半裏，一會兒冷一會兒熱。這就是得病的次序。

怎麼治病呢？一位好的中醫，治病的次序應該是反著的，就是把病一層一層地往外拱。假如陽明得了病，把病拱到太陽這兒，病就好了。這是一個人體得病和中醫治病的次序，稱之為「論」。

《黃帝內經》與《傷寒論》有根本的區別：《黃帝內經》代表的是貴族醫學，它追求的是長生、長壽，其醫理是扶陽固本，手段是強調個性化的養生，強調元氣對人體的意義，故而很少用藥；到了《傷寒論》出現的時期，人們的生活方式發生了巨大的改變，治病療疾成了首要。因為對平民醫學的偉大貢獻，人們稱其作者張仲景為「醫聖」。

學習中醫，如果能把這兩本書參透、悟透，就非常了不起，就會成為一代宗師。

《黃帝內經》VS.《傷寒論》

項目 書名	作者	成書年代	代表性	內容特色
黃帝內經	黃帝	西漢	貴族醫學	它追求的是長生、長壽，其醫理是扶陽固本，手段是強調個性化的養生，強調元氣對人體的意義，故而很少用藥
傷寒論	張機（仲景）	東漢	平民醫學	這本書實際上是涉及治療學的一本書。它在講人得病的次序：太陽、陽明、少陽、太陰、少陰、厥陰，治病療疾成了首要

養生智慧精華

1. 「經」是講根本、講本質的東西，具有亙古不變的特性。相對於經線而言，要想把布織成，還需要緯線。緯是橫著的線、不斷變化的線，古代有經書、有緯書，而緯書是講變化的書。
2. 所有發「侖」聲的，都表次序和次第。比如說我們說話有次序，就叫「言論」；做人的行為有次序，這就是「人倫」；水也有次序，一個個散開的波紋代表水的次序，就是「淪」。
3. 《傷寒論》這本書實際上是涉及治療學的一本書。它在講人得病的次序：太陽、陽明、少陽、太陰、少陰、厥陰。
4. 《黃帝內經》代表的是貴族醫學，它追求的是長生、長壽，其醫理是扶陽固本，手段是強調個性化的養生，強調元氣對人體的意義，故而很少用藥。
5. 到了《傷寒論》出現的時期，人們的生活方式發生了巨大的改變，治病療疾成了首要。因為對平民醫學的偉大貢獻，人們稱其作者張仲景為「醫聖」。

2 順其自然

做人、做事要順其自然，守時、守位

《黃帝內經》宗旨的第一點強調：做人、做事要順其自然，守時、守位，並且始終要保持這種情志。

我們在日常生活中常說，凡事要順其自然。這句話說起來容易，但要想真正做到就很難了。順其自然也叫「因天之序」。天的順序就是從春到夏，從夏到秋，從秋到冬，從冬再到春，周而復始。這個順序是永遠不會變的。

❖什麼是春夏秋冬？

「春」的原意是指萬物隨陽氣的生發而蠢蠢欲動；「夏」是「廣大」或「寬假」之意，指不要約束萬物而要使它們盡量地生長；「秋」是「成就」的意思，指成就萬物，使萬物結果、結籽；「冬」是「終了」、「萬物閉藏」的意思。

什麼是春夏秋冬？

「春」的原意是指萬物隨陽氣的生發而蠢蠢欲動；「夏」是「廣大」或「寬假」之意，指不要約束萬物而要使它們盡量地生長；「秋」是「成就」的意思，指成就萬物，使萬物結果、結籽；「冬」是「終了」、「萬物閉藏」之意。

中醫醫理講「因天之序」，就是要因循身體這個「天」本身的運動順序，就是東南西北，就是春夏秋冬，就是生發、生長、收斂、收藏。違背了這個順序，就要生病；順應了這個順序，就能健康長壽。現在我們很多人身體不健康，就是因為不順其自然。

現代人的所有問題，其實都出自與自然相背的態度。舉個很淺顯的例子，春天該生發的時候不生發，就會出問題。現在有些年輕人，該結婚的時候偏不結婚，他的人生的整個秩序會被打亂。要因循身體這個「天」本身的運動順序，順著生發、生長、收斂、收藏這個順序做了，萬事萬物就順當。

老子說「道法自然」，自然是什麼？就是東西南北，就是春夏秋冬；《易經》說「天行健，君子以自強不息」，說的也是一回事。做任何一件事情，都要思考所要做的事情在規律上處在哪個點上。它是春天還是秋天呢？如果它是春天，就不要希望明天就結果，要等到秋天才行。這樣做看似無為，實際是有為。如果非要從春天一下就蹦到秋天去，那就什麼也做不了。不管壓力多大、從事什麼工作，要想保持這種情志，就一定要認真地去把握你所做的這件事的規律。

養生智慧精華

❶《黃帝內經》宗旨的第一點強調：做人、做事要順其自然，守時、守位，並且始終要保持這種情志。

❷ 順其自然也叫「因天之序」。天的順序就是從春到夏，從夏到秋，從秋到冬，從冬再到春，周而復始。這個順序是永遠不變的。

❸ 春夏秋冬代表什麼意思？「春」的原意是指萬物隨陽氣的生發而蠢蠢欲動；「夏」是「廣大」或「寬假」之意，指不要約束萬物而要使它們盡量地生長；「秋」是「成就」的意思，指成就萬物，使萬物結果、結籽；「冬」是「終了」、「萬物閉藏」之意。

❹ 現代人的所有問題，其實都出自與自然相背的態度。舉個很淺顯的例子，春天該生發的時候不生發，就會出問題。現在有些年輕人，該結婚的時候偏不結婚，他的人生的整個秩序會被打亂。

❺ 老子說「道法自然」，自然是什麼？就是東西南北，就是春夏秋冬；《易經》說「天行健，君子以自強不息」，說的也是一回事。

3 健康長壽靠自己

健康長壽不靠別人，不靠藥，完全靠自己

《黃帝內經》宗旨的第二點就是：健康長壽不靠別人，不靠藥，完全靠自己。許多人有一個迷思，就是生病後過分地依賴醫生和藥物，而越來越不肯相信自己。寧肯相信那些胃藥可以解決自己的胃痛，而不肯改變自己暴飲暴食的惡習。

其實，《黃帝內經》不講藥，它只有13個方子，都特別簡單。它無非是在告訴我們，健康長壽是個積精累氣的過程，靠的是自己吃好、睡好、消化吸收好，能控制自己的欲望，這樣的人才健康。

《黃帝內經》基本是講醫理（醫道）的書，它開篇講恬淡虛無，然後講四季和陰陽應象等，就是告訴大家健康長壽的祕密，在於自己的情志和經脈氣血是否順暢，是否生發、生長、收斂、收藏都有，若有，就是《易經・乾卦》裏「用九」的「見群龍無首，吉」。

「萬惡淫為首」、「百病氣為先」，就是說性事、情志的過度與我們的身體健康程度密切相關。這實際上告訴我們，很多東西會影響我們的健康，包括情緒和精神狀態。在西方，假如一個人得病了，首先要去找醫生，醫生治不了的時候就要去找心理醫生，心理醫生再治不了就要讓他去找牧師。可是在中國，如果遇到這樣的問題，只需要去找一位中醫就可以解決了。

真正的醫療保險就是精神文明。因為疾病和人、人性有著緊密聯繫。要調理好自己的生活，調理好自己的人性，才能調理好自己的身體。

養生智慧精華

1. 《黃帝內經》不講藥，它只有13個方子，都特別簡單。它是在告訴我們，健康長壽是個積精累氣的過程，靠的是自己吃好、睡好、消化吸收好，能控制自己的欲望，這樣的人才健康。
2. 《黃帝內經》告訴大家健康長壽的祕密，在於自己的情志和經脈氣血是否順暢，是否生發、生長、收斂、收藏都有，若有，就是《易經・乾卦》裏「用九」的「見群龍無首，吉」。
3. 「萬惡淫為首」、「百病氣為先」，就是說性事、情志的過度與我們的身體健康程度密切相關。這實際上告訴我們，很多東西會影響我們的健康，包括情緒和精神狀態。
4. 中醫可以全方位地解決人的一些問題，包括心理、信仰等問題。他會涉及生活中的各方面，它指導的是人的生活醫道。所謂醫道，不是單純地停留在治病的這個層面，而是要全方位地指導人的生活。
5. 真正的醫療保險就是精神文明。因為疾病和人、人性有著緊密聯繫。要調理好自己的生活，調理好自己的人性，才能調理好自己的身體。

4 天人合一

自然法則在人身上都會有所體現

所謂「天人合一」，就是自然法則在人身上都會有所體現。外界環境的問題，一定會在我們身體內部有所體現。我們現在整個社會的風氣是浮躁的，人就會很容易得上實下虛類的病，出現失眠、抑鬱等方面的病症。另一方面，「有諸內必形諸外」，人身體內部有什麼問題也會在身體外部有所表現。

中醫裏有「望、聞、問、切」，醫生看你一眼就會清楚你身體內部的情況。比如醫生一看到你的嘴是歪斜的，就知道你有胃病，容易生悶氣，情志不舒。因為口歪是胃經的病，再綜合你的言談舉止，可以判斷你人性和身體的很多問題。

天人合一，就是要人和自然達到和諧，和諧程度越高，就越接近於至善。這是天人合一的意義，也是中醫所追求的最高目標。

名詞小辭典

天人合一

中國哲學中關於天人關係的一種觀念。所謂「天人合一」，就是自然法則在人身上都會有所體現。宋代理學家認為「仁」是所有德行的總名，仁者以天地萬物為一體。學者應汲於求仁，盡己之心性，存天理，去人慾，由格致誠正修齊治平，而與天地合德，就可以達到天人合一的境界。

天人合一，就是要人和自然達到和諧，和諧程度越高，就越接近於至善。這是天人合一的意義，也是中醫所追求的最高目標。

望聞問切

「望、聞、問、切」是中醫看病的四種方法。望，是觀察氣色。聞，是診聽聲息。問，是詢問症狀。切，是摸脈象。

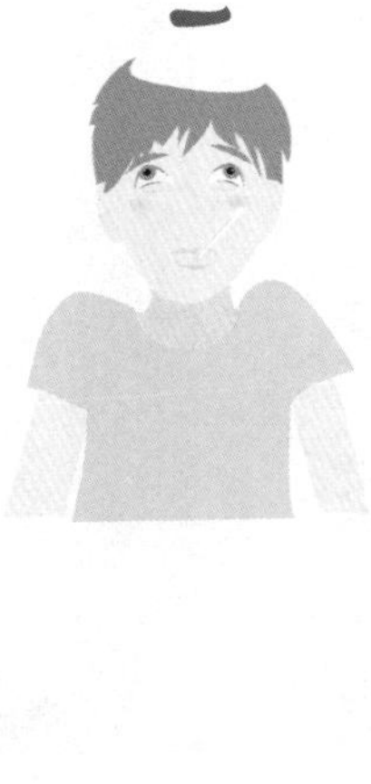

養生智慧精華

1. 外界環境的問題，一定會在我們身體內部有所體現。我們現在整個社會的風氣是浮躁的，人就會很容易得上實下虛類的病，出現失眠、抑鬱等方面的病症。
2. 中醫裏有「望、聞、問、切」，醫生看你一眼就會清楚你身體內部的情況。
3. 天人合一，就是要人和自然達到和諧，和諧程度越高，就越接近於至善。這是天人合一的意義，也是中醫所追求的最高目標。

5

醫易同源

西醫是學問，中醫是道

學習《黃帝內經》，對人的要求很高：要有一定的洞察力，要有一定的成熟度，要有很高的悟性。沒有悟性和洞察力，學醫真的就是紙上談兵。我經常說西醫是學問，中醫是道。大家看看這個「學」字（如上所示）。

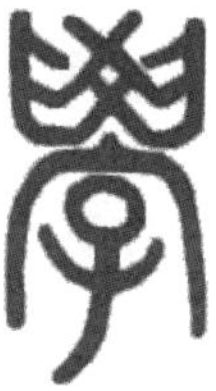

學

上面是兩隻手，捧著爻辭。爻辭是指《易經》裏的東西，就是因為不懂，大家都想去學，越學頭越大。而「道」字，上面是個首，首是代表頭。「辶」，古代是辵部，是馬車的意思。實際上，這個字的意思是頭腦坐上了馬車。學「道」的方法，就等於學習一種認識世界非常快捷的方法。

道就是一種洞察力

荀子曾說過：「其生也有涯，其學也無涯，以有涯伴無涯，殆矣。」這句話的意思是說：我們的生命是有盡頭的，但學習是永遠沒有盡頭的，如果用我

取象比類

古人告訴我們要採取的是一種分類取象的方法，即「取象比類」。這種分類的方法，是按照事物的「象」來看它的類別。因此，當我們面對任何事物時，都只需思索其內在的氣質，就可以揣測它未來的走向。

凡是具有生發之象的全都歸屬於東方，比如青龍、春天、樹木、人體的肝、青少年等，這些都是同屬於一類，它們都有著向上生發的趨勢。

凡是具有收斂之象的都歸屬於西方，比如白虎、秋天、金屬、人體的肺、四十而不惑的一群人等，都有著下降但成熟的性質。

們有限的生命去陪伴無限的學習是很危險的。我們應該採取一種什麼樣的方式來學習這些經典呢？古人告訴我們用「道」，實際上「道」就是一種洞察力。

針對天下的學問，西方是一會兒建立一個學科，一會兒建立另一個學科，以後的發展都不斷地在否定前面的東西，這個學科發展起來就把前一個學科否定，永遠要往前學。而我們中國人講「道」，就是以悟道的方式去理解知識，這和「學」的方式是很不同的。

世界萬物太多了，怎麼辦？古人告訴我們要採取的是一種分類取象的方法，即「取象比類」。這種分類的方法，是按照事物的「象」來看它的類別。比如，凡是具有生發之象的全都歸屬於東方，比如青龍、春天、樹木、人體的肝、青少年等都同屬於一類，它們都有著向上生發的趨勢。凡是具有收斂之象的都歸屬於西方，比如白虎、秋天、金屬、人體的肺、四十而不惑的一群人等，都有著下降但成熟的性質。因此，當我們面對任何事物時，都只需思索其內在的氣質，就可以揣測它未來的走向。

卦和象

《易經》也是採取「取象比類」的方式，用八卦事物的八種抽象性質，再由八卦每每相配，遂成八八六十四卦。所謂「卦」又是什麼意思呢？卦就是把事物掛起來讓你看，讓你把它的「象」看得很清楚的意思。《易經》裏的「象」是怎樣生成的呢？

《易經》裏最基本的「象」是陽爻「⚊」，和陰爻「⚋」。所謂陽爻、陰爻，就是世間萬物的兩種「象」：一個男人，一個女人；一個陰，一個陽。陽爻是男性生殖器的代表，陰爻是女性生殖器的代表。老祖宗把這三根陽爻☰的卦象掛在這兒讓你看，起了名字叫「乾」，把三根陰爻☷的卦象叫做「坤」。

什麼叫乾坤？

有人會說我不懂什麼叫乾，什麼叫坤，老祖宗就會接著給他打比方，如果不懂乾坤，總懂什麼叫天、什麼叫地，乾就像天，永遠運轉不息；坤就像地，永遠化生萬物。有人還會說「我是瞎子，我看不見天和地，我不知道何為天、何為地」。老祖宗會接著講：「你總有父母吧？要想理解什麼是乾，你就去理解你的父親，他永遠在為家庭奔波；如果想瞭解什麼是坤，你就去理解你的母

什麼叫乾坤？

老祖宗很會打比方，如果你不懂乾坤，總懂什麼叫天、什麼叫地，乾就像天，永遠運轉不息；坤就像地，永遠化生萬物。要想理解什麼是乾，你就去理解你的父親，他永遠在為家庭奔波；如果想瞭解什麼是坤，你就去理解你的母親，因為她永遠在為養育後代而勞作。

親，她永遠在為養育後代勞作。」

這時可能還會碰到一些人說：「我沒爹沒娘，還是不懂，怎麼辦？」老祖宗還會接著給你解釋，讓他去看什麼是馬，什麼是牛。馬都是給人留下高昂的印象，而這種高昂的感覺就像我們的父親；而母親就像牛一樣任勞任怨。

總之一句話，「天行健，君子以自強不息」（乾卦）、「地勢坤，君子以厚德載物」（坤卦）。所謂天行健，就是說一切要因天之序。四季總是春夏秋冬地更替，這是不會改變的，這就是它的運轉過程，君子處世應像天一樣，力求進步，剛毅堅卓，發憤圖強，永不停息。所謂「地勢坤，君子以厚德載物」，就是說我們的度量要像大地一樣，既要承載好的東西，也要承載壞的東西，既要承載人類世界中的美好，也要承載那種不潔之物。

《易經》透過分類把萬事萬物分於八卦當中，把萬事萬物的關係分在六十四卦當中。因此，懂六十四卦，就能把人生的所有關係都解讀了。實際上，六十四卦是兩個卦爻不斷地搭配的結果。在六十四卦中比如說乾坤兩卦，乾卦放在上面，坤卦放在下面，就是「否卦」（䷋，上乾下坤，閉塞不通之象）；如果把乾卦放在底下，就是「泰卦」（䷊，上坤下乾，天地交泰之象）。八卦之間不斷地相互匹配，它們就可能出現各種情況。

❖學中醫和學西醫的不同

所謂「醫易同源」，就是說二者都有著共同的「取象比類」的思維方式，只不過中醫講五行，把任何事物都歸於五類，而五行的方法裏又蘊含著一個最精確、最簡潔的方法，就是陰陽。古人有一句話叫做「大道至簡」，意思說最大的道理一定是最簡單的道理，而不應該是難懂的東西。

談到陰陽這兩個卦象（泰和否）就大不相同，從醫學上講「泰」的卦象好，為什麼呢？因為陽是上升的，陰是下降的，「泰」卦就是陰陽合和卦，而陰在下陽在上就叫陰陽離絕卦，這個卦很不好，這個在《易經》裏非常有名，叫「否」卦。否是不通之意，為什麼不通？因為陰陽離絕了。而陽氣上升，陰氣下行，這樣陰陽恰好可以就此交通，泰卦根本的意思就是通，就是有通泰的意思。

在中國，想學中醫什麼時候都不會嫌太晚。為什麼呢？在某種意義上來說，中醫既是醫學，又是醫道。中醫是一種道的表現，凡是道都與一個人的生活經驗，以及他對自身和自然天地萬物的領悟有密切關係。只要有生活閱歷，只要對人生還有一定的關注，就可以學懂中醫。這就是學中醫和學西醫的不同之處。

養生智慧精華

1. 學「道」的方法，就等於學習一種認識世界非常快捷的方法。
2. 荀子曾說過：「其生也有涯，其學也無涯，以有涯伴無涯，殆矣。」這句話的意思是說：我們的生命是有盡頭的，但學習是永遠沒有盡頭的，如果用我們有限的生命去陪伴無限的學習是很危險的。
3. 古人告訴我們要採取的是一種分類取象的方法，即「取象比類」。這種分類的方法，是按照事物的「象」來看它的類別。因此，當我們面對任何事物時，都只需思索其內在的氣質，就可以揣測它未來的走向。
4. 凡是具有生發之象的全都歸屬於東方，比如青龍、春天、樹木、人體的肝、青少年等都同屬於一類，它們都有著向上生發的趨勢。
5. 凡是具有收斂之象的都歸屬於西方，比如白虎、秋天、金屬、人體的肺、四十而不惑的一群人等，都有著下降但成熟的性質。
6. 《易經》也是採取「取象比類」的方式，用八卦事物的八種抽象性質，再由八卦每每相配，遂成八八六十四卦。
7. 古人有一句話叫做「大道至簡」，意思說最大的道理一定是最簡單的道理，而不應該是難懂的東西。
8. 中醫是一種道的表現，凡是道都與一個人的生活經驗，以及他對自身和自然天地萬物的領悟，有著密切關係。

6

醫的本意

用藥如用兵

❖古代中醫裏就有一句話，叫做「用藥如用兵」

這個「醫」是什麼概念呢？古代「醫」字的寫法有兩種：一個下面是「酉」，一個下面是「巫」。這個字本身就把中醫裏的很多內容都涵蓋進去了。

首先來看上半部分「醫」，這個醫字外邊這個「匚」讀音為「方」。要弄懂醫學的話，就一定要懂醫理。「匚」是方，指醫理要方正；裏面的「矢」，是箭。關於矢有兩種説法，一種説法就是中了外傷，還有一種認為這實際上是箭，就像是醫療手段裏面的針灸，「矢」指的是針灸。上面這個「殳」字也有兩種説法，其中一種認為「殳」是一種武器。

古代中醫裏就有一句話，叫做「用藥如用兵」，用藥就像用兵一樣。另外一種説法認為，「殳」底下是個「又」，上面是古代水池的樣子。這個字看起來就像手在水下摸東西，有人就認為這代表按摩。

醫　毉

醫

名詞小辭典

祝由

「祝由」一詞始見於《黃帝內經》，上古巫祝（巫師）也做醫療工作，巫師常以鬼神邪魔來解釋病因。故治病，其實也是驅邪趕鬼鎮煞的過程，此過程既是宗教儀式，也是醫術。唐代「藥王」孫思邈所說醫術的「禁咒」、「符印」，指的就是這類巫儀。古稱為「祝由」。

按摩治療體表的病

按摩可以說是中醫裏最基本的治療方法，同時又是處於最高層面的治療方法。中醫經常說的「手到病除」，最本質的意思是表層的病，基本上是可以用按摩的方法解決的。在體表的毛病，進入到深一層的經絡以後就要用針刺；再深入到五臟後，就要用藥了；如果再繼續深的話，那就是病入膏肓，那時只有一個辦法，就用「灸」法。這個簡單的「醫」裏，不僅涵蓋醫理，還涵蓋按摩和針灸的治療方法。

再來看看下半部分。「酉」就是成就的意思。古代的酒字，就是水旁邊加上這個酉，是把萬物成就的東西放在水裏面去漚（在水中長期浸泡）、去發酵。古代的酒就是最原始的藥，就是前面曾講過的醪糟（未濾去渣滓的酒）。與其現在喝那些烈酒，還不如去喝醪糟，因為它有養生的功效。

還有一種說法是醫的下面是「巫」，在古代還有一種「祝由」的方法是巫術，這種方法現在基本上沒有人用了。「醫」字匚、矢、殳、酉（巫）有機的結合，從文化的視角體現了古代醫學手段的多樣性和對疾病的態度，可說是獨具匠心。

名詞小辭典

祝由科

「祝由科」是中醫的一個科目，古時十三種醫學科別之一。西元四千六百年前的黃帝（軒轅氏），當時的醫經即《黃帝內經》十三科，此十三科分別是：大方脈、風科、禁科、外科、瘡腫科、口齒科、眼科、傷科、耳鼻科、產科、金簇科、小兒科、砭鍼科等。可說祝由科是一門不打針、不吃藥，而是靠符咒、禱告等，達到驅邪、治病目的之醫術。是專用符咒治病的一種迷信方法。

透過「醫」的兩種寫法的解釋，大家就清楚「醫」到底是怎麼回事了。一個「醫」字，實際上把古代所有的治療手段和醫理全部都涵蓋。有人開玩笑說，現在「醫」字被簡化得就剩開刀了。

中國古代有些地區對醫學有這樣的說法：人體生病就好像是水變成了冰一樣。是把這個冰給除掉呢？還是把它融化，讓它重新變成水？這可以引導我們對醫學的重新思考。由於人體的正氣、邪氣都從體內發出的，中醫主張把邪氣去掉，也就是讓它由冰再變成水。

養生智慧精華

1. 按摩可以說是中醫最基本的治療法，同時又是處於最高層面的治療方法。中醫經常說的「手到病除」，最本質的意思是表層的病，基本上是可以用按摩來解決。
2. 在體表的毛病，進入到深一層的經絡以後就要用針刺；再深入到五臟後，就要用藥了；如果再繼續深的話，那就是病入膏肓，那時只有一個辦法，就用「灸」法。
3. 一個「醫」字是匚、矢、殳、酉（巫）有機的結合，從文化的視角體現古代醫學手段的多樣性和對疾病的態度，實際上把古代所有的治療手段和醫理全部都涵蓋。

7 藥的本意

中藥講究配伍，配伍的原則是要守「方正」的原則

我們再來看「藥」這個字。《說文解字》裏說「藥」是治病草，從艸，樂音，它是這樣寫的（如上所示）。

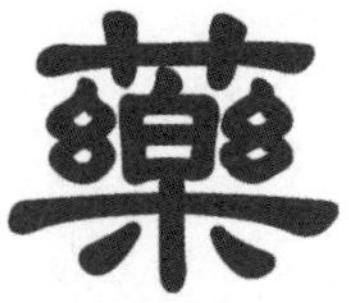

藥

上面是草，底下是個音樂的樂。音樂的根本是和諧，和諧來源於五音的合和，就如同藥之配伍。和諧又是快樂的源泉，快樂可以驅散心中鬱悶，又是最好的治病良方。從某種意義上來說，藥的根本也是和諧，而音樂又是藥之上品，因為只有音樂可以直接作用於靈魂。

❖為什麼叫「開方子」？

開中藥為什麼叫「開方子」？那是因為中藥講究配伍，配伍的原則是要守「方正」的原則，不能亂來。亂來就是亂槍打鳥，希望瞎貓可以碰上死耗子。比如說有人咳嗽了，就把中藥裏能治咳嗽的藥都用上，這就是亂來。這樣亂開

處方不僅治不好病，還會延誤病情。

中藥裏有九味藥是去胃酸的，如果大夫把這九味藥都開在藥方裏，他毫無疑問是庸醫。那只能叫開藥，不能叫開方子，方子是有「道」的。上醫開方子就像在為我們的生命畫一幅畫或譜一首美妙的曲子，就好比「桂枝湯」藥方，裏面沒有一味治感冒的藥，可是把它們放在一起就可以把感冒治好了，這就是因為它配伍精準，非常和諧。

中醫認為，人和萬物都得天地一氣而生，但人得天地之全性，草木得天地之偏性，人得病就是人體氣機出現偏盛偏衰的情形，要借藥物之偏性來調整人體的盛衰。古人說「物以類聚，人以群分」，中醫用藥是按草根、樹皮、昆蟲、土石的形、色、氣、味來劃分其陰陽五行歸屬的。

比如，根莖的藥可以鑽透土地，有通裏的作用，如白芍；樹枝、樹梢則有生發之性，如桂枝；樹皮有包裹收斂的特性，如肉桂，而果核的收斂性質又更大於皮類；花兒有宣散鬱結的作用，如月季花、玫瑰花；果實生在高處卻最終要落下，故而有使氣下行的作用。

總之，那些發現中藥之美的神農們是優雅而安閒的君子，他們和四季一同生長和收藏，他們在大自然中尋找著美麗和健康。

為什麼叫「開方子」？

開中藥為什麼叫「開方子」？那是因為中藥講究配伍，配伍的原則是要守「方正」的原則，不能亂來。真正的開方子是要明理，即明醫理、明藥理。

真正的開方子是要明理，即明醫理、明藥理。比如說有人感冒發燒了，如果是有汗、惡風寒、頭疼、後脖頸僵痛、脈浮緩，則屬於太陽經受寒，可以用《傷寒論》名方「桂枝湯」；如果是無汗、脈浮緊，則是「麻黃湯」；如果是少陰發熱，脈沉細，上熱下寒，是「麻黃附子細辛湯」……就一個「發熱」，中醫就有無數的對治法，其原則就是「六經辨證」。哪一經出問題了，就用哪一經的方子去對治。因此，中醫大夫必須明白「望、聞、問、切」，明白「六經辨證」。

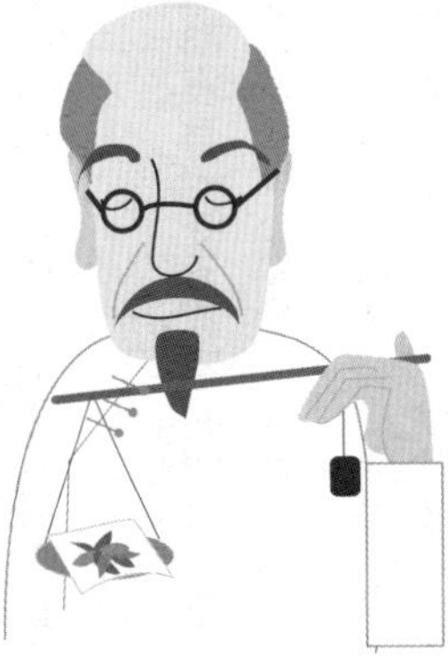

養生智慧精華

❶音樂的根本是和諧，和諧來源於五音的合和，就如同藥之配伍。

❷開中藥為什麼叫「開方子」？因為中藥講究配伍，配伍的原則就是要守「方正」的原則。

❸治感冒的有名藥方「桂枝湯」，裏面沒有一味治感冒的藥，可是把它們放在一起就可以把感冒治好了，這就是因為它配伍精準，非常和諧。

❹中醫認為，人和萬物都得天地一氣而生，但人得天地之全性，草木得天地之偏性，人得病就是人體氣機出現偏盛偏衰的情形，要借藥物之偏性來調整人體的盛衰。

❺古人說「物以類聚，人以群分」，中醫用藥是按草根、樹皮、昆蟲、土石的形、色、氣、味來劃分其陰陽五行歸屬的。

❻就一個「發熱」，中醫就有無數的對治法，其原則就是「六經辨證」。哪一經出問題了，就用哪一經的方子去對治。因此，中醫大夫必須明白「望、聞、問、切」，明白「六經辨證」。

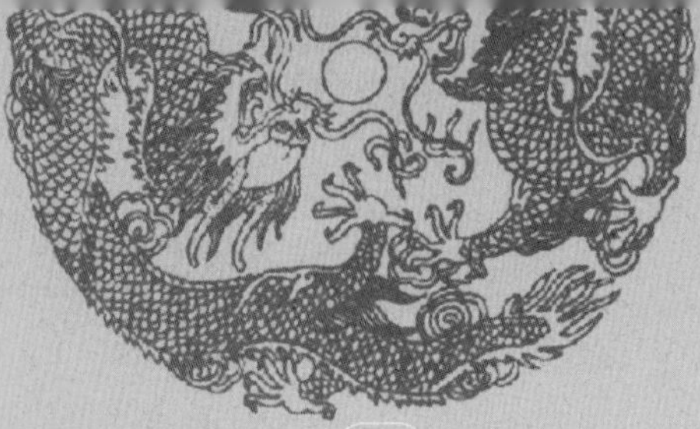

第十章

中醫的六大要點

病只是一個人的習慣、生活方式，還有其他方面的壞毛病不斷發展而產生出來的一個東西。病能否治好關鍵性的因素是人，你能不能改變生活習慣？能不能改變你的人生態度？這是能否治好病的一個根本性的決定因素。

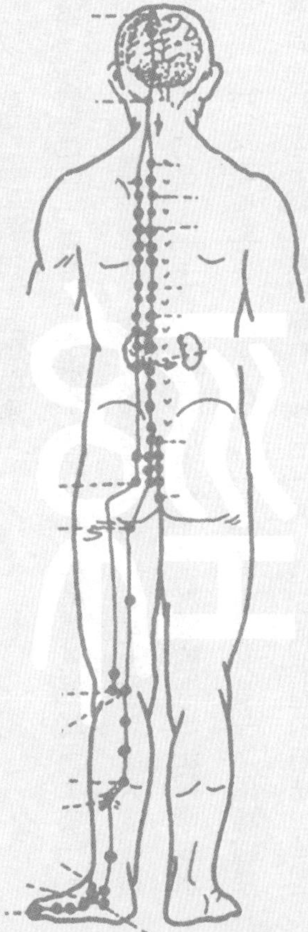

❖中醫VS.西醫

面對同一個病人，中醫和西醫大夫經常看到的是不同的情況。已故趙錫武大夫生前診治的一個病例，發人深省。

一位老婦因便祕二十多天住院，西醫疑為腸道腫瘤，剖腹探查未見異常。而患者從此每日腹瀉，發低燒不退。最後確診為「腸道菌群失調」，常規治療方法需「肛灌」健康人新鮮糞汁，但為老婦所拒絕。後經趙老診斷為「太陽陽明合病」，投以「葛根湯加減」，三劑而癒。

如果把腸道菌群比作「青草」，滋生「青草」的腸道就好比「土壤」。西醫大夫看到的是：「草」沒了，因此要播種「草籽」，即接種健康人的腸道菌種；中醫大夫看到的是：「土地」已經沙漠化了，解決的辦法是興修「水利」，改良土壤。只要土地肥沃，水源充足，「天涯何處無芳草」？兩種醫學理論，兩種不同的診療手段，最終都有可能治好病，但認識問題的方法，差別卻如此之大！

中、西醫是完全不同的學術體系。中、西醫學在基本概念、理論等方面的差異是客觀的、全面的、深刻的，二者不能混淆，也不能簡單判定其是非優劣。其根本分歧在於：它們是在不同的文化背景和哲學基礎上產生的醫

學，物質實體是西方哲學最核心的範疇；相反地，中國不重物質實體，而重關聯實在。

具體而言：中醫是關於人的生命過程及其運動方式的相互關聯的學說（與西醫物件不同），它以促進人的自我實現、自我發展、自我和諧為宗旨，強調生命動態的統一與和諧，即形氣相感、形神合一。中醫的要點主要有以下六點：

中醫的六大要點

1. 人為本，病為標
2. 調動人體的自癒力
3. 強調身心互動
4. 重視人文關懷
5. 不治已病治未病
6. 同病異治，易病同治

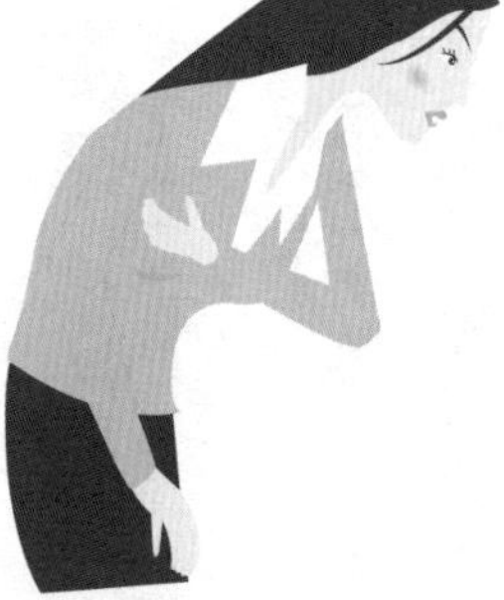

1 人為本，病為標

改變「人」才是最關鍵的，而不是改變病

在中醫看來，最關鍵的一個問題就是「人為本，病為標」。中醫是要關心人，而不是人的病。他首先要發現人的問題出在哪兒，先得改變這個人，然後才能治癒這個人所得的病。

《黃帝內經》認為，病只是一個人的生活習慣、生活方式以及其他方面的壞毛病不斷發展而產生出來的一個東西。病能否治好關鍵性的因素是「人」，病人能否改變生活習慣，能否改變人生態度，這是能否治好病的一個根本性的決定因素。

用古人的話說，「人死於疾病者，色欲居其半，氣鬱居其半」，「香附解鬱，只解易解之鬱，而相思之病，必得其心上之人而鬱乃解」。病人不從根本上改變自己的欲望觀念，其病總有後患。這是《黃帝內經》裏的一個要點，這同樣也是中醫學的一個重點，它是從人的角度出發的。

六種中醫不治的病人

❶ 不講道理、特別任性的人 ❷ 要錢不要命的人
❸ 不遵醫囑的人 ❹ 有病危之相的人
❺ 特別瘦弱的人 ❻ 信巫不信醫的人

《黃帝內經》強調和諧、止於至善，意思是人與自然的和諧度越高就越接近於至善。你能夠做到「因天之序」，你就能達到最高點。之前我們講過十二時辰的養生和四季的養生，實際上最重要的一個主旨就是我們要因循著天的順序，因循著身體的本性去生活，而不能逆反身體的本性。要改變「人」才是最關鍵的，而不是改變病。

❖六種中醫不治的病人

❶ 不講道理、特別任性的人

在《史記・扁鵲傳》中提到「六不治」，就是有六種不治的病，不是醫生不治，而是這六種病人無法改變。第一種是「驕恣不論於理，一不治也」。什麼意思？就是不講道理、特別任性的人，醫生不能給他治病。因為他頭腦中自有一套想法，根本不相信醫生，不僅不聽醫生的話，「我執」特別重，就是「驕恣不論於理」。

❷ 要錢不要命的人

「輕身重財，二不治」，一聽說看病還得花錢，就不看了，這種人也沒辦法治。現在有些人特別奇怪，有的人沒病卻偏偏要吃藥，天天維生素大把大把

地吃；有的人是有病偏不吃藥，要錢不要命，這是第二種不治的人。

❸ 不遵醫囑的人

「衣食不能適，三不治」，這就是我之前說的「飲食不節，起居無常」的人，醫生對這種人也基本放棄。比如說我們在對病人提要求的時候，讓他幾點睡覺，他都說做不到；不讓他吃什麼，他說也做不到。這種人不遵醫囑，也沒法治。

❹ 有病危之相的人

然後是第四種人：「陰陽並，臟氣不定。」就是陰陽氣血和臟腑氣脈都已經飄忽不定了。中醫認為當病人出現「七怪脈」時，就是病人已經有病危的相了，一般的醫生也不願意醫治。古代的醫生要論「把脈」，並且一定要學會把七怪脈和死脈。當出現這種脈象時，一般的醫生都會明哲保身，說：「我沒有什麼太大的能力，不能給你治病了，我給你點錢，你就愛吃什麼吃什麼吧！」古代人只要一聽到這麼說，就明白了。

❺ 特別瘦弱的人

「形羸不能服藥，五不治也。」形羸指特別瘦弱，身體已經瘦弱到極點了，連藥都喝不下去了，這是第五種不治的人。其實古代對這種人還有一個辦

法，就是神奇的灸法。關於這種方法，有一本書記載得比較詳細，叫做《扁鵲心書》。實際上灸法在古代既是一種強身健體方法，也是救命法，但如果你把元氣耗光了，神仙也救不了你。

❻ 信巫不信醫的人

第六就是「信巫不信醫」。現在來說，就是只信西醫不信中醫，或只信中醫不信西醫，或只信氣功師不信醫生。既固執又偏執，而唯獨不相信自己，不相信治療疾病的根本力量，源於自身的元氣和自癒力。這種人把如此寶貴的生命完全依託於他人之手，任人擺佈，從不反省自己得病的根由。事實上，這種人已經放棄了自己，後果就可想而知。

養生智慧精華

❶ 中醫是要關心人，而不是人的病。他首先要發現人的問題出在哪兒，先得改變這個人，然後才能治癒這個人所得的病。

❷ 《黃帝內經》認為，病只是一個人的生活習慣、生活方式以及其他方面的壞毛病不斷發展而產生出來的一個東西。病能否治好，關鍵性的因素是「人」，病人能否改變生活習慣，能否改變人生態度，這是能否治好病的一個根本性的決定因素。

❸ 《黃帝內經》強調和諧、止於至善，意思是人與自然的和諧度越高就越接近於至善。你能夠做到「因天之序」，你就達到最高點。

❹ 病人不從根本上改變自己的欲望觀念，其病總有後患。這是《黃帝內經》裏的一個要點，這同樣也是中醫學一個重點，它是從人的角度出發的。

2

調動人體的自癒力

人體疾病是可以透過自癒力來慢慢協調過來的

我們人體都有自保功能和自癒力。人體本身是一個最和諧的存在，這就是人體的本性。所謂本性，就是它不需要依靠任何外在的東西，它只需依據自己就能夠達到和諧。

中醫對治病有一個觀點，那就是「三分病七分養」。要好好地去養自己的元氣，不要太依賴藥。因為藥不過是發揮激發元氣的作用，而幫助身體達到治病的目的。如果元氣沒有了，再好的藥也不起作用。

養元氣就是好好修正自己、改變習慣，疾病就能去掉大半。比如讓剛剛患糖尿病的病人天天去爬山，過一段時間也許血糖就正常了。因為糖尿病就是脾濕造成的，他天天去鍛鍊身體，透過運化，讓脾的功能恢復正常了，毛病也就好得差不多了。人體是有自癒能力的，求人不如求自己。

在中醫的「五行生剋」思想上，木就得由水來生，還要由金來剋，就是肝

陽的生發不可能永遠地生發，總有一個東西在剋制、制約。同時，自己也在剋制和制約別的東西。比如說木，木生火，同時木也剋土，這裏邊本身就有一個和諧機制。該調動什麼出來也有自己的規律，它們之間互有牽制。我們人體疾病是可以透過自癒力來慢慢協調過來的。

和諧社會的根基，就是身體的和諧。身體和諧了，不得病了，就不會鬱悶；身體不難受了，就不會老想把脾氣發在別人身上。不把氣發在孩子身上，孩子就不會把這脾氣發在小狗身上，小狗就不會見到別人就汪汪叫，因為這是一個循環，我們把這種循環中自己所處的位置穩定了，底下就都穩定了，這是生存的要點。

❖相信自己勝過相信儀器

中醫還有一點特別重要：相信自己勝過相信儀器。自己好不好，自己應該知道。全世界到現在唯獨有兩件事情絕對不能用儀器去代替的，就是品酒和品茶，並且一定要有品酒師和品茶師。

其實，醫學也是這樣。我經常說學中醫遠遠要比學西醫難得多，因為學中醫絕對需要悟性，需要那種直覺，甚至病人也要有一種對生命的直覺。但目

前在很多情況下，我們對自己的自信已經遠遠不夠了。我們自己覺得不舒服，到醫院去檢查，聽醫生說「沒有病」，然後就高高興興地回家來了。可是過兩天，還是覺得不舒服，覺得一定有什麼不對勁。這個時候，最好去找一位中醫。中國在過去的幾千年裏，沒有儀器檢測，沒有抗生素，就靠著望、聞、問、切和草根樹皮，也走過來了。

現代醫學基本是用藥物代替人的自癒力。整個社會在治病方面似乎都在鼓勵吃藥，濫用藥物的趨勢已經越來越嚴重，以至於已出現依賴藥物而造成的精神病患。最近，資深專家統計分析表示：藥物的治療在諸多因素中對健康的維護作用只占了8%，而身體自我康復能力的維護則對人體健康的貢獻達到50%之多。此外，藥害的肆虐也使開發國家的百姓不寒而慄。

客觀地說，無論西醫還是中醫，都有誤診率，都有開錯藥的時候。與其大把大把地吃藥和營養品來擾亂人體的氣機，不如靠自己身體的自癒力。

養生智慧精華

1. 我們人體都有自保功能和自癒力。人體本身是一個最和諧的存在，這就是人體的本性。所謂本性，就是它不需要依靠任何外在的東西，它只需依據自己，就能夠達到和諧。
2. 中醫對治病有一個觀點，那就是「三分病七分養」。要好好地去養自己的元氣，不要太依賴藥。
3. 養元氣就是好好修正自己、改變習慣，疾病就能去掉大半。
4. 中國在過去的幾千年裏，沒有儀器檢測，沒有抗生素，就靠著望、聞、問、切和草根樹皮，也走過來了。
5. 藥物的治療在諸多因素中對健康的維護作用只占了8%，而身體自我康復能力的維護則對人體健康的貢獻達到50%之多。

3 強調身心互動

人得病是身體和心靈的雙向選擇

中醫還強調身心互動。人得病是身體和心靈的雙向選擇，人祛病也是人身體和心靈的雙向選擇。因為身心是互相影響的。

中醫是講生剋的。比如，木是肝，肝的神明是「魂」；火是心，心的神明是神。木生火，木如果強大的話，也就是肝氣很旺的話，頭腦就很清楚，人就很有理智。理智跟我們的肝魂是相關的。肺屬金，肺的神明是「魄」，它就是肺氣、肺經充足時所表現出來的象。西方人都認為，「魂魄」這個東西肯定是不存在的。可是中醫認為魂魄是存在的，它是神明的體現。

魄主本能，魂主理性。為什麼有時候我們的本能會戰勝理性？這實際上就是身體中「金剋木」的一種反應。魄為金，魂為木，本能有時會戰勝理性。人的頭腦是否處於清醒的狀態，這跟人的肝魂和心神有關。而人的本能問題是由肺氣和腎氣來掌控的，要想把它們協調好，就涉及身心互動的問題。

人會生病在很大的程度上不僅僅是身體的問題，還有心靈的問題，這是中醫的一個很重要的觀點。

養生智慧精華

1. 中醫還強調身心互動。人得病是身體和心靈的雙向選擇，人祛病也是人身體和心靈的雙向選擇。因為身心是互相影響的。
2. 人會生病在很大的程度上不僅僅是身體的問題，還有心靈的問題，這是中醫一個很重要的觀點。
3. 中醫是講生剋的。比如，木是肝，肝的神明是「魂」；火是心，心的神明是神。木生火，木如果強大的話，也就是肝氣很旺的話，頭腦就很清楚，人就很有理智。理智跟我們的肝魂是相關的。
4. 魄主本能，魂主理性。為什麼有時候我們的本能會戰勝理性？這實際上就是身體中「金剋木」的一種反應。魄為金，魂為木，本能有時會戰勝理性。

4

重視人文關懷

中醫應該是一對一的服務，是兩個人之間心的交流

中醫是非常講究人文關懷的。著有《傷寒論》的張仲景就非常具有慈悲心，很講究人文關懷。他不僅會根據病情給患者開出藥方，還告訴他服藥後會有什麼反應、應該怎麼做。

關於太陽經受寒（即感冒），張仲景不僅開出了「桂枝湯」這個藥方，他還告訴患者在感冒初起服下這個藥以後，應該馬上鑽進被窩發汗，發出汗來，病邪就去掉了，去掉以後，馬上停藥。如果汗不出來，就喝一碗熱粥，幫助發汗，因為粥是又補脾胃又不傷脾胃的。同時他還叮囑，在吃藥的時候，要注意飲食，凡是腥臭的、味道濃的東西都不要吃。為什麼呢？因為，吃這些東西入裏後需要調元氣。本來人的病在表層，如果把元氣一調上來，使得外邊的病也往裏走，這樣病就會加重。

怎樣才是看病？

醫聖張機（仲景）特別反對醫生「相對斯須便處湯藥」，就是還沒跟病人說清楚，就給病人下方子。一位負責的中醫，要把很多問題都談清楚了，這才叫看病！問你的脈象是什麼樣、你的生活是什麼樣；如果頭痛的話，是前額痛、後腦痛，還是兩邊痛？什麼時間最痛等。只有這樣，才可以叫「看病」。

❖怎樣才是看病？

醫聖張機（仲景）特別反對醫生「相對斯須便處湯藥」，就是還沒跟病人說清楚，就給病人下方子了。這哪是看病啊？一位負責的中醫，要把很多問題都談清楚了，這才叫看病！問你的脈象是什麼樣、你的生活是什麼樣；如果頭痛的話，是前額痛、後腦痛，還是兩邊痛？什麼時間最痛等。只有這樣，才可以叫「看病」。

從某種意義上說，中醫應該是一對一的服務，是兩個人之間心的交流。如果雙方都急急躁躁，就無法把病治好。作為病人，要平心靜氣，大夫才能看病。如果還沒坐穩就問大夫：我什麼時候能好？開幾副藥能好？這種人，給他開靈丹妙藥都好不了。因為治療疾病不是做買賣，不可以急功近利。

中醫認為：「病來如山倒，去病如抽絲。」因為，我們毀傷元氣的時候有時是傾瀉式的，而元氣要想培補起來卻非常難。中醫醫病先醫心。如果病人對自己的疾病有了覺悟，整個診療過程就有了人文的意義。

養生智慧精華

1. 著有《傷寒論》的張仲景非常具有慈悲心，很講究人文關懷。他不僅會根據病情給患者開出藥方，還告訴他服藥後會有什麼反應、應該怎麼做。
2. 一位負責的中醫，要把很多問題都談清楚了，這才叫看病。
3. 中醫問診問你的脈象是什麼樣、你的生活是什麼樣；如果頭痛的話，是前額痛、後腦痛，還是兩邊痛？什麼時間最痛等。只有這樣，才可以叫看病。
4. 中醫應該是一對一的服務，是兩個人之間心的交流。如果雙方都急急躁躁，就無法把病治好。
5. 我們毀傷元氣的時候有時是傾瀉式的，而元氣要想培補起來卻非常難。中醫醫病先醫心。如果病人對自己的疾病有了覺悟，整個診療過程就有了人文的意義。

5

不治已病治未病

沒有不可以治的病，只有不可以治的人

在《黃帝內經・四氣調神大論》的最後，有一句名言：「是故聖人不治已病治未病，不治已亂治未亂。」如果「病已成而後藥之，亂以成而後治之，譬猶渴而穿井，鬥而鑄錐，不亦晚乎？」

❖什麼是疾？

在這裏，先說「疾病」兩個字是什麼意思。「疾病」二字它們的偏旁在《說文解字》裏不叫病字旁，叫床部。就是說，人生病了，就要老老實實地躺著休息慢慢調養，別出去瞎跑。什麼叫「疾」呢？裏面的「矢」是箭，實際上就是說受了點外傷。所以「疾」是小病。

什麼是疾病？
古人的分法：疾是小病；病就是「疾加重」意思，病是重病、大病。

什麼是病？

《說文解字》裏說「病，疾加也」，病就是疾加重的意思，病是重病、大病，為什麼指重病呢？曾經有一位中醫這樣解釋：病字裏面的「丙」字在中國的天干地支當中屬於火症，它從火，而我們的五臟裏心為火象，病實際上是心病，中國有一句話叫做「心病難醫」，故病比疾重。

中醫裏還有一句話：「沒有不可以治的病，只有不可以治的人。」一個人如果不能因循陰陽四時的規律，好好約束和規劃自己的行為習慣，就容易生病。應該早睡的時候，偏不早睡；本來應該好好吃飯，卻非得減肥，這樣的人得了病之後，神仙都救不了。

醫道就是生活之道

中醫反覆強調：要按照醫道去做，而不能違背醫道。醫道就是生活之道。「聖人不治已病治未病，不治已亂治未亂」，這句話有兩種解釋：第一是，中醫是預防醫學，在沒生病之前，就把為什麼會得病的原因弄清楚了。這就像我們原先說的「恬淡虛無，真氣從之，精神內守，病安從來」，只要精神內守了，就根本不會生病。《黃帝內經》的前幾篇，都是在講如何讓人不生病和如

名詞小辭典

天干地支

是古代計數的符號，干即主幹、支即分枝之意。古時以甲、乙、丙、丁、戊、己、庚、辛、壬、癸為十「天干」；子、丑、寅、卯、辰、巳、午、未、申、酉、戌、亥為十二「地支」。兩兩相配，始於甲子，終於癸亥，六十為一個循環。

何循醫道的問題。

第一種解釋是：高明的中醫不治已經生病的這個臟器，而是要治還沒有生病的臟器。舉個例子，如果得了肝病，就暫時把肝放在一邊不治。首先，我們要弄清楚，肝病是由什麼生成來的。中醫認為水生木，水是腎，木是肝，肝病在很大程度上是由腎精不足造成的。我們先要把腎水固攝住，讓腎精充足了，那肝病自然會好。

還有一點，我們也必須清楚，木是肝，土是中央脾土。中醫認為木剋土，肝得病了以後一定會往脾上轉。比如，當我們遇到特別不舒暢的事或者鬱悶的時候，我們的肝氣一下子鬱滯了。肝氣鬱滯以後，有的人表現為兩脅疼痛，尤其是左邊疼痛；還有一種人則表現為另外一種象，就是「吃下不」。吃不下是屬於脾胃的問題，就是說肝氣的鬱滯把脾胃的氣給傷害了，就吃不下東西了。我們經常說的「氣得我都吃不下飯了」就是這個原因。

從治病的角度來講，肝得病之後一定會往脾上轉移。病症是加重了還是減輕了？這實際上是加重了。再舉一個例子，假如一個人患了肺癌，在治療的過程中，慢慢轉成大腸癌了。這是怎麼回事呢？病是輕了還是重了？我們曾經講過，肺與大腸相表裏，肺的問題實際上和大腸有關。如果肺有病，首先就表現

在大腸上。如果大腸有病，也會透過肺表現出來。不要以為咳嗽時咳出的東西全是從肺裏出來的，它有時也可能是大腸裏的淤毒。

在《華佗傳》裏就曾經記述過這樣一個病例：有個病人經常咳嗽，夜夜睡不著覺。華佗知道病情後就告訴他：「病之所屬非從肺來也，乃是從腸中來。」這是肺與大腸相表裏的一個表現。如果一個中醫把肺癌「治」成了大腸癌，這究竟是好還是壞呢？腸主表，肺為裏，大腸為陽，肺為陰。肺癌成了大腸癌，病即從裏症變成了表症，從陰症變成了陽症，這是病情轉好的表現，而不要覺得這個癌治好又出現了其他癌了。

任何病症的康復都有一個過程，是有理、有順序可講的。大家一定要知道「不治已病治未病」的真正含義。肝已經病了，腎也受到損害了，精血不足了，這個時候就要固攝住脾胃，不讓病症往脾胃走。脾胃又是生精血的地方，把脾胃養好了，反過來也會對肝和腎有好處。

公司管理也是一樣的。這裏已經出問題了，就別管這兒了，得找到這個問題出現的原因，然後找出解決辦法。同時，還得管住下一個環節，不要讓它去影響其他方面。這就是「不治已病治未病」。如果只治病症之處，就相當於一個人已經犯錯了，這時再怎麼拼命批評他，也於事無補。

> **成語小辭典**
>
> **渴而穿井，鬥而鑄錐**
>
> **「渴而穿井」是說事前沒有做好準備，臨時才去想法子應付處理。「鬥而鑄錐」也做「鬥而鑄兵」，打鬥或作戰時才開始要去打造武器，根本就來不及，比喻時機已喪失。**

「不治已病治未病」就相當於「不治已亂治未亂」。就是說，把還沒有亂的地方好好地整理，別讓它再往下繼續影響。「夫病已成而後藥之」就相當於「亂已成而後治之」。已經生病了，然後再用藥，就相當於災難已經形成了再去挽救。很多人認為自己現在還年輕，有得耗，即使享受完了以後生病也沒有關係。還有一句話，叫做「四十歲前拼命掙錢，四十歲之後用錢養命」。這種想法是完全錯誤的，我們從現在開始就要徹底打消這個念頭。

因為有這種想法的人吃藥，卻把人的靈魂全部排除在外，希望全靠物質的東西來解決，這是有問題的。花錢買不到健康，生病了再去治，就好像「渴而穿井，鬥而鑄錐」。當渴了以後，再去挖井是來不及的；打起仗來以後，再去打造兵器那也是來不及的。一定要在病還沒有成形的階段，就要及時去把它控制住。

中醫在「治未病」方面占有優勢。中醫大夫一看到嘴歪得很嚴重的病人，就知道這個人得了很重的胃病，知道他情志上比較壓抑、比較鬱悶。針對這樣的病人，就先要在情志上給他宣洩。其實仔細一想，會發現古代有精神方面疾病的人很少，而我們進入二十一世紀以後患有精神病的人明顯增多。這是為什麼呢？古人為什麼很少得這些病？

為什麼古人很少得精神病？

其實，醫藥和道德修養有很密切的關係。古人有兩套系統可以讓他們避免出現這樣的精神崩潰，那就是儒、道這兩門學說。儒、道是互補的，儒學鼓勵積極進取，是入世的學問，而道家思想實際上是講出世的。中國的知識份子基本上是按照這兩家的思路去做的。當自己被社會重用的時候，一定要保持一個積極的心態，修橋造路，好好造福於民。當你不被社會重用，情緒也不必低落到極點，這時要想著生活的另一面，就像蘇東坡一樣「羽化而登仙」，去思考如何去享受人生。

為什麼古人很少得精神病？

其實，醫藥和道德修養有很密切的關係。古人有兩套系統可以讓他們避免出現這樣的精神崩潰，那就是儒、道這兩門學說。儒、道是互補的，儒學鼓勵積極進取，是入世的學問，而道家思想實際上是講出世的。中國的知識份子基本上是按照這兩家的思路去做的。當自己被社會重用的時候，一定要保持一個積極的心態，修橋造路，好好造福於民。當不被社會重用，情緒也不必低落到極點，這時要想著生活的另一面，像蘇東坡一樣「羽化而登仙」，去思考如何去享受人生。

我們現代人的精神病發病率越來越高，這和我們的教育方式有很大關係。我認為，現代的教育應該培養琴棋書畫方面的情操，以此來提高個人道德修養。如果不在孩童時期對人進行這樣的塑造，他以後怎麼能好好做人呢？現在很少有人教小孩子怎麼懂規矩，對於孩子的要求就是：學習、學習、再學習。現在的孩子都很鬱悶，都經脈不通，而過去的孩子沒有這些問題，他們春天放風箏，養目又養志向；秋天玩蟋蟀，養耳又養聲音和性情，全是順勢而為，全然不存在壓抑的情緒。這些都值得我們深思。

養生智慧精華

1 什麼是疾？什麼是病？古人的分法：疾是小病；病就是疾加重的意思，病是重病。

2 中醫裏有句話：「沒有不可以治的病，只有不可以治的人」。一個人如果不能因循陰陽四時的規律，好好約束和規劃自己的行為習慣，就容易生病。

3 中醫反覆強調：要按照醫道去做，而不能違背醫道。醫道就是生活之道。

4 「聖人不治已病治未病，不治已亂治未亂」，這句話有兩種解釋：一是，中醫是預防醫學，在沒生病之前，就把為什麼會得病的原因弄清楚。另一種解釋：高明的中醫不治已經生病的這個臟器，而是要治還沒有生病的臟器。

5 當我們遇到特別不舒暢的事或鬱悶的時候，我們的肝氣一下子鬱滯。肝氣鬱滯以後，有的人表現為兩脅疼痛，尤其是左邊疼痛；還有一種人則表現為另外一種象，就是「吃下不」。

6 任何病症的康復都有一個過程，是有理、有順序可講的。大家一定要知道「不治已病治未病」的真正含義。肝已經病了，腎也受到損害了，精血不足了，這個時候就要固攝住脾胃，不讓病症往脾胃走。脾胃又是生精血的地方，把脾胃養好，反過來也會對肝和腎有好處。

7 花錢買不來健康，生病了再去治，就好像「渴而穿井，鬥而鑄錐」。當渴了以後，再去挖井是來不及的；打起仗來以後，再去打造兵器那也是來不及的。一定要在病還沒有成形的階段，就要及時把它控制住。

8 中醫在「治未病」方面占有優勢。中醫大夫一看到嘴歪得很嚴重的病人，就知道這個人得了很重的胃病，知道他情志上比較壓抑、比較鬱悶。針對這樣的病人，就先要在情志上給他宣洩。

6 同病異治，異病同治

西醫治人的病，中醫治病了的人

❖西醫治標，中醫治本；西醫重形，中醫重神

中、西醫的差異，在於二者思維方法的不同。西醫治人的病，西醫講的是病；中醫治的是病了的人，講的是「證」。還有一種說法叫西醫治標，中醫治本；西醫重形，中醫重神；西醫更多的是重視器質性的病變，中醫是重功能上的病變。在手術方面，中醫絕對比不過西醫，但在積聚腫瘤等疾病尚未成形時，中醫可以透過望、聞、問、切發現許多問題，這是中醫的優勢所在。

❖異病同治

就出現一個如何看病的問題。西醫說病症，比如高血壓、支氣管炎、糖尿病等，這些都是病症。中醫說「證」，就是把人的所有問題都綜合起來判定。《傷寒論》的「六經辨證」，把所有的病症都可以歸屬到太陽、陽明、少陽、

異病同治

中醫說「證」，就是把人的所有症狀問題都綜合起來判定。比如說一次來了五個病人，可能開的藥都是一模一樣的。這時，病人會覺得很奇怪：我是高血壓，他是失眠，憑什麼給我們開一樣的藥？可是從脈象上，這幾個人是同一個「證」，這叫做「異病同治」。

太陰、少陰、厥陰這六個層面中去。

比如說一次來了五個病人，可能開的藥都是一模一樣的。這時，病人會覺得很奇怪：我是高血壓，他是失眠，憑什麼給我們開一樣的藥？可是從脈象上，這幾個人是同一個「證」，這叫做「異病同治」。

同病異治

在中國古代名醫華佗身上就發生過這樣的事：有兩個病人都頭痛、身熱，症狀一模一樣，華佗給他們開藥，卻一個是下法，一個是汗法。也就是一個讓他瀉，一個讓他出汗。病人很奇怪，問他為什麼要這麼開藥。其實，在華佗眼裏，這兩個人恰好屬於不同的「證」，一個是外實，一個是內實，外實用汗法，內實用瀉法。

「證」指的是一種綜合的狀態，陰陽表裏，虛實內外，全都包括在內，是人的生理狀況所出現的失衡狀態。中醫不講病，只講「證」。比如說一個高血壓病患，有可能在我這兒把完脈就是太陰證，那我按太陰證的藥去治高血壓就沒問題；但是另外一個高血壓病人屬於少陰的層面，那我只能開少陰層面的藥。而有的人可能病症表現都一樣，來的都是頭痛，但用藥未必一樣。同樣是

同病異治

「證」指的是一種綜合的狀態，陰陽表裏，虛實內外，全都包括在內，是人的生理狀況所出現的失衡的狀態。中醫不講病，只講「證」。同樣是高血壓，可能開的藥就不一樣，這就叫「同病異治」。兩個人病的表現雖然相同，但是要分不同的方法去治。

高血壓，可能開的藥就不一樣，這就叫「同病異治」。兩個人病的表現雖然相同，但是要分不同的方法去治。

「同病異治，異病同治」是理解中醫思維和方法的一個關鍵點。「辨證論治」，就是要看你的生命到底處在生命的哪個階段上。中醫看病看的是生命的這個層面，西醫看病看的是肉體的這個層面。有些中醫治不好病的原因，就在於放棄這個根本的方法，他全是按病症走的，沒「辨證」，沒看到病人氣血方面的問題。儘管他開的是中藥，實際上是按西醫的思路開的，病人有多少病症他就開多少藥，藥開得就會越來越多，但這只是開藥而已，不是按中醫思路開方子，治療疾病就無療效。

目前，中醫面臨著後繼無人，這個形勢很危險。幸虧中醫有一個有救的地方，就是它的經典始終存在。並且總會有人去參悟它、去解讀它，這就是經典存在而歷久不衰的意義。

《黃帝內經》是中國文化經典裏一本非常了不起的書，中醫文化也是傳統文化寶庫裏非常偉大的一部分。總而言之，要想學會怎麼生活，要想學會怎麼治病、怎麼看待我們的身體、怎麼看待我們的疾病，其實一句話就可以說清楚，這就是《黃帝內經》裏的一句話：「知其要者，一言而終。」

名詞小辭典

天人合一

這是中國哲學中對於天人關係的一種觀念。宋代理學家認為「仁」是所有德行的總名，仁者以天地萬物為一體。人應積極求仁、修養心性，存天理、去人慾，由格致、誠正、修齊、治平，與天地合德，就可以達到所謂「天人合一」的境界。

❖天人合一

這句話的意思就是：如果知道中國醫道的一個要點，一句話就可以說清楚，「不知其要，流散無窮」；要不知道要點的話，就會東學、西學、左學、右學，總是搞不清楚。中國醫道這個要點就是「天人合一」，就是人應該因循天的順序、因循人的本性來生活。不僅要關注身體層面，也要關注我們精神靈魂的層面，這樣我們才能建立起良好的、符合我們生命本性的生活習性，也將有助於我們建立和諧社會並擁有和諧、自然的人生。

總之，隨著現代科學技術的迅速發展，伴隨著人類社會物質、精神生活的提高以及生活方式的改變，特別是自然生態環境的惡化，人類的疾病譜發生結構性變異。人類受到現代文明病、癌症、身心疾病、藥源性疾病等的困擾，這就更需要全人類的攜手合作來打破各自的局限性。

無論如何，只有二、三百年歷史的現代醫學，目前還難以全面認識並評價具有幾千年歷史的中醫文化。但我們必須知道，古老的中醫與年輕的西醫都是我們人類航程上的健康守護神，如何實現醫學的跨文化溝通，如何在二十一世紀使中醫大有作為，使偉大的中醫醫道復興、昌盛，是我們的目的所在。

❶中、西醫的差異，在於二者思維方法的不同。西醫治人的病，西醫講的是病；中醫治的是病了的人，講的是「證」。還有一種說法叫西醫治標，中醫治本；西醫重形，中醫重神；西醫更多的是重視器質性的病變，中醫是重功能上的病變。

❷在手術方面，中醫絕對比不過西醫，但在積聚腫瘤等疾病尚未成形時，中醫可以透過望、聞、問、切發現許多問題，這是中醫的優勢所在。

❸西醫說病症，比如高血壓、支氣管炎、糖尿病等，這些都是病症。中醫說「證」，就是把人的所有問題都綜合起來判定。《傷寒論》的「六經辨證」，把所有的病症都可以歸屬到太陽、陽明、少陽、太陰、少陰、厥陰這六個層面中去。

❹「證」指的是一種綜合的狀態，陰陽表裏，虛實內外，全都包括在內，是人的生理狀況所出現的失衡狀態。所以中醫不講病，只講「證」。

❺「同病異治，異病同治」是理解中醫思維和方法的一個關鍵點。而有的人可能病症表現都一樣，來的都是頭痛，但用藥未必一樣。同樣是高血壓，可能開的藥就不一樣，這就叫「同病異治」。兩個人病的表現雖然相同，但是要分不同的方法去治。

❻要想學會怎麼生活、怎麼治病、怎麼看待我們的身體、怎麼看待我們的疾病，其實一句話就可以說清楚，這就是《黃帝內經》裏的一句話：「知其要者，一言而終。」

❼中國醫道的要點就是「天人合一」，就是人應該因循天的順序、因循人的本性來生活。不僅要關注身體層面，也要關注我們精神靈魂的層面，這樣我們才能建立起良好的、符合我們生命本性的生活習性，也將有助於我們建立和諧社會並擁有和諧、自然的人生。

- 《黃帝內經養生智慧》榮登誠品、金石堂、博客來、法雅客、Page One、三民書局 暢銷書排行榜
- 《黃帝內經養生智慧》入選誠品2008年好書 Top 100
- 《黃帝內經養生智慧》入選金石堂2008年好書 Top 300

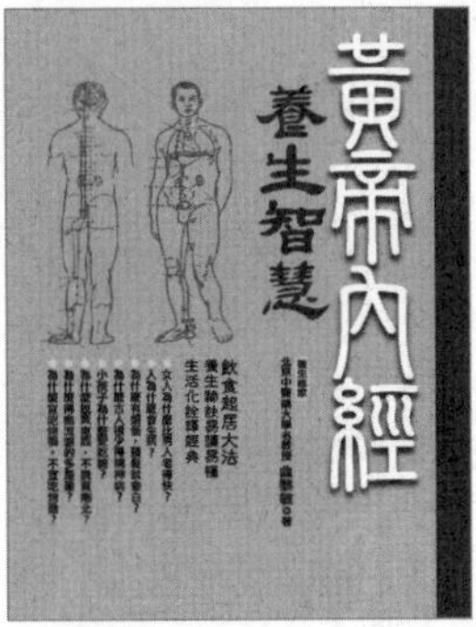

黃帝內經養生智慧

北京中醫藥大學名教授 曲黎敏◎著

定價 360元（平裝）
定價 380元（精裝）

內容特色

◎ **飲食起居大法**
改掉導致身體變衰弱的壞習慣，養成符合生命本性的生活習慣。醫食同源，讓食物成為你的藥物，掌握十二時辰保健祕訣，順應四季健康養生法，啟動人體的自癒力。

◎ **名家開講引領入門**
初學者來看《黃帝內經》會感到艱深困難，但聆聽曲黎敏教授的精彩解讀，用現代話語來詮釋，拉近經典與讀者之間的距離。

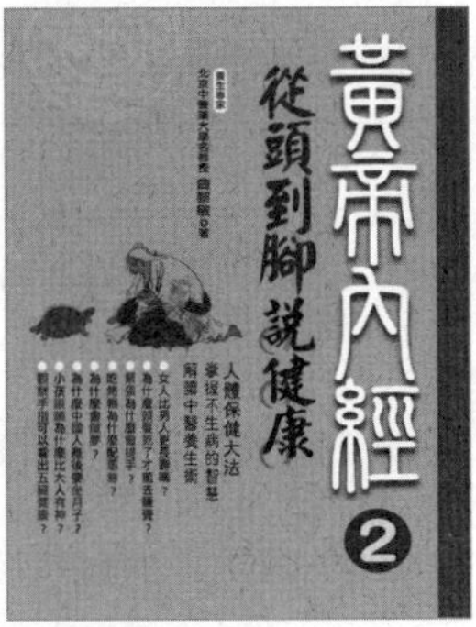

黃帝內經❷ 從頭到腳說健康

北京中醫藥大學名教授 曲黎敏◎著

定價 380元（平裝）
定價 399元（精裝）

內容特色

◎ **人體保健大法**
很多人並不是死於疾病，而是死於不運動和不健康的生活方式，改變習性才是健康關鍵，從頭到腳，一次對生命新的閱讀。

◎ **掌握不生病的智慧**
掌握不生病的智慧，解讀中醫養生術！《從頭到腳說健康》實用而淺顯的解說人體各部位，以及中醫的觀念，讓每一位有心者，都能跨越時代鴻溝，輕易進入浩瀚的中醫領域。

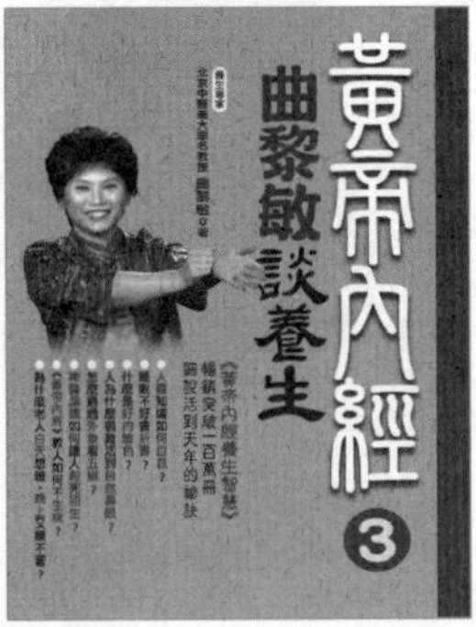

黃帝內經❸ 曲黎敏談養生

北京中醫藥大學名教授 曲黎敏◎著

定價 380元（平裝）

內容特色

◎ **醫道即生存之道**
曲黎敏以《黃帝內經》的傳統醫學理論為基礎，結合常見病症，詳細介紹中醫養生理念和方法，闡釋「醫道即生存之道」，說明中醫不只是救人治病之術，更是解決人類生命困境之道。

◎ **神奇的老祖宗智慧**
名家開講中國最古老的養生經典《黃帝內經》，精彩絕倫又簡明實用的解讀，既是人體智慧之旅，也是養生與生命智慧之旅！

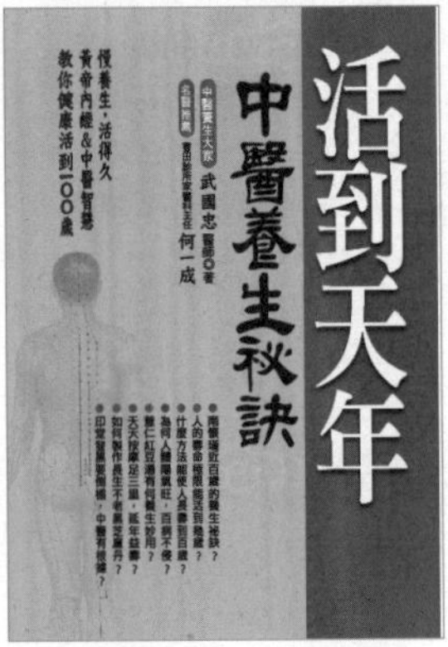

活到天年 中醫養生祕訣

慢養生，活得久
黃帝內經&中醫養生智慧
教你健康活到100歲！

《黃帝內經養生智慧》
完全實踐版

內容特色

《活到天年》為你獻上名醫養生術

- **長壽飲食祕訣**：最實用食療養生法
- **站樁、太極養生功**：「抱住健康」養生法保健身體
- **人體自有大藥**：20個奇效穴位，對症下藥使用法
- **改變容貌、變美**：人可以貌相，中醫祕傳養顏美容法
- **給父母、孩子健康**：做孩子的大醫、讓父母抗老的法寶

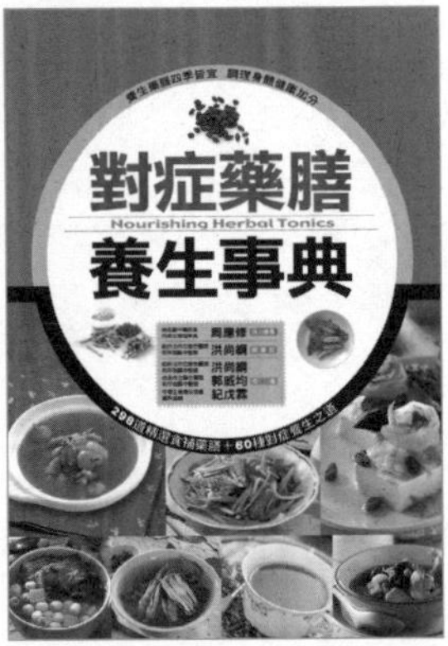

對症藥膳養生事典

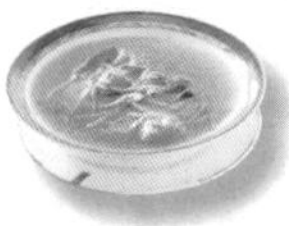

內容特色

◎ **298道滋補藥膳**
本書精心設計298道營養美味的藥膳食譜，並依功效分類，讓您對症調養身體。

◎ **60種常見症狀**
美容保養、生活保健、腸胃調理、增強免疫力等八大面向，細分出60種常見病症，由中醫師及營養師提出保健方式，輕鬆預防及改善病痛。

◎ **對症健康提示**
附有中醫師、營養師的貼心對症健康叮嚀，提醒您各種注意事項，建立基礎的中醫觀念。

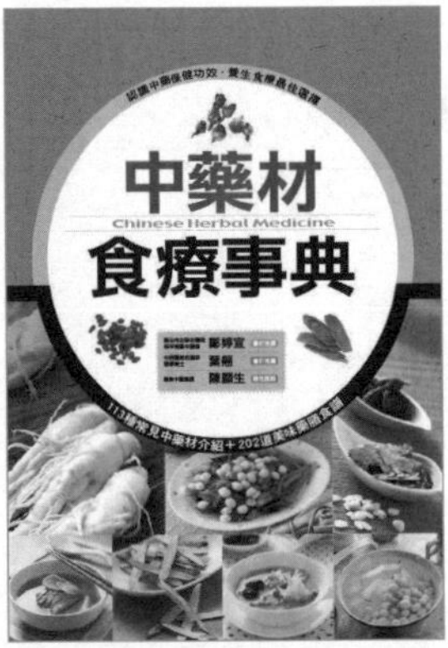

中藥材食療事典

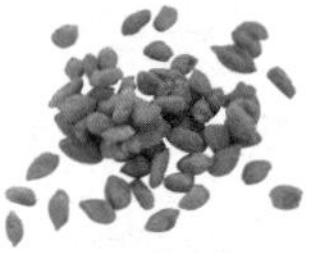

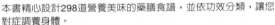

內容特色

◎ **中藥概論詳述**
從藥草起源、中藥方劑學、問答、配伍等，鉅細靡遺地介紹中藥知識，讓讀者很容易就奠定基本的醫藥理論基礎。

◎ **202道食療藥膳**
藥食同源，本篇讓中藥不但有滋補、調養及保健的功能，亦可與食材結合做成美味料理，全書收錄202道藥膳，是簡單而可口的養生食譜。

◎ **113種常用中藥材**
精選113種常見實用中藥材，每種藥材分列性味、歸經、功效、選購等說明，結合精美圖片，日常生活中達到養生保健之效。

國家圖書館出版品預行編目資料

黃帝內經養生智慧／曲黎敏著.－－初版.
－－臺北縣新店市：源樺，2009
面；　公分
ISBN 978-986-84257-8-1（平裝）
ISBN 978-986-6612-22-0（精裝）
1.內經　2.中醫典籍　3.養生
413.11　　97007024

本書功能依個人體質、病史、年齡、用量、季節、性別而有所不同，若您有不適，仍應遵照專業醫師個別之建議與診斷為宜。

黃帝內經養生智慧

作　　者　曲黎敏
主　　編　鄭如玲
文字編輯　呂丹芸　郭盈秀　黃淨閔
特約校對　陳小璋
美術主編　張承霖
內頁排版　菩薩蠻電腦科技有限公司
繪　　圖　夢想國工作室

發 行 人　桂台樺
副總編輯　鄭如玲
投資控股　人類智庫股份有限公司
人類智庫網　www.humanbooks.com.tw
發行出版　源樺出版事業股份有限公司
公司電話　(02)2218-1000（代表號）
公司傳真　(02)2218-9191（代表號）
公司地址　台北縣新店市民權路115號5樓
劃撥帳號　01649498　戶名：人類文化事業有限公司

書店經銷　聯合發行股份有限公司
經銷電話　(02)2917-8022
經銷地址　台北縣新店市寶橋路235巷6弄6號2樓

出版日期　2009年9月 增訂版 69刷
定　　價　360元（平裝）/ 380元（精裝）
◎鷺江出版社授權台灣源樺出版事業股份有限公司出版繁體中文

新、馬總代理
新 加 坡：諾文文化事業私人有限公司
Novum Organum Publishing House Pte Ltd
20, Old Toh Tuck Road, Singapore 597655
Tel：65-6462-6141　Fax：65-6469-4043
馬來西亞：諾文文化事業私人有限公司
Novum Organum Publishing House(M)Sdn.Bhd.
No.8, Jalan 7/118B, Desa Tun Razak,
56000 Kuala Lumpur, Malaysia
Tel：603-9179-6333　Fax：603-9179-6060

Be Healthy Forever

健康是一身、心、靈都達到平衡的最佳狀態

呵護身體　善待自己　享受健康樂活的人生

Be Healthy Forever

健康是一身、心、靈都達到平衡的最佳狀態
呵護身體　善待自己　享受健康樂活的人生

Be Healthy Forever

健康是一身、心、靈都達到平衡的最佳狀態
呵護身體　善待自己　享受健康樂活的人生

Be Healthy Forever

健康是一身、心、靈都達到平衡的最佳狀態
呵護身體　善待自己　享受健康樂活的人生